MANUEL

DES DAMES DE CHARITÉ.

Les exemplaires exigés par la loi ont été déposés. Tout contrefacteur ou débitant de contrefaçon de cet onvrage, sera poursuivi suivant la rigueur des lois.

N.°

MANUEL
DES DAMES DE CHARITÉ,

OU

FORMULES DE REMÈDES

FACILES A PRÉPARER,

EN FAVEUR DES PERSONNES CHARITABLES QUI SOIGNENT LES PAUVRES DES VILLES ET DES CAMPAGNES.

AVEC DES REMARQUES SUR LE TRAITEMENT DES MALADIES LES PLUS ORDINAIRES,

ET UN ABRÉGÉ DE LA SAIGNÉE:

NOUVELLE ÉDITION, REVUE ET AUGMENTÉE,

Par J. CAPURON,

docteur en médecine de la Faculté de Paris, professeur de médecine, de chirurgie et d'accouchemens, membre de plusieurs Sociétés savantes.

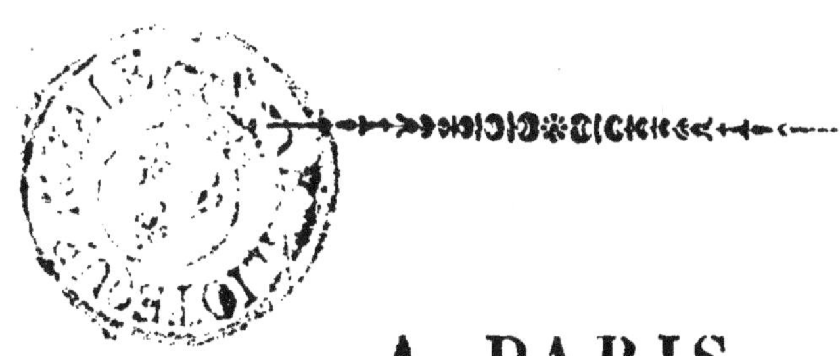

A PARIS,

Chez { THOMINE, libraire, quai des Augustins, n°. 39.
{ LERICHE, libraire, même quai, n°. 41.

1816.

IMPRIMERIE DE Mme. V^e. PERRONNEAU,
quai des Augustins, n°. 39.

PRÉFACE.

Le Manuel des Dames de charité existait depuis longtems, et avait été réimprimé plusieurs fois. Il était entre les mains, non-seulement des personnes pour lesquelles il avait été composé, mais encore de la plupart des médecins et des chirurgiens. En un mot, il avait été répandu dans la capitale et les provinces, ce qui en prouvait assez clairement l'utilité générale. Nous croyons donc, en le publiant de nouveau, rendre quelque service à l'humanité, et principalement aux habitans des campagnes, qui sont très-souvent obligés de se traiter eux-mêmes au commencement de leurs maladies, parce qu'ils ne peuvent se procurer assez tôt les secours de l'art.

En conséquence, nous n'avons rien changé aux formules des médicamens, tant internes qu'externes, attendu que le prix en est modique, et la préparation facile. Mais il nous a paru indispensable d'y joindre la description succincte des maladies pour lesquelles on les emploie, afin de déterminer les cas où ils conviennent, et ceux où ils pourraient être nuisibles. Toutefois, lorsque ces maladies sont graves et difficiles à traiter, nous avons eu soin d'avertir qu'il fallait nécessairement avoir recours aux médecins ou aux chirurgiens les plus éclairés.

pour rendre cette édition plus complette, nous y avons ajouté quelques maladies et quelques formules qui n'étaient pas dans les éditions précédentes. Nous avons aussi donné des considérations très-étendues sur les purgatifs et les émétiques dont on n'abuse que trop souvent. Outre cela, nous avons indiqué la nouvelle méthode de traiter la gale et les dartres, ainsi que le remède le plus utile et le plus efficace contre la rage, contre la morsure de la vipère et des insectes venimeux, contre le charbon ou pustule maligne, et contre les poisons les plus connus. Nous avons exposé la manière de désinfecter l'air, l'eau, les vêtemens, les papiers et les matières animales en putréfaction. Nous avons passé ensuite au traitement de l'asphyxie, lequel comprend les secours qu'on doit administrer aux noyés, aux pendus ou étranglés, aux enfans nouveaux-nés, qui sont dans l'état de mort apparente, aux personnes suffoquées par la vapeur du charbon, des végétaux en fermentation, des fosses d'aisance, des mines, des caveaux et autres souterrains. Enfin, nous avons dit un mot de la vaccine qui est le préservatif de la petite-vérole.

D'après cet aperçu, il est facile d'entrevoir que ce Manuel peut être d'une grande utilité, non-seulement aux gens de l'art et aux dames de charité, mais encore à toutes les personnes qui, sans avoir reçu l'instruction médicale, ont d'ailleurs assez de connaissances et de lumières pour adopter ou rejeter ce qui convient ou nuit à leur santé. Quant aux derniers articles, ils peuvent être spécialement utiles aux administrateurs, aux magistrats et aux fonctionnaires publics chargés de surveiller l'hygiène civile, militaire et navale. Tels sont Messieurs les préfets et sous-préfets, les maires

des communes, les commissaires de police ;
les curés de paroisse, les officiers militaires,
les navigateurs, les chefs d'instruction, les
propriétaires, entrepreneurs ou chefs d'at-
teliers qui ont beaucoup d'ouvriers sous leur
direction, et généralement tous ceux que le
devoir ou la charité porte à secourir leurs
semblables, quand ils sont en proie à la douleur ou en danger de perdre la vie.

MANUEL
DES DAMES DE CHARITÉ.

PREMIÈRE PARTIE.

REMÈDES INTERNES.

CHAPITRE PREMIER.

APOZÈMES, DÉCOCTIONS et INFUSIONS.

ARTICLE PREMIER. — *Des Apozèmes.*

L'APOZÈME est un médicament liquide, préparé avec des plantes entières ou quelques-unes de leurs parties qu'on fait infuser ou bouillir dans l'eau pendant plus ou moins de tems. On peut le rendre purgatif en y ajoutant des ingrédiens qui agissent sur l'intestin. En général, il n'a d'autres vertus que celles des plantes médicamenteuses qui entrent dans sa composition.

Apozème tempérant ou rafraîchissant dans les maladies aiguës.

Prenez Feuilles de bourrache, de buglose, de poirée, de chicorée blanche, lavées et coupées, de chacune demi-poignée.

Faites infuser à vaisseau ouvert, pendant demi-heure, dans deux livres d'eau bouillante.

Passez ensuite à travers un linge ou un tamis avec légère expression, et ajoutez à la colature :

Sirop de violettes ou de nénuphar, une once.

La dose est d'un verre toutes les deux heures.

Cette liqueur doit être prise tiède.

REMARQUE. On entend par *maladies aiguës* celles qui se terminent promptement, et dont les symptômes sont si violens et quelquefois si fâcheux, qu'elles mettent la vie du malade en danger de très-bonne heure ; telles sont les fièvres continues ou rémittentes, l'inflammatoire, la bilieuse, la muqueuse, la putride, la maligne, la pestilentielle, la fièvre ardente ; certaines flegmasies, comme la pleurésie, la péripneumonie, l'esquinancie, la phrénésie, etc.

Ces maladies, pour la plupart, offrent des redoublemens et des accès plus ou moins graves : presque toujours quelque organe essentiel à la vie est menacé ou attaqué d'inflammation ; ce qui en rend la terminaison incertaine ou douteuse, et la guérison très-difficile.

La méthode générale la plus sure pour traiter ces maladies, est de saigner plus ou moins abondamment du bras ou du pied, suivant les indications qu'on tire de l'âge et du tempérament du malade et de la violence des symptômes. On donne un ou deux lavemens par jour, à l'eau pure tiède, ou avec une décoction de plantes émollientes. Si le malade éprouve des nausées ou envies de vomir, produites par l'embarras ou plénitude de l'estomac, et non par l'irritation de cet organe ou des intestins, on a recours à une potion émétique qu'on donne après la saignée, et dans le calme qui suit le redoublement. S'il y a des coliques, des gargouillemens dans le ventre, causés par le séjour de matières fécales, rendez les lavemens purgatifs, ou donnez au malade une potion cathartique, avec les mêmes précautions que ci-dessus. On doit observer encore de faire vomir ou de purger, si cela est nécessaire avant le quatrième jour ; passé cette époque, il serait dangereux de recourir à ces moyens : il faut alors livrer la maladie à elle-même, et attendre après le quatorzième jour pour évacuer les premières voies, supposé encore que cela soit nécessaire.

Cependant on prescrit dans le fort de la maladie quelque boisson rafraîchissante ou tempérante, telle que l'eau de veau ou de poulet, le petit-lait bien clarifié, l'eau d'orge, la tisane de chiendent, la limonade, l'orangeade, l'eau de groseilles, etc., suivant le goût de l'individu et l'espèce de la maladie. On y joint l'apozème ci-dessus ou autre semblable pour relâcher le ventre et disposer à la purgation. On peut y ajouter depuis un scrupule (24 grains) jusqu'à un gros de nitrate de potasse (sel de nitre). Ce sel rafraîchit davantage, et favorise l'écoulement des urines. Nous parlerons ci-dessous de quelques poudres tempérantes qui peuvent être utiles dans le même cas.

Quant au régime à suivre, il doit être fort sévère : on ne permettra pour toute nourriture que du bouillon léger, composé d'une livre de veau, et de moitié moins de bœuf, pour vingt-quatre heures.

On continue ce traitement jusqu'au déclin de la maladie, c'est-à-dire jusqu'à ce que la violence des symptômes soit appaisée et que la fièvre soit presque éteinte. Alors on purge doucement le malade, si l'état du bas-ventre l'exige, avec une potion laxative, et on le met au régime suivant, pour le ramener peu-à-peu à son état naturel ou à la santé.

On ne donne jamais à manger au malade, avant que la fièvre ait entièrement cessé, à moins qu'elle ne dure trop longtems, comme trente ou quarante jours, et qu'elle n'ait déjà causé trop de faiblesse. On peut donner alors quelques tranches de pain dans le bouillon, sans les faire mitonner. Mais après la cessation de la fièvre, et après une légère purgation, si elle a été jugée nécessaire, on donne le premier jour qu'on commence à permettre des alimens, une soupe légère le matin., et le soir du bouillon seulement ; le lendemain une soupe le matin, et une autre le soir ; le troisième jour, une soupe le matin, une pomme cuite ou un petit biscuit l'après-dîné, et une autre soupe le soir. Le quatrième jour, on ajoute à la soupe du matin un peu de viande bien cuite, que le malade a soin de bien mâcher, et on donne un œuf frais à la coque, ou un biscuit, ou une tranche de pain avec des confitures dans l'après-dîné : on colore aussi l'eau avec un peu de vin, qu'on retranche, s'il vient à s'aigrir sur l'estomac. Le cinquième jour, un peu de viande matin et soir ; le sixième jour un peu de rôti à dîner, et on augmente ainsi tous les jours peu-à-peu, ayant soin de diminuer, de retrancher même la nourriture, dès que le malade s'en trouve incommodé. Par ce moyen, l'estomac n'est point surchargé, la digestion se fait bien, et les premières voies ne conservent aucune matière impure, capable de produire une rechute ou une nouvelle affection.

Si le malade, par son imprudence, commettait quelque faute contre ce régime, et qu'il en résultât un embarras de l'estomac ou du bas-ventre, il faudrait le remettre à la diète, et recourir même à l'émétique ou aux légers purgatifs, pour ne pas laisser interrompre le cours de la guérison.

Apozème contre la pleurésie et la péripneumonie.

Prenez Feuilles de bourrache, de buglosse, de chicorée sauvage, lavées et coupées un peu, de chacune une poignée.

Mettez-les dans deux livres d'eau bouillante, et laissez infuser pendant demi-heure auprès du feu, sans bouillir, et à vaisseau couvert.

Passez ensuite par un linge avec une légère expression, et ajoutez une once ou une once et demie de sirop de guimauve.

La dose est d'un grand verre tiède toutes les deux heures.

Remarque. La pleurésie consiste dans l'inflammation de la plèvre. C'est une maladie des plus dangereuses, occasionnée par l'impression subite du froid, par une boisson froide après de grands exercices, par un coup ou une chute sur la poitrine, par la suppression de la transpiration insensible ou de toute autre évacuation, sur-tout d'une hémorrhagie habituelle, par le déplacement de la goutte, etc. On la reconnaît à une fièvre continue, dans laquelle le pouls est toujours fréquent, tantôt dur et développé, tantôt petit, inégal et médiocrement élevé; à une toux fréquente, sèche ou avec peu d'expectoration, sur-tout les premiers jours; à une gêne considérable de la respiration, et principalement à une douleur de côté, aiguë et pongitive, comme si elle était produite par une épine ou une lancette. Cette douleur augmente dans l'inspiration, quand le malade veut prendre haleine, ou quand on presse la poitrine. Il n'ose respirer complettement ni même tousser, de crainte de l'augmenter, ce qui rend l'inspiration courte, fréquente et même entrecoupée ; son visage est enflammé , sur-tout vers les pommettes ; il a des inquiétudes , de l'anxiété , des insomnies ; il ne peut se coucher sur le côté douloureux.

La marche de cette maladie est très-aiguë ou très-prompte , elle dure une ou deux semaines ; on y observe des redoublemens très-marqués vers le soir ou dans la nuit.

Elle peut se terminer par résolution du quatrième au cinquième jour ; ce qu'indiquent une sueur générale et abondante , des hémorrhoïdes ou des règles plus ou moins copieuses, la diarrhée , le sédiment de l'urine , des crachats blancs, opaques, jaunâtres, épais, un déplacement de la douleur qui gagne le dos , l'épaule ou les mains.

Quelquefois il se forme des adhérences entre la plèvre des côtes et celle des poumons , ce qui rend la respiration plus ou moins difficile dans la suite, et donne lieu à des tiraillemens dans la poitrine.

Chez certains individus , il s'épanche dans la poitrine un liquide séreux ou purulent, dont la présence rend la respiration très-difficile , et empêche le malade de se coucher sur le côté opposé au siège de la douleur. Il est menacé de suffocation toutes les fois qu'il se couche sur le dos, surtout lorsqu'on refoule le bas-ventre vers les côtes ; si l'on frappe sur la poitrine, elle rend un son obscur du côté affecté : le malade entend quelquefois le mouvement du liquide ; il est en proie à la fièvre hectique.

Enfin, la pleurésie peut passer à l'état chronique, et alors la durée en est indéfinie.

La méthode de traiter cette maladie consiste en grande partie dans la saignée qu'on pratique dès le début ; on ouvre la veine du bras ou celle du pied, du côté qui répond à la douleur, ou du côté opposé : n'importe ; on tire plus ou moins de sang , et on réitère cette opération un plus ou moins grand nombre de fois , suivant les forces du malade et la violence des symptômes. On prescrit en même tems la diète la plus sévère, et l'on ne donne que des boissons délayantes ou mucilagineuses, telles que la tisanne pectorale, qui sera décrite ci-après , l'un des deux apozèmes ci-dessus, avec le lok contre la pleurésie, et des lavemens émolliens. On continue ce traitement jusqu'à ce que la fièvre, la douleur de côté et les autres accidens soient appaisés. On purge ensuite le malade, si cela est nécessaire , ou s'il y a embarras des premières voies, et l'on se sert pour cela d'une potion huileuse ou laxative.

A l'égard des remèdes externes, on applique aussi dès le début, ou après la première saignée, des sangsues sur le côté douloureux et un vésicatoire immédiatement après.

La *péripneumonie* n'est autre chose que l'inflammation du poumon ; c'est ce qu'on appelle ordinairement une *fluxion de poitrine*. Elle attaque le plus souvent les adultes, sur-tout ceux qui ont une constitution robuste ; elle est presque toujours déterminée par l'impression subite d'un air froid ou d'une boisson froide, lorsque le corps est échauffé ; par exemple, après un très-grand exercice, après une course forcée, une déclamation animée , un chant longtems soutenu, etc.

Au début de cette maladie, on éprouve un sentiment de frisson auquel succède une chaleur plus ou moins vive. Bientôt après, on ressent à l'un des côtés de la poitrine, à droite plus souvent qu'à gauche, une douleur aiguë ou piquante, mais profonde ; elle n'augmente point par la pression des côtes, ni par l'inspiration, ou quand on prend haleine, mais plutôt par l'expiration ou lorsque le souffle s'échappe de la poitrine. Le malade respire avec difficulté ; il peut se coucher plus facilement sur le côté où est la douleur ; mais la position la plus douce pour lui, est d'être étendu sur le dos, la tête un peu élevée. Il tousse fréquemment et crache des matières blanchâtres, écumeuses, plus ou moins liées, et quelquefois entremêlées de sang. Le visage est rouge, sur-tout vers les pommettes ; les yeux sont étincellans et un peu enfoncés ; la langue est sèche et épaisse ; ensuite elle devient brune, se fendille et s'attache aux doigts quand on la touche. Il y a toujours une fièvre aiguë, très-violente, avec des redoublemens le soir ; le pouls est fort et dur, la soif extrême ; on ne rêve alors que boissons rafraîchissantes.

La marche de la péripneumonie est ordinairement rapide. Elle peut se terminer par résolution ou d'une manière favorable, vers le septième ou le quatorzième jour. Le malade crache alors des matières blanches, jaunâtres, opaques ; son urine est trouble, abondante et sédimenteuse ; il a des sueurs copieuses et générales, un flux de ventre critique, le pouls plein et développé, la respiration plus libre. Quelquefois, quand la maladie est très-violente, les poumons se carnifient dès les premiers jours, ou se convertissent en une chair compacte, qui ressemble à celle du foie : alors le malade peut à peine respirer, il meurt suffoqué. D'autres fois, la gangrène survient, et la mort succède promptement à l'expectoration ou crachement de matières grisâtres, noirâtres, qui exhalent une odeur fétide, insupportable. Il y a des individus chez lesquels le poumon passe à l'état de suppuration après la première quinzaine, et alors l'abcès peut séjourner quelque tems dans la substance de ce viscère, et suffoquer le malade par son volume, à moins qu'il ne se fasse jour dans les bronches et ne sorte par la bouche avec les crachats ; il peut encore user la plèvre qui enveloppe le poumon et s'amasser dans la cavité de la poitrine, ce qui produit l'empyème. Il peut arriver enfin que la suppuration amène la fièvre lente et la consomption. On dit aussi que l'abcès peut quitter le poumon et se déposer sur d'autres organes, plus ou moins éloignés.

D'après cette description, on voit que la péripneumonie a beaucoup de rapport avec la pleurésie. La ressemblance est même quelquefois si frappante, que les plus habiles médecins s'y trompent et prennent l'une de ces maladies pour l'autre. Heureusement cette méprise ne tourne point au préjudice du malade, parce que le traitement est à-peu-près le même de part et d'autre.

Ainsi, lorsque la péripneumonie et la fièvre qui l'accompagne sont très-violentes, on a recours à la saignée, sur-tout si le malade est robuste et sanguin. Dans le cas contraire, on peut se contenter d'appliquer des sangsues sur le côté douloureux. La diète doit être sévère. On prescrit pour boisson la tisane pectorale, ou l'un des apozèmes ci-dessus, avec le lok contre la pleurésie. On donne chaque jour un ou deux lavemens émolliens. On peut appliquer aussi des fomentations émollientes sur le côté douloureux, comme un cataplasme avec la farine de graine de lin délayée dans une décoction de racine de guimauve, ou simplement un morceau de flanelle trempée dans cette même décoction.

Si la maladie marche avec trop de lenteur, ce qui arrive souvent chez les sujets très-lymphatiques et naturellement faibles, on peut ranimer un peu le ton et les forces en ajoutant une cuillerée à café d'oxymel simple dans chaque tasse de boisson, ou en faisant mêler avec le lok pectoral un ou deux grains d'oxide d'antimoine hydro-sulfuré brun (kermès minéral), l'oxymel scillitique convient aussi pour ce cas-là.

Dans le début, après l'application des sangsues, on peut tirer de grands avantages d'un vésicatoire appliqué sur le côté douloureux, seulement pour enlever l'épiderme ; ce topique convient sur-tout, lorsque la péripneumonie tend à devenir chronique ou à se prolonger au-delà du terme ordinaire.

Le grand art, dans le traitement de cette maladie, consiste à favoriser l'expectoration, la sueur, les hémorrhagies et les éruptions critiques.

Outre la *vraie pleurésie* et la *vraie péripneumonie* dont nous venons de parler, les médecins reconnaissent encore une *fausse pleurésie* et une *fausse péripneumonie :* ces deux dernières maladies sont produites par les mêmes causes que les premières, et sur-tout par les variations de l'air.

Dans la *fausse pleurésie*, il y a une douleur de côté très-aiguë ; mais elle a son siège dans les muscles intercostaux, ce qui la rend plus superficielle et plus sensible au toucher ou à la pression de la main ; elle change aussi très-souvent de place, ce qui en indique bien le caractère rhumatismal. Le malade se couche plutôt sur le côté sain que sur le côté douloureux ; il est sans fièvre, et ne tousse presque point. Voilà autant de traits qui la distinguent d'avec la pleurésie vraie. D'ailleurs, cette maladie n'est point dangereuse.

La meilleure manière de la traiter est de favoriser la sueur. Le repos du lit, secondé de quelque boisson qui porte à la peau, suffit le plus souvent pour remplir cette indication ; il est rare qu'on soit obligé de recourir à la saignée, à moins que le sujet ne soit robuste et pléthorique ou très-sanguin : on se contente donc de prescrire la tisane pectorale adoucissante, ou l'un des apozèmes ci-dessus ; mais la diète doit être moins sévère que dans la pleurésie vraie : on donne quelques lavemens simples ou communs, et on termine la guérison par une potion cathartique, si l'état du bas-ventre l'exige.

A l'extérieur, on peut appliquer sur le côté douloureux un cataplasme de blanc de poireaux qu'on a fait bouillir dans l'eau. Si la douleur persévère, on fait usage d'un liniment volatil ou de la teinture de cantharides, dont on frotte la partie affectée. Si elle persiste encore, on y applique un vésicatoire qui l'enlève presque toujours comme par enchantement.

La *fausse péripneumonie* ressemble beaucoup au catarrhe pulmonaire, si elle n'est pas cette maladie elle-même.

Elle attaque ordinairement les vieillards et les individus lymphatiques ou pituiteux, qui sont sujets aux rhumes de poitrine et de cerveau. Elle règne épidémiquement dans les saisons froides et humides, comme l'automne, l'hiver et le commencement du printems. Elle fixe aussi, pour ainsi dire, son domicile dans les lieux exposés à une température analogue.

Au début de cette maladie, on éprouve des lassitudes spontanées et un sentiment de faiblesse avec des frissons vagues ; l'état fébrile devient continu, et offre des redoublemens où l'on remarque souvent des alternatives de froid et de chaud. Toute la poitrine est affectée d'une douleur générale, qui commence à la gorge et se propage le long de la trachée artère jusqu'aux poumons. Toutefois, cette douleur n'augmente ni par les grandes inspirations, ni par la pression extérieure. Mais quand on tousse, il semble qu'on arrache tous les organes qui servent à la respiration. On se plaint de chaleur âcre, de pesanteur, d'oppression et de tiraillement sous le sternum. La toux est d'abord sèche, ou sans expectoration; on crache ensuite des matières claires, visqueuses ou filantes, qui deviennent de plus en plus jaunâtres et opaques. La respiration est peu gênée, quoique fréquente, et on peut se coucher sur tous les cotés.

La fausse péripneumonie ou catarrhe pulmonaire peut se terminer au bout de huit ou neuf jours, par résolution ou d'une manière favorable. Alors les crachats deviennent très-abondans, et prennent une teinte jaunâtre et opaque; l'urine est sédimenteuse; quelquefois il survient des hémorrhagies critiques par le nez, sur-tout si le sujet est encore jeune et pléthorique. On voit aussi cette maladie se prolonger très-longtems, jusqu'à six semaines ou deux mois, même au-delà, lorsqu'elle a été mal soignée ou que l'individu est âgé et affaibli par quelque cause que ce soit. Dans certaines circonstances, elle passe à l'état chronique et se termine par la phthisie muqueuse qui consume le malade.

Pour traiter convenablement la fausse péripneumonie ou catharre pulmonaire, on prescrit d'abord quelque boisson mucilagineuse ou adoucissante, telle que l'hydromel ou eau miellée, dont nous parlerons dans la suite, l'un des apozèmes ci-dessus, une infusion de guimauve, etc.; on donne ces boissons tièdes et avec abondance. Il est rare qu'on ait besoin de recourir à la saignée, à moins que le malade ne soit jeune et plein de vigueur. On le met à une diète plus ou moins sévère, sur-tout dans le commencement. Si les premières voies sont embarrassées, on les dégage avec l'émétique ou les cathartiques.

Dans la seconde période , on rend les boissons un peu excitantes. On prescrit l'hydromel aromatique ou balsamique , l'oxymel simple ou l'oxymel scillitique , dont on met une cuillerée à café dans chaque tasse de tisane ; on favorise l'expectoration, en ajoutant au lok commun , un , deux ou trois gros d'oxide hydrosulfuré d'antimoine brun (kermès minéral). Vers la fin , on insiste encore davantage sur les toniques et les excitans. Les amers conviennent beaucoup à cette époque ; par exemple , l'infusion des sommités de petite centaurée ou de quelques têtes de camomille romaine , sept à huit grains de rhubarbe en poudre, qu'on met entre deux soupes pour les faire avaler plus facilement.

Lorsque le catarrhe est chronique ou de trop longue durée , outre les toniques et les amers , on doit recommander l'exercice du corps , sur-tout à cheval, la déclamation, le travail des bras. On fait appliquer un gilet de flanelle sur la peau ; quelquefois on tire un grand avantage d'un vésicatoire sur la poitrine, d'où on le transporte ensuite à l'un des membres supérieurs. Il est encore très-utile et même nécessaire d'éviter le froid et l'humidité , ainsi que les variations de l'air. On fera aussi usage d'une bonne nourriture. Les viandes rôties ou grillées sont alors préférées au bouilli et aux ragouts.

Apozème anti-scorbutique ou contre le scorbut.

Prenez Racines de raifort sauvage , ou à leur défaut, de celle d'aunée, ratissées et coupées par tranches, une once ; Racine de pyrèthre concassée, demi-gros.

Faites bouillir ces racines dans trois livres d'eau que vous réduirez à deux livres.

Prenez ensuite feuilles de cochléaria, de trèfle d'eau, de cresson de fontaine, de chacune une poignée.

Pilez-les ensemble un moment dans un mortier de marbre ou de bois, et jetez-les ensuite dans la décoction ci-dessus en la

retirant du feu, et la couvrant bien, jusqu'à ce qu'elle soit
bien refroidie.

Coulez le tout avec une légère expression, et ajoutez à la colature:

 Sirop d'absynte, une once.

La dose est de quatre verres par jour, un peu dégourdis.

REMARQUE. Le scorbut est une maladie qui se
déclare lentement et suit toujours une marche chronique. Il est occasionné par le froid joint à l'humidité, par un air qui ne se renouvelle point,
par la malpropreté du corps et des vêtemens. Il
règne d'une manière en quelque sorte épidémique
dans les tems de disette, pendant lesquels on fait
usage d'une nourriture peu succulente, gâtée, quelquefois à demi-pourrie. Il succède aussi à des fatigues qui excèdent ; mais l'inaction trop prolongée
en est une des causes les plus fréquentes. La tristesse, le chagrin et les autres affections morales
qui affaiblissent le corps et navrent l'âme, favorisent
beaucoup le développement de cette maladie.

Les scorbutiques ont d'abord les gencives rouges,
molles, gonflées ; il en suinte du sang peu vermeil
et presque décomposé, dès qu'on les frotte ou qu'on
les presse. L'haleine a une odeur fétide, insupportable. La peau est parsemée de taches rouges,
bleuâtres, noirâtres, livides. Le visage est pâle,
bouffi, plombé. Les malades ont de l'aversion pour
le mouvement ; le moindre exercice les fatigue ;
ils sont dans un état de lassitude générale ; la tristesse les accable.

Lorsque le mal fait des progrès, les gencives
deviennent plus fongueuses ; il s'en exhale une
odeur qui empoisonne la bouche ; les dents chancellent et quittent leurs alvéoles au moindre effort.
Le sang coule de lui-même et sans la moindre
agitation, du nez, de la bouche, du fondement,
de la matrice, de l'urètre ; le malade le crache

ou le vomit quelquefois assez abondamment ; les jambes et les cuisses s'endurcissent et s'infiltrent ; les muscles fléchisseurs de ces membres se contractent et rendent la marche impossible. Il y vient des ulcères dont le fond est mollasse, fongueux, et dont les bords sont livides, boursouflés, quelquefois durs; il en sort une sanie noirâtre, fétide.

Enfin, quand le scorbut est à son plus haut degré, la respiration devient très-difficile ; il y a des syncopes fréquentes ; on ne peut supporter le plus léger mouvement, pas même l'impression de l'air extérieur; on rend des flots de sang. L'hydropisie du ventre ou de la poitrine se déclare ; le découragement est porté à l'excès ; on est inquiet, toujours de mauvaise humeur, comme les hypocondriaques, et la mort ne tarde pas de frapper une victime qui semble se décomposer dès son vivant.

Dans le traitement de cette maladie, on peut faire usage de l'apozème ci-dessus, pourvu qu'elle ne soit pas trop avancée : ce qu'on reconnaît à la couleur médiocrement livide des taches de la peau, à la mollesse peu considérable des gencives, à la puanteur légère de l'haleine, à la pâleur des urines, à une chaleur et à une soif modérée.

Si l'estomac est embarrassé, on donne avant tout un vomitif, et si l'état du bas-ventre l'exige, on le dégage au moyen d'un opiat ou électuaire purgatif et tonique.

Lorsque les gencives sont gonflées, mollasses et légèrement ulcérées, on les déterge avec le gargarisme anti-scorbutique; mais s'il ne s'agit que de les raffermir et de leur donner de la consistance, on se sert d'un liniment analogue, que nous décrirons ci-après.

Cet apozème ne conviendrait point, non plus que les autres remèdes tirés des plantes crucifères, quand le scorbut est à son dernier degré; il serait trop âcre ou trop irritant, et augmenterait le mal au lieu de l'arrêter. Ainsi donc, lorsque les gencives sont très-fongueuses, les taches de la peau noires ou très-livides, l'haleine et l'urine d'une odeur insupportable, on a recours aux fruits sucrés et acidules, aux sucs d'orange et de citron, à la groseille, à l'oseille, aux pommes reinettes, à l'épine-vinette, etc., aux sirops aigrelets dont on édulcore la boisson du malade. On peut encore alors combiner ces acidules avec les crucifères, et tempérer l'âcreté des uns par la qualité rafraîchissante des autres.

Il est bon d'observer que les moyens tirés de l'hygiène concourent en grande partie à la guérison du scorbut. Tout individu atteint de cette maladie, doit habiter un lieu sec et éclairé par les rayons du soleil, tenir son corps propre et changer de vêtemens. Quant à sa nourriture, il ne prendra que des alimens de bonne qualité, des végétaux frais et des viandes qui ne tournent point à la putridité. Le bon vin ou la bonne bière, bien houblonnée, ne seront point épargnés; on prescrira pour soutenir les forces du corps, un exercice modéré; et pour empêcher que l'âme ne tombe dans la mélancolie et l'abattement, on tâchera de la distraire, en lui procurant les affections les plus douces et les plus agréables, telles qu'on les trouve dans les jeux de société, dans les conversations familières et amicales, dans quelque lecture instructive et amusante, dans les arts d'agrément, dans la promenade ou l'exercice modéré.

Outre le gargarisme et le liniment que nous avons indiqués ci-dessus, on peut encore employer d'autres topiques ou remèdes locaux, contre les affections scorbutiques. L'acide muriatique étendu ou mêlé avec de l'eau sert à déterger les ulcères de la bouche ; le vin, l'alcohol ou eau-de-vie, et le vinaigre camphrés et aromatiques, sont très-propres à laver et à fomenter ceux de la peau ; enfin, l'acide sulfurique affaibli, et l'eau alumineuse arrêtent les hémorragies passives qui affectent les scorbutiques.

Apozème pectoral adoucissant.

Prenez Orge mondée, demi-once ;
> Feuilles de bourrache, de capillaire, de tussilage, de chacune une poignée.

Faites bouillir dans quatre livres d'eau commune, et réduisez à trois livres.

Ajoutez ensuite :
> Racine de guimauve lavée, deux gros ;
> Fleurs de tussilage, de mauve, de chacune une pincée.

Retirez le vaisseau du feu ; laissez infuser pendant un quart d'heure.

Passez la liqueur sans expression, et ajoutez à la colature une once et demie de sirop de violettes, de guimauve ou de capillaire.

On fera prendre cette boisson tiède à la dose d'un verre toutes les deux heures.

REMARQUE. Cet apozème peut être employé dans la pleurésie, dans la péripneumonie, dans le catharre pulmonaire, dans les rhumes violens, en un mot, dans les maladies de poitrine accompagnées de toux opiniâtre, et de sécheresse dans les voies de la respiration. Sa propriété est de relâcher les organes et de favoriser l'expectoration. Nous parlerons plus bas d'une décoction pectorale, d'une tisane de même nom et d'un bouillon de mou de veau, qui peuvent être employés dans les mêmes circonstances.

Apozème laxatif.

Prenez Racines de chicorée sauvage, de patience sauvage , de polypode de chêne, ratissées et coupées par tranches, de chacune demi-once.
Faites bouillir dans trois livres d'eau , et réduisez à deux livres.
Vers la fin de l'ébullition , ajoutez :
Feuilles de chicorée sauvage, une poignée.
Retirez le vase du feu, et faites-y infuser à chaud, pendant quatre heures :
Séné mondé, une once ;
Semences d'anis , deux grains.
Dissolvez sulfate de soude (sel de Glauber) , demi-once.
Passez la liqueur par un linge avec une légère expression , et ajoutez à la colature :
Sirop de fleurs de pêcher, deux onces.
Partagez le tout en six verres à prendre tièdes en deux jours, trois dans chaque matinée, de deux en deux heures, et un bouillon léger d'une prise à l'autre. S'il purge abondamment, on n'en prendra que deux verres chaque matin, et on en aura pour trois jours.
En réduisant toutes les doses ci-dessus à la moitié, on peut en faire une espèce de tisane laxative ou purgative à prendre en trois verres dans une seule matinée, et avec les précautions indiquées plus haut.

REMARQUE. Cet apozème est utile toutes les fois qu'il y a embarras des intestins par des matières que les médecins appellent impures ou saburrales. On en reconnaît la présence aux symptômes suivans : le bas-ventre est plus ou moins tendu; le malade éprouve des coliques, des borborigmes, des flatuosités ou des vents. Il est quelquefois constipé; mais il a plus souvent la diarrhée : il se plaint de lassitudes sans cause connue, de douleurs vagues dans les cuisses et les jambes , sur-tout aux genoux.

Cet embarras intestinal peut exister au commencement ou à la fin des maladies aiguës, comme aussi dans le cours des maladies chroniques. On peut donc avoir recours à l'apozème ci-dessus dans toutes ces circonstances.

Apozème apéritif contre l'hydropisie.

Prenez Racines de patience sauvage, de chardon-rolland, d'arrête-bœuf, de chacune demi-once;
    Racine d'*Enula campana*, deux gros.
Ratissez, coupez par morceaux et faites bouillir dans trois livres d'eau que vous réduirez à deux.
Vers la fin de l'ébullition, ajoutez :
    Feuilles de chicorée sauvage, de cerfeuil, de chacune une poignée.
Passez ensuite la liqueur par un linge, avec une légère expression, et dissolvez-y :
    Sulfate de potasse (sel de duobus), deux gros;
    Poudre de jalap, un gros;
    Sirop de nerprun, une once et demie.
La dose est d'un verre tiède trois fois le jour, deux le matin et un dans l'après-dîné. On prend un bouillon après chaque verre, et on suspend le dernier, si les deux premiers évacuent suffisamment.

Remarque. L'hydropisie existe toutes les fois qu'il se forme un amas d'eau dans quelqu'une des cavités du corps. Les principaux genres de cette maladie sont l'*hydrothorax* ou hydropisie de poitrine, l'*ascite* ou hydropisie du bas-ventre, et l'*anasarque* ou hydropisie générale. Nous allons donner une courte description de chacune de ces maladies.

1°. L'*hydrothorax* survient le plus communément aux personnes qui vivent dans des lieux humides, qui ont des chagrins profonds, qui abusent de liqueurs alcoholiques, qui mènent une vie sédentaire.

Cette maladie peut être la suite d'une perte de sang excessive, d'une transpiration supprimée, d'une inflammation ou d'une lésion organique des poumons, de la plèvre, du cœur, en un mot, des parties contenues dans la cavité de la poitrine, d'une fièvre intermittente.

On reconnaît l'hydrothorax aux signes suivans : la poitrine est infiltrée et bombée du côté où est le liquide. Quand on frappe sur ce côté avec la main, il rend un son mat ou obscur, jusqu'au niveau du liquide épanché; le malade se couche plus facilement sur le côté affecté que sur l'autre ; dans l'état de supination, il est oppressé, sur-tout si les deux côtés de la poitrine contiennent de la sérosité ; la respiration est plus courte et plus gênée qu'à l'ordinaire, mais tranquille ; il y a des quintes de toux, mais sans expectoration; les battemens du cœur sont mous, faibles, paisibles, réguliers; le pouls calme et plein ; le malade n'éprouve ni palpitations ni réveil en sursaut.

Le visage est pâle et maigre; les traits en sont affaissés. Les yeux n'ont point de vivacité ni d'éclat, et les lèvres sont décolorées. Le membre supérieur qui répond au côté affecté de la poitrine, est infiltré. Le sommeil n'est point agité.

Dans le traitement de l'hydrothorax, on commence par l'usage de l'apozème ci-dessus, et on y joint pour boisson ordinaire la tisane apéritive qui sera décrite dans la suite. Quelques jours après, on prescrit deux bols purgatifs, dont nous donnerons aussi la formule plus bas; si la maladie résiste à ces remèdes, on passe à la potion diurétique avec le suc dépuré de cerfeuil; on purge suivant le besoin, soit avec les bols ci-dessus, soit avec une potion hydragogue, soit avec les pilules de même nom. On donne aussi les sudorifiques, et quelques préparations de scille, dont l'oxymel est la plus efficace contre l'ydropisie en général. Les praticiens recommandent aussi d'exposer les malades aux rayons du soleil, de leur frotter la peau avec une flanelle imprégnée de vapeurs aromatiques, et de leur appliquer des sinapismes aux pieds, pour détourner la sérosité qui s'est épanchée dans la poitrine.

On doit observer que ce traitement ne peut que pallier l'hydrothorax, quand les viscères de la poitrine sont altérés dans leur tissu ou dans leurs fonctions.

2°. L'ascite, ou hydropisie du bas-ventre, peut être occasionnée par une grande quantité de boisson froide, lorsque le corps est échauffé, ou pendant la chaleur d'une fièvre intermittente; par la rentrée de la petite-vérole, de la rougeole ou d'une autre maladie cutanée; par la guérison prématurée des fièvres intermittentes; par la suppression de la sueur; par une lésion organique des viscères du bas-ventre, tels que le foie, la rate, la matrice, etc.

Dans cette maladie, le bas-ventre augmente peu-à-peu de volume, et présente une tumeur ovale et régulière, où l'on sent la fluctuation d'un liquide, quand on la frappe d'un côté avec une main, et qu'on applique l'autre sur le côté opposé. Les membres inférieurs et les organes de la génération sont infiltrés; la digestion, la circulation, la respiration et toutes les fonctions qui servent à la nutrition, sont dérangées. Le malade est tourmenté de la soif; son urine est épaisse, échauffée et moindre que la boisson dont il fait usage.

Le traitement est le même que celui de l'hydropisie de poitrine; les purgatifs, les diurétiques et les sudorifiques sont les remèdes qu'on emploie le plus communément; mais il ne faut point compter sur leur effet, quand la maladie tient à quelque dégénérescence des viscères. Si le ventre est trop distendu par le liquide, on conseille la ponction, uniquement pour soulager l'individu.

Dans le cas où la maladie vient à céder, on

insiste sur les remèdes qui paraissent les plus salutaires ; et lorsque le liquide est entièrement évacué, on fortifie le malade par l'usage des amers, tels que l'infusion de camomille romaine ou de petite centaurée, quelques prises de rhubarbe, de quinquina, ou de gentiane en poudre. On emploie aussi pendant quelque tems le bol stomachique dont nous parlerons ailleurs. S'il est nécessaire de purger, on a recours à l'opiat martial·fondant et purgatif qu'on trouvera ci-après.

5°. L'anasarque ou hydropisie universelle attaque pour l'ordinaire les personnes lymphatiques et éminemment faibles, sur-tout si elles habitent des lieux froids, humides et mal éclairés, si elles se nourrissent d'alimens peu substantiels, et si elles mènent une vie sédentaire.

Cette maladie peut être déterminée par d'abondantes excrétions, telles que certaines diarrhées, le diabétès, une grande perte de sang, etc. ; par de profonds chagrins, par la rentrée d'une maladie cutanée, par la suppression de la transpiration, par une altération dans la structure ou la fonction des viscères contenus dans le ventre ou dans la poitrine.

Ici, les symptômes sont sensibles à l'œil et au doigt. Toute la surface du corps est infiltrée et d'un blanc de lait ; l'enflure commence par les membres inférieurs et gagne insensiblement les parties supérieures ; la peau est froide, mais non douloureuse ; quand on y enfonce le doigt, elle en conserve longtems l'impression. Les fonctions qui servent à la nutrition, telles que la digestion, la circulation, la respiration, les secrétions et les excrétions, sont plus ou moins dérangées.

Dans le traitement, on prescrit d'abord pour

boisson ordinaire la tisane apéritive qui sera décrite plus bas. Quelques jours après, on purge, soit avec une potion, soit avec des pilules hydragogues dont nous donnerons la formule. On met ensuite le malade à l'usage des bouillons apéritifs ; et s'il n'y a ni chaleur, ni fièvre, on lui donne une décoction aromatique ou une tisane sudorifique.

Le traitement extérieur consiste dans l'usage des fomentations aromatiques, des frictions sèches et de l'insolation.

Quelques praticiens conseillent de faire des scarifications ou mouchetures à la peau ; mais ces sortes d'incisions sont ordinairement suivies de la gangrène, sur-tout à une époque avancée.

La saignée et les lavemens sont très-rarement indiqués dans les trois genres d'hydropisies que nous venons de décrire.

Apozème fébrifuge et laxatif.

Prenez Feuilles de bourrache, de buglosse, de chicorée sauvage, lavées et coupées, de chacune une poignée ;
 Écorce de quinquina grossièrement pulvérisée, une once.
Faites bouillir dans trois livres d'eau commune, que vous réduirez à deux livres.
Vers la fin de l'ébullition, ajoutez :
 Follicules de séné, trois gros ;
 Sulfate de soude (sel de Glauber) deux gros.
Passez ensuite la liqueur avec expression, et ajoutez :
 Sirop de fleurs de pêcher ou de chicorée composé, une once et demie.
La dose est d'un verre tiède toutes les quatre heures, dans l'intermission des accès, ou toutes les trois heures, si l'intermission est moindre.

Remarque. Cet apozème convient dans les fièvres intermittentes, parce que le quinquina combat directement la fièvre dont le purgatif enlève en même tems la cause, qui tient souvent à l'embarras saburral de l'intestin. Il faut toujours donner ce remède hors de l'accès; et si c'est dans une fièvre rémittente ou à redoublemens, il faut le donner pendant la rémission, pourvu qu'elle soit sensible et durable. Il faut de plus, que la chaleur de la peau soit modérée, que l'urine soit rouge et qu'elle dépose un sédiment briqueté. Donné indiscrètement, par exemple, au commencement d'une fièvre continue ou même rémittente, cet apozème peut augmenter la chaleur et l'éréthisme, ce qui rend souvent la maladie funeste.

On trouvera ci-après des formules d'opiats fébrifuges, qui conviennent mieux dans les fièvres intermittentes que les apozèmes ou autres boissons, et qui sont moins désagréables à prendre.

ARTICLE II. — *Des Décoctions.*

La décoction est un liquide moins chargé que l'apozème. Pour la faire, on plonge les substances dont on veut extraire les principes dans l'eau bouillante, qu'on entretient dans cet état pendant plus ou moins de tems.

Décoction blanche.

Prenez Corne de cerf calcinée et préparée, six gros;
    Mie de pain blanc, deux onces, ou bien gomme arabique concassée, trois gros;
    Eau, trois livres;
    Sucre, une once.
Faites bouillir le tout ensemble et agitez continuellement jusqu'à ce que la décoction soit réduite aux deux tiers.
Passez ensuite à travers un tamis clair, et aromatisez avec demi-once d'eau de fleurs d'oranger.
On aura soin d'agiter la bouteille chaque fois qu'on donnera de cette boisson au malade.

Remarque. Cette décoction convient dans les diarrhées ou dévoiemens qu'il est nécessaire de modérer; par exemple, quand un malade a été trop purgé, quand l'intestin est irrité ou dans un excès de relâchement, comme chez certains vieillards. Elle arrête peu-à-peu les évacuations, et calme aussi les coliques dont elles sont souvent accompagnées. Si les tranchées sont trop violentes, on peut y joindre le lavement anodin décrit ci-après; et s'il est ensuite nécessaire de purger, on prend la potion purgative astringente qu'on trouvera plus bas. Le même jour, on prendra le soir un gros de diascordium dans un petit verre de vin, ou enveloppé dans du pain à chanter.

Décoction pectorale contre la phthisie

Prenez huit gros limaçons; écrasez-les un peu et jetez-les dans trois eaux chaudes différentes, pour les faire dégorger : ensuite faites-les bouillir dans deux livres d'eau jusqu'à la réduction des deux tiers.

Passez le tout avec expression, et coupez ce liquide avec égale quantité de lait de vache.

On partagera ce mélange en deux doses qu'on prendra tièdes, une le matin à jeun, et l'autre sur les cinq heures du soir.

On pourrait fort bien remplacer les limaçons, qui sont assez dégoûtans, par la chair des animaux à viande blanche, comme celle de veau, de poulet, de grenouilles, ou par la racine de quelque plante mucilagineuse, comme celle de guimauve, de mauve, de grande consoude.

Remarque. Cette décoction convient dans toutes les maladies de la poitrine, où il s'agit de calmer l'irritation qui excite la toux. Mais on la donne le plus communément dans le début de la phthisie pulmonaire dont nous allons donner une courte description.

Cette maladie se déclare le plus souvent dans la jeunesse, depuis dix-huit jusqu'à trente-cinq ans. Elle attaque de préférence les individus dont les parens sont morts de la même maladie. Cette disposition héréditaire se manifeste par un état du corps grêle et effilé, par une poitrine serrée et presque applatie, par un cou long, par des épaules saillantes et décharnées ; elle s'annonce aussi par des rhumes fréquens et des crachemens de sang habituels.

La phthisie peut arriver encore à tout âge et sans prédisposition héréditaire chez des sujets qui abusent de liqueurs alcoholisées, qui éprouvent de grandes évacuations, ou qui s'épuisent de quelque manière que ce soit. La rentrée d'une maladie cutanée, comme de la petite-vérole, de la rougeole, etc.; la suppression de sécrétions et d'exhalations habituelles, le virus vénérien, les travaux immodérés de l'esprit, de profonds chagrins, etc., sont aussi des causes qui peuvent déterminer cette maladie.

Les phthisiques ressentent des douleurs dans différentes parties de la poitrine, sur-tout entre les épaules ; ils toussent sans expectoration, ou bien ils crachent des matières visqueuses et entre-mêlées de sang par intervalles ; leur voix devient rauque, et finit quelquefois par s'éteindre ; ils ont la paume des mains et la plante des pieds sèche et brûlante, les joues et les lèvres rouges ; ils maigrissent.

A mesure que cette maladie fait des progrès, la respiration devient plus difficile : on est essoufflé au moindre mouvement ; la toux est des plus opiniâtres et revient par quintes irrégulières ; les crachats sont blancs, opaques, visqueux, quelquefois cendrés, couleur de boue, fétides ; les repas sont suivis de nausées et de vomissemens. La fièvre hectique revient tous les soirs et amène le marasme ou consomption.

Enfin, cette fièvre devient continue ; la difficulté de respirer est excessive ; les pieds s'enflent ; la sueur et quelquefois la diarrhée achèvent de consumer le malade ; la mort ne tarde guère de l'enlever.

La phthisie qui commence cède à peine aux remèdes, et celle qui est invétérée n'offre aucune ressource.

Quand les jeunes gens sont disposés à cette maladie, on leur conseille l'équitation modérée et le séjour de la campagne ; ils doivent user aussi d'une nourriture douce, et rechercher tous les objets de distraction ; qu'ils évitent avec soin les exercices qui fatiguent, les jeux bruyans et les affections tumultueuses, telles que la colère, l'amour; etc. ; tout ce qui est capable d'accélérer le cours du sang et la respiration, porterait nécessairement atteinte à la substance du poumon, et déterminerait la phthisie au lieu de la prévenir. On met encore au nombre des préservatifs de cette maladie les vésicatoires ou les cautères au bras, parce qu'ils détournent en partie l'irritation qui tend à se fixer sur la poitrine.

Mais dès que les premiers symptômes paraissent, il faut recourir de suite aux remèdes adoucissans, tels que l'apozème ci-dessus, la tisane pectorale, le bouillon de mou de veau, le lait de femme ou d'ânesse, en un mot, tout ce qui peut calmer la toux et tempérer l'ardeur des poumons.

On a vanté beaucoup de drogues contre la phthisie pulmonaire ; mais leur multitude est une preuve qu'aucune d'elles n'est efficace, sur-tout quand cette affection est parvenue à un degré avancé.

Décoction contre les hémorragies de la matrice, ou règles trop abondantes.

Prenez les écorces de trois oranges aigres, qui ne soient pas encore tout-à-fait mûres; coupez-les par petits morceaux, et faites-les bouillir dans huit livres d'eau que vous réduirez à moitié.

Passez la décoction par un linge, et donnez-en deux verres tièdes à jeun, à une heure de distance l'un de l'autre.

On peut éteindre un fer rouge dans cette décoction pour la rendre plus astringente.

Remarque. L'écoulement excessif des règles arrive ordinairement aux femmes qui mènent une vie sédentaire, sur-tout lorsqu'elles prennent des alimens trop nourrissans, ou qu'elles abusent de liqueurs alcoholisées.

Cette maladie peut-être active ou passive. Dans le premier cas, elle est déterminée par un exercice violent, par le cahottement d'une voiture, par une vive affection de l'âme durant les règles, par la suppression d'une autre hémorragie ou d'une saignée habituelle. Une attaque d'hystérie, un pessaire mal appliqué, une injection trop irritante dans le vagin ; la masturbation et l'excès des plaisirs vénériens, peuvent être encore comptés parmi les causes de l'hémorragie utérine. Quand elle est passive, elle tient à la faiblesse de l'individu.

Pendant l'hémorragie active de la matrice, les femmes se plaignent de tension et de gonflement dans les hypocondres, de pesanteur dans les lombes, et d'un sentiment de chaleur extérieure; elles sont ordinairement constipées; leur visage devient pâle, leurs membres se refroidissent ; elles ont le pouls fréquent.

Si au contraire le sang coule d'une manière passive, ou sans effort, pendant longtems et avec abondance, la malade est épuisée, et tombe dans l'abattement; son corps s'affaiblit et se décolore; l'appétit se perd et la digestion languit; les pieds s'enflent et tout le corps s'infiltre.

Le traitement doit varier suivant l'espèce et la cause de l'hémorragie. Celle qui est due à une grande irritation, exige les mucilagineux, les rafraîchissans, la diète, le repos du corps et le calme de l'âme : les malades doivent avoir soin d'éviter tous les excès.

Dans le cas d'hémorragie passive, on a recours aux amers et aux astringens; on prescrit la décoction ci-dessus, celle de quinquina, le cachou en poudre ou en pilules, la conserve de rose, de cynorrhodon, les acides minéraux étendus jusqu'à agréable acidité, tels que l'acide sulfurique depuis un demi-gros jusqu'à un gros dans deux livres d'eau, le vinaigre plus ou moins affaibli, l'alun en dissolution, à la même dose que les acides.

La plupart de ces remèdes et sur-tout les acides et l'alun, peuvent causer des tiraillemens ou de l'irritation dans la poitrine des personnes faibles et délicates; il faut les donner alors dans une plus grande quantité de liquide. Cette précaution est encore utile par rapport à la décoction ci-dessus; pour l'empêcher de nuire aux individus qui en font usage, on la fait plus légère, on y ajoute du sucre, et on n'y éteint point de fer rouge. On peut aussi faire prendre un potage un heure après le second verre.

Décoction contre le diabétès.

Prenez Cachou préparé, deux scrupules.
Faites-les bouillir dans trois livres d'eau commune, que vous réduirez à une livre.
Partagez en quatre doses qu'on prendra tièdes dans la journée, entre les repas, en continuant pendant quelque tems.

Remarque. Le diabétès est une maladie dans laquelle on rend une quantité excessive d'urine.

Les maladies chroniques, de fréquentes saignées ou d'abondantes hémorragies, de longues suppurations, l'abus de liqueurs fermentées, de boissons tièdes ou chaudes, une mauvaise nourriture, une habitation humide et froide, une vie sédentaire, des affections morales tristes, en un mot, tout ce qui peut détériorer l'économie ou la jetter dans la faiblesse et le relâchement, doit être mis au nombre des causes, soit prédisposantes, soit occasionnelles du diabétès.

Au début, les malades ont souvent besoin d'uriner ; ils éprouvent dans la vessie un sentiment de froid ou de chaleur qui semble venir du ventre. La région précordiale est un peu sensible, la soif modérée, et l'urine proportionnée à la boisson. Cette sécrétion augmente ensuite par degrés, et les malades rendent une grande quantité d'urine claire, qui n'a ni odeur, ni dépôt, et qui prend une couleur opale par le refroidissement ; ils ont les gencives gonflées, la langue blanche et muqueuse ; ils éprouvent beaucoup de soif, et mangent comme à l'ordinaire ; ils se plaignent d'une chaleur âcre dans le bas-ventre ; ils ressentent de la faiblesse et de l'abattement, mais sans fièvre et sans douleur dans les lombes et dans l'hypogastre.

Quand la maladie empire, l'urine est beaucoup plus abondante que la boisson, blanchâtre, sans odeur ni saveur ; mais alors elle dépose et passe à la fermentation vineuse et acétique ; les dents chancellent ; la salive est fade et visqueuse, la soif toujours excessive ; l'appétit augmente jusqu'à la voracité ; mais la digestion est pénible et accompagnée de flatuosités, le ventre resserré, la peau sèche ; la fièvre hectique survient alors ; le corps maigrit et s'affaiblit de plus en plus ; le sommeil est troublé par des rêves effrayans ; la vie commence à devenir à charge.

Enfin l'urine devient excessive, l'haleine fétide, et la sécheresse de la bouche insupportable, le pouls petit, irrégulier, intermittent. Le malade est réduit au marasme, et meurt après quelque tems dans le délire.

Pour traiter cette maladie où l'économie semble tomber en dissolution, on a conseillé les toniques, les fortifians, tels que la nourriture animale, quelques gouttes d'hydrosulfure d'ammoniaque, etc. ; on peut y joindre les décoctions astringentes, et sur-tout celle que nous venons de décrire, continuée pendant une douzaine de jours. On donne ensuite une livre de petit-lait clarifié par jour, et on a soin d'éteindre dans chaque prise quelques cloux rougis au feu. On continue matin et soir cette boisson pendant une quinzaine ; enfin, on passe à l'usage de l'opiat alumineux dont il sera question ci-après, et on le prend deux fois le jour, le matin à jeun et le soir, en avalant chaque fois un verre de tisane astringente par-dessus.

La purgation et la saignée sont rarement indiquées dans cette maladie, où les forces sont déja épuisées ; cependant si la première était nécessaire, on pourrait donner une décoction d'une once, une once et demie à deux onces de tamarin dans deux verres d'eau réduits à moitié, en ajoutant à la colature une once de sirop composé de rhubarbe ; le tout pour une prise.

Décoction contre la leucophlegmatie, ou bouffissure universelle.

Prenez Feuilles de romarin, une poignée.
Faites-les bouillir dans trois livres de vin rouge, et réduisez-les

à deux verres que le malade prendra tièdes, le matin à jeun, en mettant deux heures d'intervalle de l'un à l'autre. Il restera aussi dans son lit, et s'y tiendra bien couvert.

REMARQUE. Cette décoction est sudorifique, et peut convenir sous ce rapport dans toutes les hydropisies, pourvu qu'elles ne tiennent à aucune lésion organique des viscères. Si le malade, pendant l'effet du remède, se plaint de langueur ou de faiblesse, on lui donnera de tems en tems une cuillerée de bouillon ou de bon vin ; s'il a de la fièvre, on en attendra l'intermission ou le déclin, et on fera précéder ce traitement de l'usage des tisanes et bouillons apéritifs ci-dessous.

Décoction contre l'ascite, ou hydropisie du bas-ventre.

Prenez Écorce intérieure de sureau, qui est verte, une poignée.
Faites-la bouillir dans une livre d'eau et autant de lait de vache.
Réduisez le tout à moitié.
Passez ensuite par un linge avec expression, et partagez en trois doses qu'on donnera tièdes, d'heure en heure, le matin à jeun, en supprimant la troisième, si les deux premières ont produit d'assez fortes évacuations.

REMARQUE. Ce remède est ordinairement émétique et purgatif. S'il ne purge point assez la première fois, on peut le réitérer au bout de quelques jours. Des hydropiques ont été parfaitement guéris après quelques prises de cette décoction, qui continue quelquefois son effet deux ou trois jours de suite. Il faut donc prendre garde que les malades ne soient déja trop affaiblis ou épuisés par la longueur de la maladie : dans ce cas-là on ne donnerait que la moitié de la dose, qu'on pourrait réitérer plus souvent, par exemple, tous les deux jours, selon son effet.

Il est bon de faire précéder la décoction ci-dessus des bouillons ou des tisanes apéritives qui seront décrites plus bas; mais il ne faut pas oublier qu'elle serait plus nuisible qu'utile, si l'ascite ou hydropisie du bas-ventre tenait à quelque lésion organique des viscères, comme à un squirrhe du foie, de la rate ou du mésentère.

Décoction contre les fleurs blanches, autrement la leucorrhée, ou catarrhe de la matrice et du vagin.

Prenez Lait de vache nouvellement trait, une livre ;
    Sommités fleuries d'ortie blanche, une poignée ;
    Cannelle concassée, environ un scrupule.
Faites bouillir le tout légèrement et réduisez à un bon verre.
Coulez pour une dose à prendre le matin à jeun pendant neuf ou dix jours.

Remarque. On donne le nom de *fleurs blanches* ou de *leucorrhée* à un écoulement catarrhal de mucosité par la matrice ou le vagin.

Les femmes excessivement lymphatiques sont plus disposées à cette maladie que les autres. Elle peut être déterminée par toutes les fautes commises contre l'hygiène, telles que le défaut de vêtemens ou leur trop grande légèreté, eu égard à la saison; l'habitation dans des lieux froids et humides, l'usage d'alimens peu substantiels, et généralement tout ce qui tend à débiliter l'économie. On peut ajouter à ces causes l'abus des plaisirs vénériens, le virus syphilitique, les déplacemens de la matrice, etc.

Les fleurs blanches peuvent n'être qu'une affection locale, ou tenir à la constitution de l'individu.

Dans le premier cas, la maladie s'annonce par un léger sentiment de prurit à la vulve, au vagin et jusqu'à la matrice; la femme urine avec plus ou moins de douleur; le méat urinaire est quelquefois rouge et douloureux; la femme ressent au mont de Vénus une douleur gravative qui s'étend vers les aines, les lombes, le périnée et le haut des cuisses. Jusque-là il n'y a encore point d'écoulement; mais ensuite il sort par la vulve un liquide, d'abord limpide et visqueux, qui devient bientôt après blanc, opaque et jaunâtre.

Cette espèce d'affection se termine par résolution au bout de huit, quinze jours ou trois semaines; elle peut aussi passer à l'état chronique, et alors il est à craindre que les parties affectées ne s'altèrent et ne deviennent le siége d'un squirrhe ou d'un cancer.

Quand les fleurs blanches sont constitutionnelles, les symptômes en sont plus modérés; ils suivent une marche chronique : les malades ont le teint pâle, sont dans un état de langueur générale, éprouvent des tiraillemens d'estomac, perdent l'appétit, maigrissent sensiblement et sentent de la répugnance pour toute espèce d'exercice ; la respiration devient plus difficile, les yeux se gonflent; enfin, la fièvre se déclare et achève d'épuiser les forces.

Dans le traitement, il faut avoir égard à la variété de cette maladie. Est-elle simplement locale et aiguë, on prescrit d'abord quelques boissons mucilagineuses et délayantes, telles que l'eau de veau ou de poulet, l'eau d'orge ou le petit-lait édulcoré avec le sirop de guimauve ; on donne en même tems quelques lavemens; on fait prendre des bains tièdes, et on a soin d'éloigner tout ce qui pourrait augmenter l'irritation de l'économie animale en général, ou des organes génitaux en particulier.

Lorsque les symptômes inflammatoires ont cessé, on a recours à des moyens légèrement toniques, et on les augmente par degrés s'il est nécessaire. C'est alors que la décoction ci-dessus convient, ainsi que les infusions aromatiques de feuilles et fleurs de sauge, de lavande, de sommités d'hyssope, de véronique, de petite centaurée, de camomille romaine, etc.

Si la maladie est constitutionnelle et chronique, on ne doit avoir pour but que de soutenir et de ranimer les forces. Cette indication peut se remplir à l'aide de tous les moyens toniques que l'hygiène et la pharmacie fournissent : tels sont un air vif et sec, des vêtemens conformes à la saison, des gillets et des caleçons de flanelle, une nourriture succulente, mais facile à digérer ; des viandes rôties, le bon vin vieux. Les frictions sèches sur tout le corps, et principalement dans le voisinage des organes qui servent à la génération, peuvent encore diminuer les fleurs blanches ; mais il faut que ce moyen soit secondé par un exercice modéré, par le séjour d'un lieu sain et par la distraction de l'esprit. On hâtera encore la guérison, en exposant les parties affectées aux vapeurs aromatiques, ou en y faisant des injections de même nature.

Les vésicatoires aux cuisses sont utiles dans cette maladie, parce qu'ils détournent l'irritation fixée sur le système de la matrice. Les purgatifs, recommandés par quelques praticiens, peuvent bien produire le même effet ; mais ils nuisent, en augmentant la faiblesse générale, qui est la principale cause des fleurs blanches constitutionnelles.

Décoction contre les douleurs qui suivent l'accouchement, et contre la suppression ou diminution des lochies.

Prenez Feuilles d'armoise, une poignée.
Faites bouillir dans trois livres d'eau que vous réduirez à deux livres.
Vers la fin de l'ébullition, ajoutez :
Feuilles et fleurs de camomille romaine, une poignée.

Coulez la décoction et donnez-la tiède, par verres, toutes les heures, en ajoutant quelques gouttes d'eau de cannelle, s'il y a de la faiblesse.

Il faut en même tems renfermer le marc des herbes entre deux linges, et l'appliquer le plus chaudement possible sur l'hypogastre.

Remarque. On donne le nom de *lochies* ou vidanges à l'écoulement de sang qui suit l'accouchement. Ce sang devient peu-à-peu moins abondant et plus pâle, jusqu'à ce qu'il ne sort par la vulve que quelques gouttes de matière blanchâtre et plus ou moins épaisse : delà les noms de *lochies rouges*, de *lochies séreuses* et de *lochies puriformes*.

Un nombre infini de causes peuvent diminuer et même supprimer cette évacuation puerpérale : telles sont une violence exercée sur la matrice, le vagin et la vulve, pendant un accouchement difficile ; les fautes commises contre l'hygiène par les nouvelles accouchées ; l'impression de l'air froid ou humide, à laquelle les femmes s'exposent imprudemment ; l'application des astringens sur la vulve, ou des injections de même nature dans le vagin ; les écarts de régime, soit qu'on prenne des alimens solides ou liquides trop échauffans, soit qu'on n'observe aucune mesure dans ses repas ; les affections morales tristes, comme le chagrin, la crainte, etc.

Des praticiens pensent que la suppression des lochies peut donner lieu à une infinité de maladies ; mais si cette opinion est fondée , l'expérience atteste aussi que l'écoulement lochial ne se supprime le plus souvent que lorsque les maladies des nouvelles accouchées ont commencé. C'est ce qu'on observe dans la plupart des fièvres qui succèdent à l'accouchement, dans la péritonite ou inflammation du péritoine, dans l'hystérite ou inflammation de la matrice, etc.; d'où il suit que la suppression des lochies est aussi souvent l'effet que la cause des maladies qu'on lui attribue.

On sent, d'après ces considérations, combien il faut mettre de prudence et de réserve dans l'emploi des moyens propres à rappeler cet écoulement chez les femmes en couche; car, si la suppression n'en est que symptomatique, il arrivera qu'en voulant y remédier, on n'attaquera qu'un épiphénomène, ou qu'on ne fera que la médecine du symptôme, tandis qu'il était nécessaire de faire celle de la maladie; or, cette méprise pourra entraîner les plus fâcheuses conséquences.

Mais admettons que la suppression des lochies produise, comme on le suppose peut-être trop souvent, des douleurs violentes dans la matrice, des tranchées ou coliques intestinales, des élancemens, de la tension et du gonflement dans le bas-ventre, de la gêne dans la respiration, une fièvre aiguë, accompagnée de douleurs de tête plus ou moins profondes, de petitesse, de dûreté et d'accélération dans le pouls, de redoublemens fréquens, inégaux et irréguliers, etc.; à ces signes il est facile de reconnaître le début d'un état inflammatoire : il serait donc très-imprudent alors de recourir à la décoction ci-dessus ou à toute autre boisson stimulante, sous prétexte de rappeler les lochies : ce serait, comme on le dit vulgairement, souffler le feu au lieu de l'éteindre. Dans ce cas-là, il faut au contraire recourir aux débilitans ou relâchans, et aux calmans. La saignée du bras, plus ou moins répétée, ou l'application des sangsues à la vulve, sont bien mieux indiquées alors; on donne ensuite la tisane commune, en y ajoutant un peu de graine de lin et demi-gros de nitrate de potasse (nitre) par pinte. On insiste sur l'usage fréquent des lavemens anodins et adoucissans, des potions anti-spasmodiques. On applique sur le ventre des fomentations émollientes, et on les continue jusqu'à la cessation des douleurs. On se comporte donc alors comme dans toute inflammation du bas-ventre, et on combat la maladie entière, sans trop s'occuper de la suppression des lochies, qui n'en est qu'un symptôme accessoire.

Mais il peut arriver que cet écoulement diminue ou se supprime chez des femmes naturellement faibles, dont la circulation languit dans le système utérin. Il ne s'agit alors que de relever les forces des nouvelles accouchées pour rappeler les lochies : On a vu souvent réussir, en pareil cas, le tartrate acidule de potasse (crème de tartre), à la dose d'un gros et demi ou deux gros, divisé en trois prises et donné à des distances égales, dans un peu de tisane ou de bouillon. Si ce sel ne suffisait pas, on pourrait avoir recours à la décoction ci-dessus, qu'on donnerait avec précaution, et qu'on aurait soin de suspendre dès que les lochies auraient repris leur cours.

Décoction vulnéraire contre les contusions internes causées par des chutes, des coups, ou tout autre accident.

Prenez Feuilles de lierre terrestre, de plantain, de millefeuille, de chacune deux gros.

Faites-les bouillir dans quatre livres d'eau commune, que vous réduirez à trois livres.

Passez ensuite la liqueur par un linge, avec une légère expression, et dissolvez-y trois gros de sucre.

La dose de cette décoction est d'une tasse qu'on donne tiède quatre fois le jour, et qu'on continue pendant quelque tems.

REMARQUE. La plupart des remèdes qui portent le nom de vulnéraires sont échauffans, tels que l'eau de Cologne, certains élixirs, etc., et le vulgaire est

en général, trop prompt à y recourir dans le cas
de chute, de coups ou d'autres accidens. Il est évident qu'on doit augmenter ainsi le désordre intérieur, au lieu d'y remédier. On accélère la circulation ; et pour peu que l'individu soit disposé, par
sa jeunesse ou son tempérament, à la fièvre, on
risque de la faire naître et de produire des inflammations qui peuvent entraîner la mort du malade ;
il est donc bien plus prudent d'employer alors
quelques boissons plus douces, qui, en relâchant
les solides, préviennent les congestions intérieures.
La saignée et le repos sont de meilleurs vulnéraires
que tous les spiritueux, même les plus accrédités.
Quant à la décoction ci-dessus, on peut la donner
dans tous les cas, parce qu'elle est de toute innocuité.

Article III. — *Des Infusions.*

On donne le nom d'*infusion* à l'immersion d'une
substance dans un liquide bouillant qu'on laisse
aussitôt refroidir.

Infusion contre la coqueluche des enfans.

Prenez Eau bouillante, deux livres ; ajoutez-y :
 Miel de Narbonne, une once.
Écumez-le sur le feu une ou deux fois, et retirez le vaisseau.
Faites-y infuser ensuite une poignée de serpolet.
Coulez après une demi-heure d'infusion, et donnez cette boisson
 pendant quelque jours.

Remarque. La coqueluche est une espèce de toux
convulsive ou nerveuse qui attaque ordinairement
les enfans ; mais ceux qui ont une constitution dété-
riorée y sont plus sujets que les autres. Elle est
déterminée par le passage rapide du vent du nord

au vent du midi, par la présence de matières qui
s'altèrent dans le conduit alimentaire, par la répercussion de quelques affections cutanées.

On reconnaît cette maladie à des efforts extrêmes
pour tousser, et à une suite continue de plusieurs ex-
pirations, auxquelles succède une seule inspiration
ordinairement sonore ou sifflante. Il y a de l'anxiété ;
les veines du cou sont gonflées, les artères carotides
et les temporales battent avec plus de force ; le
visage se colore et devient rouge, violet : quelquefois le hoquet et l'éternûment surviennent, et quand
la toux est très-violente, l'urine et les matières
fécales sortent involontairement ; enfin, le malade
crache des mucosités filantes ou rejette les matières
contenues dans l'estomac.

Après la quinte, la respiration est plus accélérée
qu'à l'ordinaire ; l'enfant est abattu ; il mange avec
voracité, et reprend ses jeux comme si sa santé n'avait
point été dérangée.

Les quintes sont courtes ; mais l'époque de l'invasion et la durée en sont fort irrégulières : l'exercice,
un repas trop copieux, des odeurs fortes, des vapeurs irritantes et des affections morales peuvent
les provoquer.

Cette maladie règne quelquefois épidémiquement
depuis la fin de l'hiver jusqu'au commencement de
l'été.

Dans le traitement de la coqueluche, on a retiré
de grands avantages de l'ipécacuanha en poudre,
donné de tems en tems à la dose de deux ou trois
grains, dans un peu d'eau sucrée, seulement pour
exciter des nausées. Un grain de tartrate de potasse
antimonié (tartre stibié) dans trois ou quatre onces
d'eau, dont on donne quelques cuillerées à café
pour exciter le vomissement, a produit aussi très-
souvent des effets salutaires, soit en débarrassant les

premières voies, soit en produisant de légères se-cousses et en déterminant la sueur.

Après ces premiers remèdes, on donne pendant quelques jours l'infusion ci-dessus. Si l'enfant est très-irritable et qu'il ait perdu le sommeil, on a recours à quelques anti-spasmodiques et somnifères, tels que le sirop diacode, même l'extrait muqueux d'opium dans une potion convenable.

On a vanté beaucoup d'autres remèdes contre la coqueluche des enfans, tels que les préparations de scille, le senéga, le mercure doux, le musc, le castoreum, le camphre, l'assa fœtida, l'oxide de zinc, etc. ; on a même été jusqu'à proposer de rubéfier les pieds , les mollets et la région épi-gastrique, afin de détourner l'irritation fixée sur les organes de la respiration ; mais on observe que le retour de la belle saison est beaucoup plus efficace que tous les secrets de la pharmacie. Les enfans meurent rarement de cette maladie, quand ils sont d'ailleurs bien constitués.

Infusion céphalique contre les étourdissemens ou menaces d'apoplexie.

Prenez un pot de terre neuf, vernissé, qui contienne plus de deux pintes ; remplissez-le jusqu'aux trois-quarts d'absynthe jeune et bien mûre ; achevez de le remplir de feuilles de petite sauge et de graines de genièvre dans sa maturité ; versez en-suite par-dessus deux pintes de bonne eau-de-vie. Lutez bien exactement le pot avec de la pâte, et laissez macérer à l'ombre pendant six semaines ou deux mois ; passez ensuite la liqueur avec une légère expression, et gardez-la soigneusement dans une bouteille bien bouchée.

On met une cuillerée à café de cette liqueur au fond d'un verre qu'on achève de remplir d'eau commune, en la versant de haut, pour en opérer plus exactement le mélange.

On prend ce remède le matin, à jeun, pendant quinze jours, et on déjeûne une heure après. On en discontinue ensuite l'usage pendant quelque tems pour le reprendre de la même manière.

Remarque. Cette infusion est amère et très-propre à fortifier l'estomac : elle convient donc pour dissiper les étourdissemens qui tiennent au dérangement de la digestion ; mais il serait très-imprudent et même très-dangereux de débuter par ce remède, s'il y avait des signes d'embarras des premières voies ou de pléthore. Il faudrait, dans ces cas-là, commencer par la saignée ou par la purgation : l'infusion ci-dessus conviendrait ensuite pour rendre à l'estomac et à l'intestin leur tonicité naturelle, et pour prévenir les vertiges, avant-coureurs ordinaires des attaques d'apoplexie.

Si le malade en avait été déja frappé, il faudrait prendre, le matin à jeun, une cuillerée à bouche de cette liqueur pure ou sans la mêler avec de l'eau.

CHAPITRE II.

TISANES, HYDROMELS et ÉMULSIONS.

Article premier. — *Des Tisanes.*

Une tisane se compose de racines, de feuilles et de fleurs qu'on fait bouillir ou infuser, suivant les circonstances.

Tisane commune.

Prenez Racine de chiendent, épluchée et concassée, demi-poignée ; ou bien orge mondée, deux onces.

Faites-les bouillir dans quatre livres d'eau commune, que vous
réduirez à trois livres.

Ajoutez, vers la fin :

Réglisse effilée, deux gros.

Passez et donnez à boire par verres la colature légèrement dégourdie.

Remarque. Cette tisane peut servir de boisson ordinaire dans toutes les maladies aiguës ; elle rafraîchit
et favorise l'écoulement des urines, en diminuant
l'éréthisme et la chaleur. Pour la rendre plus rafraîchissante, on y ajoute ordinairement depuis un
scrupule jusqu'à un gros de nitrate de potasse (nitre
purifié).

Les anciens, Hippocrate, Arétée, etc., ne don-
naient que la tisane pendant l'accroissement et la
violence des maladies aiguës : ils ne connaissaient
point les bouillons gras, que tolèrent les modernes
en faveur des individus qui redoutent une diète trop
sévère. On croirait aujourd'hui qu'un malade serait
perdu si on ne lui donnait un bouillon toutes les
quatre heures ; or, le bon sens doit suffire pour
prouver combien ce régime est dangereux ; il surcharge évidemment l'estomac qui ne peut digérer ;
il doit donc irriter l'organisme, et augmenter la
maladie au lieu de la diminuer. Plus on nourrit un
corps impur, dit le père de la médecine, plus on le
détériore. Tout ce qu'on pourrait faire, si l'on re-
doutait trop la diète végétale, ce serait d'accorder
les bouillons de veau, de poulet, de grenouilles ou
de toute autre viande blanche, qui relâchent et
rafraîchissent à-peu-près comme les décoctions des
végétaux amilacés.

Tisane rafraîchissante.

Prenez un citron ordinaire et coupez-le par tranches minces.

Versez dessus une pinte d'eau commune, et ajoutez assez de sucre pour corriger en partie l'acidité.

Transvasez le tout trois ou quatre fois d'un vaisseau dans un autre pour le bien mêler, et donnez cette tisane pour boisson ordinaire.

Remarque. Cette tisane est utile dans toutes les maladies où il y a excès de chaleur, comme dans la fièvre inflammatoire, bilieuse, ardente, putride, etc., sur-tout si c'est en été; mais elle ne convient point dans les inflammations de poitrine, telles que la pleurésie, la péripneumonie, le catarrhe, l'hémoptysie ou crachement de sang, la phthisie : elle ne convient pas non plus dans l'inflammation des voies alimentaires, dans l'esquinancie ou inflammation des amygdales du gosier, dans celle de l'estomac ou des intestins, dans la dyssenterie, dans la néphrite ou inflammation des reins, dans l'hématurie ou pissement de sang, dans les ulcères des reins ou de la vessie ; en un mot, il faut s'en abstenir dans toutes les maladies accompagnées de toux ou de coliques : symptômes que ces acides pourraient augmenter. Les praticiens recommandent aussi de ne pas donner alternativement, dans les maladies aiguës, la tisane acidule ou la limonade et les émulsions, comme cela se fait ordinairement. Il est certain que les acides coagulent les substances laiteuses ou émulsionnées, ce qui peut produire un très-mauvais effet : pour le prévenir, on peut donner ces boissons à différens jours.

Tisane tempérante et apéritive.

Prenez Avoine nettoyée et lavée, deux onces;
    Racine de chicorée sauvage, récente et ratissée, une once et demie.
Faites bouillir le tout dans trois livres d'eau pendant demi-heure,

Ajoutez, sur la fin ;

> Cristal minéral, deux gros ;
> Miel blanc, deux onces.

Laissez encore bouillir le miel pour l'écumer une ou deux fois ; passez ensuite le tout par un linge, et mettez-le dans une cruche où vous le laisserez refroidir.

Cette tisane se prend pendant quinze jours à la dose de deux verres tièdes, le matin, et autant l'après-dîné, pour les personnes fortes et robustes ; et d'un verre le matin et autant l'après-dîné pour les personnes délicates et infirmes.

Remarque. Cette tisane convient aux personnes qui éprouvent de l'ardeur dans le bas-ventre et dans les voies urinaires ; elle relâche l'économie, favorise la sécrétion de l'urine, et prévient quelquefois des fièvres aiguës ou des inflammations de mauvais caractère.

Tisane pectorale adoucissante.

Prenez Racine de guimauve, lavée, demi-once ;

> Graine de lin renfermée dans un nouet, deux gros ;
> Fleurs de tussilage, de mauve, de chacune une pincée ;
> Réglisse, deux gros.

Versez sur le tout deux livres d'eau bouillante ; et après une demi-heure d'infusion, passez la liqueur, et donnez-la pour boisson ordinaire légèrement dégourdie.

Remarque. Cette tisane, par sa qualité adoucissante, convient toutes les fois qu'il est nécessaire de calmer l'irritation de tout le système ou de quelqu'une de ses parties ; elle est donc indiquée dans toutes les phlegmasies ou inflammations de poitrine ; dans la pleurésie, dans la péripneumonie et dans le catarrhe ; elle n'est pas moins utile dans les différentes espèces d'angines ou de maux de gorge ; en un mot, dans les cas de toux sèche, lorsqu'il s'agit de favoriser l'expectoration. Elle convient aussi dans les maladies des voies urinaires, dans la néphrite ou inflammation des reins, dans la cystite ou inflammation de la vessie, dans la blennorrhagie ou catarrhe de l'urètre ; en un mot, dans tous les cas où les voies urinaires sont irritées par la présence d'un calcul, d'un gravier ou par quelqu'autre cause que ce soit. Les malades éprouvent alors des coliques ou douleurs violentes, et une ardeur insupportable en urinant, qui est soulagée par les adoucissans, au nombre desquels on peut mettre la tisane ci-dessus.

Tisane contre la néphrite.

Prenez Racine de chiendent, épluchée et contuse, demi-poignée ;
  Fruits d'alkékenge, demi-douzaine.
Faites bouillir le tout dans trois livres d'eau, que vous réduirez à deux livres ; après quoi, faites infuser dans la liqueur toute chaude :
  Racine de guimauve, lavée, graine de lin, réglisse effilée, de chacune deux gros.
Passez et donnez la colature tiède pour boisson ordinaire.

Remarque. On donne le nom de *néphrite* à l'inflammation des reins : elle est simple ou compliquée de calcul.

La première attaque le plus souvent les individus d'un tempérament pléthorique et sanguin, qui mènent une vie sédentaire et s'adonnent aux excès de la table. Elle peut être encore déterminée par toute sorte de violence ou d'irritation dans la région des reins ou des lombes, telles que le cahottement d'une voiture, la course à cheval longtems continuée, l'usage imprudent de quelque remède âcre, comme de la poudre ou de la teinture de cantharides, la suppression brusque de quelque

maladie fixée sur les voies urinaires, d'une blennorrhagie ou gonorrhée, etc.

Les malades tourmentés de la néphrite ressentent
une douleur fixe dans les reins, avec des élancemens; c'est ce qu'on appelle *colique néphrétique*. Ils
se plaignent aussi de chaleur ardente et de pesanteur
dans la région des lombes : leur urine est supprimée
ou moins abondante qu'à l'ordinaire; quelquefois
claire, d'autres fois muqueuse et entremêlée de sang.
Il se joint à cet état de souffrance une fièvre plus ou
moins aiguë, accompagnée de nausées, de vomissemens, de flatuosités, de refroidissement aux mains
et aux pieds, de constipation, d'ardeur en urinant,
de rétraction du testicule et d'engourdissement de
la cuisse qui répond au côté malade, de douleurs
à l'aine et dans tout le bas-ventre, de sueur, de
défaillances, etc.

Cette maladie suit une marche plus ou moins
rapide, suivant l'âge, le tempérament et les autres
circonstances où se trouve l'individu : elle peut se
terminer par résolution, par suppuration, par induration et par gangrène.

La résolution se manifeste par différentes excrétions, telles que la sueur, un écoulement d'urine
très-abondant, le retour des hémorroïdes ou des
règles chez les femmes.

La suppuration est indiquée par un écoulement
d'urine purulente, dont le dépôt se coagule à la
chaleur; mais quelquefois le pus s'épanche dans le
côlon et sort avec les selles, ou dans le bas-ventre,
et fait périr le malade; d'autrefois il se fait jour
au-dehors par les lombes. Dans tous ces cas la phthisie rénale est à craindre.

L'induration est présumée quand la maladie dure
longtems, et laisse un sentiment de pesanteur dans
la région des lombes.

La gangrène a lieu lorsque les douleurs s'appaisent tout-à-coup, sans cause connue, et que l'urine devient sanieuse, noirâtre et très-fétide ; ce qui est d'un très-mauvais présage.

Le traitement consiste dans l'emploi de tout ce qui peut relâcher et détendre le système. On commence par la saignée du bras, qu'on répète plus ou moins de fois ; on y joint l'application des sangsues aux lombes ou à l'anus, si on le juge nécessaire. On plonge le malade dans des bains tièdes ; on lui fait des fomentations sur le ventre avec des compresses trempées dans une forte décoction de racine de guimauve ou de graine de lin. A l'intérieur on donne tout ce qui est mucilagineux et adoucissant, comme la tisane pectorale ci-dessus, la potion huileuse contre la néphrite, à laquelle on ajoutera demi-once de sirop diacode, si les douleurs sont très-aiguës ; quelques juleps somnifères, des lavemens anodins plusieurs fois le jour. Nous n'avons pas besoin de dire que la diète doit être ici des plus sévères ; on permettra tout au plus une légère eau de veau ou de poulet.

Lorsque les douleurs se sont appaisées, et que l'urine devient plus abondante et plus chargée, on peut substituer à la tisane adoucissante celle que nous venons de décrire, qui est plus propre à favoriser le dégorgement des reins. On peut terminer le traitement par l'un des opiats contre la néphrétique, dont il sera question ci-après.

Pour ce qui est de la néphrite compliquée de calcul, elle attaque le plus communément les individus nés de parens sujets aux affections arthritiques ou calculeuses ; mais lorsqu'un calcul ou un gravier s'est une fois engendré dans les reins ou dans les uretères, la néphrite peut être déterminée par toutes les causes qui produisent l'espèce déjà décrite.

Voici les symptômes qu'on observe alors : une douleur aiguë se fait sentir tout-à-coup dans les lombes ; on éprouve de la difficulté pour uriner et de l'ardeur en urinant. Cette douleur disparaît par intervalles, et se renouvelle par la moindre irritation, dès qu'on se remue ou que les calculs changent de position. L'urine est muqueuse et charrie quelquefois de petits graviers inégaux, raboteux, qui augmentent les douleurs : on dirait que c'est une vrille qui perce le rein ou un lien qui le serre et le comprime. Si le calcul descend dans l'uretère, il excite, par sympathie, des convulsions dans l'estomac, le diaphragme et les muscles abdominaux. L'urine est souvent sanguinolente, et il s'allume quelquefois une fièvre plus ou moins aiguë, accompagnée de nausées, de vomissemens, etc.

La marche de cette maladie est ordinairement chronique : elle peut néanmoins se terminer par résolution ; mais on doit redouter le plus souvent la suppuration, la fonte totale du rein, et la phthisie ou consomption, qui en est la suite inévitable.

Dans le traitement, on n'emploie que de l'eau, qu'on rend adoucissante en y ajoutant quelque mucilage, comme de la racine de guimauve, de la graine de lin, de la gomme arabique ou adragant : l'eau de veau ou de poulet convient dans le même cas. Il faut que le malade s'abstienne de boissons fermentées, et use d'une grande sobriété dans le régime. Si la fièvre qui se déclare est trop violente, on la modère par la saignée ou par l'application des sangsues, qu'on réitère suivant les circonstances.

Nous ne parlons point ici des boissons qu'on a préconisées comme lithontriptiques ou capables de dissoudre les calculs des reins ; on attend encore, et on attendra sans doute longtems, les expériences et les observations propres à confirmer l'efficacité de tels remèdes.

Tisane contre l'ictère ou jaunisse, et contre les maladies de la peau.

Prenez Racine de patience sauvage , mondée et coupée par morceaux , une once et demie.

Faites bouillir dans trois livres d'eau , que vous réduirez à deux livres.

Faites-y infuser :

    Feuilles de chicorée sauvage , demi-poignée ;

    Réglisse effilée , deux gros.

Coulez et ajoutez :

    Sel de Glauber, deux gros.

La dose est de trois ou quatre verres tièdes par jour, entre les repas.

REMARQUE. L'ictère est moins une maladie particulière, qu'un symptôme de plusieurs autres maladies. On l'observe le plus souvent dans les affections aiguës ou chroniques du foie , et sur-tout lorsque les conduits biliaires sont obstrués ; car alors la sécrétion de la bile se trouvant empêchée, ou cette liqueur ne pouvant plus couler dans l'intestin , les matériaux qui la composent refluent dans la masse du sang et répandent une teinte jaunâtre sur la surface du corps. C'est ce qu'on observe encore après certaines affections morales , qui déterminent une constriction spasmodique dans les couloirs de la bile , et en causent l'obstruction passagère.

Les personnes attaquées de l'ictère éprouvent des lassitudes dans tout le corps , des resserremens de poitrine, de la difficulté pour respirer, et de la faiblesse ; le visage devient pâle, le pouls se rallentit, l'urine est brunâtre et épaisse : ce liquide donne une couleur jaune ou de safran au linge qui en est imbibé.

A ces symptômes se joignent un sentiment de douleur ou de pesanteur dans l'hypocondre droit, la constipation, la couleur blanche et cendrée des déjections, une démangeaison universelle, la sécheresse de la peau, qui présente en même tems une teinte jaune, sur-tout dans le blanc des yeux; ce qui fait qu'on croit voir tous les objets teints de la même couleur.

Le traitement doit varier ici suivant la constitution de l'individu. S'il est naturellement pléthorique et sanguin, robuste et vigoureux, on débute par la saignée, qu'on répète s'il y a de la fièvre et beaucoup de chaleur, sans s'embarrasser de la jaunisse. On le met ensuite, pendant quelque tems, à l'usage du bouillon tempérant et apéritif, qui sera décrit ci-après. On le purge doucement dans l'intervalle et vers la fin, avec une des potions cathartiques dont nous donnerons aussi la formule. On passe de-là au petit-lait pendant le même tems, et on en fait prendre une livre en deux verres, un le matin et l'autre dans la soirée. On adoucit cette boisson avec un peu de sucre ou de sirop de violette, et on y fait infuser pendant la nuit un gros de carbonate de fer (safran de mars apéritif), enfermé dans un nouet, et renouvelé après qu'il a servi deux fois. Le malade est encore légèrement purgé au milieu et à la fin du petit-lait; après quoi, s'il n'est pas entièrement guéri, il prendra les eaux minérales ferrugineuses de Passy, de Forges, etc., naturelles ou artificielles.

Pendant ce traitement, le malade prendra souvent des lavemens simples ou émolliens, afin de tenir le ventre libre; car il est ordinairement resserré dans l'ictère.

Lorsque le malade est d'un tempérament lymphatique, on s'abstient de le saigner; on commence alors le traitement par le bouillon apéritif et laxatif, dont on continue l'usage pendant trois semaines ; cependant on a soin de purger légèrement vers le cinquième jour et à la fin, avec l'apozème laxatif déja décrit, qu'on donne en trois verres, dans la matinée, à une heure de distance l'un de l'autre. Après quinze jours de repos, on donne la tisane ci-dessus qui est excellente dans les embarras du foie. On la continue environ trois semaines, et on purge le cinquième jour, ainsi qu'à la fin avec deux gros de l'opiat martial-fondant et apéritif, qui sera indiqué plus bas. Si la guérison n'est pas complète, on l'achevera au moyen des eaux minérales ferrugineuses, ou de quelques cuillorées soit du vin d'absynthe, soit du vin apéritif et laxatif dont nous donnerons la recette plus bas.

Si l'ictérique est d'un tempérament nerveux et très-irritable, s'il a éprouvé de vives affections de l'âme, le traitement doit être plus moral que médical ; car, que feront alors tous les apéritifs et tous les désobstruans, si l'on ne vient à bout de rétablir le calme de l'esprit qui est plus malade que le corps ? La tisane ci-dessus peut produire quelque bien dans ce cas-là ; mais les consolations, et tout ce qui est capable de distraire vaut encore mieux. Il faut y insister plus que sur toute autre chose.

Tisane apéritive.

Prenez Racines de chiendent, épluchées et concassées, demi-poignée ; d'arrête-bœuf, de chardon-rolland, de chacune demi-once.

Faites bouillir le tout dans trois livres d'eau, que vous réduirez à deux livres.

Ajoutez-y, vers la fin :

Réglisse effilée, deux gros.

Coulez, et faites dissoudre dans la colature :

Sulfate de potasse (sel de duobus), un gros.
Pour une boisson ordinaire qu'on prendra légèrement dégourdie, en l'édulcorant avec du sirop des cinq racines.

REMARQUE. Cette tisane convient pour prévenir les maladies du foie, qui tiennent à l'empâtement de ce viscère ; elle irrite légèrement le conduit intestinal, et le débarrasse des matières bilieuses et saburrales qui y séjournent depuis longtems : on peut aussi l'employer avec avantage dans les maladies des reins et de la vessie, causées ou entretenues par des graviers ; mais il faut que la violence des douleurs ou coliques néphrétiques ait été calmée préalablement au moyen des boissons émollientes que nous avons indiquées plus haut. Enfin, cette tisane peut être utile dans l'hydropisie, pour favoriser la résorption et l'excrétion des liquides épanchés dans les cavités splangchniques.

On en continue ordinairement l'usage pendant quinze jours ; mais on a soin de se purger le cinquième jour et en finissant, avec l'opiat martial fondant que nous décrirons plus bas.

Tisane contre l'hémoptysie ou crachement de sang.

Prenez Racine de grande consoude, ratissée et coupée par tranches, une once.
    Riz lavé, deux gros.
Faites bouillir le tout dans quatre livres d'eau, que vous réduirez à trois livres, et sur la fin, ajoutez-y :
    Réglisse effilée, deux gros.
La colature pour boisson ordinaire, en édulcorant avec du sirop de groseille ou de vinaigre.

REMARQUE. L'hémoptysie consiste dans une expectoration ou crachement de sang, qui vient de la trachée artère ou du poumon.
On en distingue trois espèces, suivant qu'elle

dépend d'une irritation locale ; d'une pléthore générale, ou d'une disposition originaire.

1°. Celle qui est l'effet d'une irritation locale,
peut tenir à l'impression de quelque vapeur minérale, à la compression de la poitrine et à la gêne
de la respiration ; aux efforts violens et soutenus
que l'on fait pour chanter, déclamer et jouer des
instrumens à vent, pour porter ou soulever des
fardeaux.

Cette espèce d'hémoptysie s'annonce par un resserrement de poitrine, et par un sentiment de
froid aux extrémités. Le malade se plaint ensuite
de chaleur et de douleur sous le sternum ; il sent
des picottemens dans le fond du gosier, et une
sorte de bouillonnement dans le conduit aérien ;
Enfin, il crache un sang écumeux, rouge et vermeil.

2°. L'hémoptysie par pléthore générale, est assez
ordinaire chez les adultes qui mènent une vie sédentaire et s'adonnent à la bonne chère. Elle peut
succéder aussi à l'amputation d'un membre, à la
cessation ou interruption d'une saignée habituelle,
ou d'une autre hémorragie.

Elle s'annonce et se reconnaît de la même manière
que l'espèce précédente.

3°. L'hémoptysie qui tient à une disposition originaire attaque les adultes qui ont la poitrine mal
conformée, les épaules saillantes, le cou long et
grêle, et qui à un état de maigreur extrême, réunissent une très-grande susceptibilité.

Cette espèce se manifeste par une toux sèche
et incommode. Le malade sent de la chaleur et
de l'irritation dans la poitrine ; il crache du sang
avec des mucosités ; il dépérit à la longue, tombe
dans la fièvre lente, et finit par la consomption.

Ces trois espèces d'hémoptysie peuvent être actives ou passives, suivant qu'elles sont précédées d'une augmentation ou d'une diminution des forces chez l'individu. Delà deux variétés de traitement.

Dans la première, on a recours aux débilitans et aux rafraîchissans. La pléthore et l'irritation extrême exigent de petites saignées et des boissons aiguisées avec des acides végétaux, telles que la tisane ci-dessus, ou avec du nitrate de potasse (sel de nitre). On doit exposer le malade à un courant d'air frais, lui procurer le repos du corps et la tranquillité de l'âme. S'il y a quelqu'hémorragie, supprimée, comme les hémorroïdes, les règles, on tâche de la rappeller.

Dans le second cas, lorsque l'hémoptysie est passive, on ajoute un gros d'acide sulfurique à la tisane ci-dessus, ou bien on y fait dissoudre la même quantité d'alun ; on prescrit une bonne nourriture au malade, on le met à l'usage du cachou, du quinquina, etc.

Pendant l'écoulement du sang, on fait tenir le malade dans une position verticale, on lui recommande le silence absolu, et les autres précautions hygiéniques ci-dessus.

Lorsque l'hémoptysie est arrêtée, on en prévient le retour par l'application des rubéfians sur le dos ou sur d'autres parties du corps ; on provoque des nausées avec l'ipécacuanha ; on saigne le malade de tems en tems, sur-tout s'il est pléthorique ; on lui prescrit un exercice modéré, le séjour de la campagne, etc.

On observera de ne pas faire bouillir longtems la tisane ci-dessus, afin de ne pas la rendre trop gluante, et par là désagréable au goût.

Si l'hémorragie est causée par le dégorgement de quelque vaisseau dans les premières voies ; des praticiens recommandent de supprimer le riz pour lui substituer une demi-poignée de mille-feuille et d'ortie-grièche, plantes qu'on dit avoir la vertu de guérir cette espèce d'hémorragie.

Tisane vulnéraire.

Prenez Vulnéraire suisse, trois pincées.

Versez dessus deux livres d'eau bouillante, et laissez infuser pendant demi-heure dans un vaisseau couvert.

Edulcorez ensuite la colature avec une once de sirop de grande consoude ou de roses sèches.

La dose est d'un verre tiède de trois en trois heures.

Remarque. Cette tisane se donne après les coups, les chutes et les efforts extraordinaires. On l'emploie aussi dans les plaies, les abcès, les ulcères, les fistules récentes et invétérées, tant externes qu'internes, et dans toutes les maladies de la peau.

Comme elle est échauffante, à cause des plantes aromatiques dont elle est composée, elle doit nécessairement augmenter la circulation du sang; c'est même à cette propriété qu'on attribue sa qualité résolutive; on sent donc qu'il serait dangereux d'en faire usage, s'il y avait de la fièvre ou de l'éréthisme dans l'individu.

Cette tisane agit encore très-efficacement dans les bouffissures et les hydropysies naissantes, parce qu'elle provoque abondamment le cours de l'urine. Elle soulage aussi beaucoup ceux qui sont affectés de paralysie, de rhumatisme, de goutte, de gravelle, de flux de sang, de cours de ventre rebelles et invétérés; mais il faut que les malades soient exempts de fièvre, comme nous l'avons déja dit, sans quoi elle serait plus nuisible qu'utile.

Quand on l'emploie pour une chute, ce qui est le cas le plus ordinaire, on y joint une ou deux potions contre les chutes, que nous décrirons ci-dessous.

Tisane sudorifique.

Prenez Bois de genevrier, trois onces ;
  Râpure de bois de gayac, six gros ;
  Sassafras, trois gros ;
  Anis, un gros.

Concassez les bois par petits morceaux, et versez sur le tout huit livres d'eau bouillante, et laissez infuser pendant trente heures sur la cendre chaude, dans un vaisseau exactement fermé avec de la pâte.

Passez ensuite la liqueur refroidie, et gardez-la en un lieu frais dans des bouteilles bien bouchées.

La dose est de deux à trois verres tièdes par jour ; un le matin, une heure avant de se lever, l'autre sur les cinq heures du soir, et le troisième en se couchant.

Remarque. Cette tisane est bonne contre le rhumatisme, la sciatique et en général contre toutes les maladies où il faut débarrasser le corps d'une surabondance de sérosités ; mais il faut avoir soin de ne jamais l'employer quand il y a de la fièvre ou de l'éréthisme. Elle ne convient jamais dans les maladies aiguës qui sont toujours accompagnées d'irritation. Mais on s'en sert avantageusement contre la gale, les dartres, les scrophules ou humeurs froides, et toutes les maladies de peau qui ont pour cause la stagnation de la lymphe. Des praticiens, dans ce dernier cas, se servent d'eau de chaux au lieu d'eau commune, parce qu'elle est dessicative, et y font infuser à froid les bois sudorifiques pendant quatre ou cinq jours ; ensuite ils s'en servent comme nous venons de le prescrire.

Tisane sudorifique et laxative.

Ajoutez à la tisane sudorifique ci-dessus, après vingt-quatre heures d'infusion :

    Séné mondé, une once ;

    Poudre de jalap, un gros ;

    Sulfate de soude (sel de Glauber), demi-once.

Lutez de nouveau le vaisseau, et laissez infuser le tout chaudement pendant douze heures.

Passez ensuite la liqueur refroidie, et gardez-la en un lieu frais dans des bouteilles bien bouchées.

La dose est de deux verres tièdes dans la matinée ; un avant de se lever, comme pour la précédente, et le second, trois heures après ; et si l'on n'est pas fatigué par trop d'évacuation, on peut en prendre un troisième sur les cinq heures du soir.

Remarque. Cette tisane convient lorsqu'il faut porter à la peau ou augmenter la transpiration insensible, et débarrasser en même tems le conduit intestinal. Cette double indication ne peut se rencontrer que chez les personnes d'un tempérament très-lymphatique dont les digestions languissent soit par la foiblesse de l'estomac, soit par l'embarras saburral des premières voies.

Nous répéterons encore comme une règle générale, que les sudorifiques sont nuisibles à certains individus ; tels que ceux qui sont doués d'un tempérament sanguin, bilieux ou nerveux ; ceux qui ont le corps naturellement sec ou desséché par des maladies antérieures, par des excès de débauche, etc. la poitrine faible et délicate, le ventre habituellement constipé, ceux qui suent par trop de faiblesse, principalement la nuit.

On doit encore se garder de faire prendre les sudorifiques aux femmes enceintes, et à celles qui sont sur le point d'avoir leurs règles ou qui les ont actuellement.

Il faut enfin interdire cette sorte de remèdes aux individus qui ont des hémorragies sur-tout actives, des inflammations du bas-ventre, ou de la poitrine, qui sont disposés à la phthisie, ou qui sont déja consumés par la fièvre hectique; à ceux qui ont des douleurs accompagnées d'abcès, d'ulcères et de tumeurs carcinomateuses.

Tisane contre l'apoplexie et la paralysie.

Prenez Racine de raifort sauvage, ratissée et coupée par morceaux, deux onces;
  Semence de moutarde contuse, une once et demie.
Versez sur le tout trois livres d'eau bouillante, et laissez infuser pendant vingt-quatre heures sur la cendre chaude, dans un vaisseau couvert et luté avec de la pâte.
Coulez ensuite la liqueur.
La dose est de deux verres tièdes par jour; un le matin à jeun, et l'autre sur les cinq heures du soir.

REMARQUE. 1°. L'apoplexie consiste dans une profonde sommnolence avec perte du sentiment et du mouvement.

Cette maladie attaque préférablement les personnes qui ont le cou court, une grosse tête, de larges épaules, le visage très-coloré, en un mot, des formes athlétiques. Elle peut être déterminée par un bain très-chaud, par un excès d'intempérance, par une vie trop sédentaire, par des études forcées, par une vive affection de l'âme, par une chute ou un coup sur la tête, par la suppression d'une saignée, d'une hémorragie, d'un cautère, d'un vésicatoire ou de toute autre évacuation habituelle; par une constipation opiniâtre et prolongée, par une affection du cœur, de l'estomac, etc.

L'apoplexie débute avec lenteur ou frappe comme un coup de foudre.

Dans le premier cas, on se plaint de pesanteur à la tête, et on est porté au sommeil ; les fonctions des sens s'exécutent avec plus de lenteur et de difficulté qu'à l'ordinaire ; la langue s'engourdit, et les lèvres sont dans un état de distorsion ; il est difficile, même impossible de mouvoir les membres d'un côté ; on y sent comme un mouvement de fourmis et une espèce de roideur.

Dans le second cas, les fonctions des sens et de l'intellect diminuent tout-à-coup ou sont entièrement abolies. Le malade tombe dans un profond sommeil, avec perte plus ou moins complète du sentiment et du mouvement, soit dans l'une, soit dans l'autre moitié du corps ; la respiration, d'abord peu altérée, devient stertoreuse ou ronflante, le pouls se développe et s'agrandit.

Quand une attaque d'apoplexie est légère, elle peut se terminer par le retour de la santé ; mais il est encore à craindre alors que le malade ne succombe tôt ou tard à la récidive. Quelquefois la moitié du corps reste paralysée ; le plus souvent la mort emporte sa victime.

Le traitement doit varier ici suivant le tempérament de l'individu et la cause qui a déterminé la maladie. Ainsi, l'apoplectique est-il robuste et sanguin, s'est-il mis sous l'influence des causes qui produisent une congestion de sang vers le cerveau, il faut recourir à la saignée, soit du pied, soit de la jugulaire, appliquer des sangsues à l'anus et aux endroits qui avoisinent la tête, tels que le cou, les tempes, la nuque, l'occiput. On applique de l'eau froide, de l'oxycrat, même de la glace sur la tête ; on prescrit des fomentations aux cuisses et aux jambes, des pédiluves tièdes, des synapismes et des vésicatoires sur les mêmes extrémités. On relâche toutes les ligatures, on déshabille même le malade, et on le place de manière que la tête et la poitrine soient plus élevées que le tronc.

On rafraîchit et on renouvelle l'air de l'appartement ; on donne à l'intérieur des boissons acidulées avec le sirop de groseilles ou celui de vinaigre ; on fait prendre l'émétique en lavage à la dose d'un ou deux grains dans deux livres d'eau, ou quelque sel neutre, tel que le sulfate de soude (sel de Glauber), le sulfate de potasse (sel de dnobus), à la dose de deux gros, demi - once, une once, dans la même quantité de liquide que ci-dessus.

Lorsque l'apoplexie attaque une personne d'un tempérament lymphatique, la saignée est moins indiquée. L'observation atteste qu'on retire plus d'avantage des vésicatoires près de la tête, à la nuque, entre les épaules ou aux jambes, des frictions avec un liniment volatil ou ammoniacal sur l'épine du dos, des lavemens irritans avec la décoction de séné, des boissons excitantes, telles que la tisane ci-dessus, l'infusion d'arnica, de sauge, etc.

Si l'individu est excessivement nerveux, et que l'attaque d'apoplexie ait été produite par une cause morale, il ne suffit pas d'employer les vésicatoires ou autres révulsifs ; on doit aussi recommander les anti-spasmodiques, tels que l'eau de fleur d'oranger, l'éther sulfurique, quelques gouttes de laudanum liquide de Sydenham, de teinture de castoréum, d'assa fœtida, etc.

Dans les intervalles des attaques, on doit éviter avec soin toutes les causes qui pourraient les renouveller. La diète bien réglée, un exercice modéré, et d'agréables distractions sont les moyens que l'hygiène indique pour prévenir cette foudroyante maladie.

2°. La paralysie consiste dans un relâchement

plus ou moins marqué des muscles qui servent au mouvement volontaire.

Cette maladie peut être occasionnée par une vresse habituelle, par un coup sur la tête, par une affection morale, comme la surprise ou la terreur, pendant que les règles coulent chez les femmes, par la suppression d'une évacuation habituelle, d'une hémorragie, d'un cautère, d'un moxa, d'un vésicatoire, d'un ulcère.

On peut joindre à ces causes les travaux dans les mines de plomb, l'abus des liqueurs alcoholiques, et des narcotiques, tels que l'opium, les baies de Belladone, etc. ; l'impression brusque d'un air froid, une vie trop inactive, ou l'exercice trop prolongé de certains muscles, une affection de rhumatisme chronique.

Il y a des paralytiques chez lesquels le mouvement volontaire n'est que sensiblement diminué; d'autres chez qui il est entièrement aboli, parce que certains muscles ne peuvent point se contracter.

Tantôt ce n'est qu'un tremblement partiel ou général à cause de la contraction alternative des muscles extenseurs et fléchisseurs d'une partie ou de tout le corps, comme on l'observe chez les vieillards et chez ceux qui sont affectés de la danse de S.-Guy ; tantôt les muscles d'un côté sont dans le relâchement, tandis que leurs antagonistes sont dans un état de contraction permanente ; ce qui produit les positions les plus variées et les plus bizarres dans les parties auxquelles ces muscles donnent le mouvement.

Dans le traitement de cette maladie, il faut avoir égard aux causes qui l'ont déterminée, et au siège qu'elle occupe. Les excitans et les toniques sont les remèdes qu'on a le plus préconisés : à l'intérieur, la décoction et la poudre de valériane, la tisane ci-dessus, l'infusion et la poudre d'arnica, la teinture de musc, le soufre sublimé, les sulfures, les eaux thermales, hydro-sulfureuses ou acidules; à l'extérieur, les frictions sèches ou avec des flanelles imprégnées de vapeurs aromatiques, les bains sulfureux, l'urtication, les rubéfians, tels que la teinture de cantharides, le liniment avec l'huile et l'ammoniaque ou alcali volatil, les douches, les vésicatoires, le moxa.

Tisane contre la rougeole et la petite-vérole.

Prenez Racine de scorsonnère, mondée et coupée par morceaux, une once.
Faites-la bouillir dans trois livres d'eau que vous réduirez à deux.
Faites-y infuser :
     Réglisse, deux gros.
La colature pour boisson

REMARQUE. La *rougeole* est une inflammation de la peau, ainsi appelée parce qu'elle se manifeste par de petits boutons ou taches rouges.

Cette maladie règne ordinairement au printems, en été et en automne; elle est contagieuse et se communique par le contact médiat ou immédiat.

Le début en est marqué par un mouvement de fièvre, accompagné de larmoiement, de coryza et de toux qui continuent jusqu'à la fin de la maladie.

Du troisième au quatrième jour, il paraît sur le corps des taches rouges peu ou point élevées au-dessus de la peau, semblables à des morsures de puces et séparées les unes des autres par des intervalles anguleux. Elles commencent par le visage, d'où elles se répandent sur le cou, sur la poitrine et les membres supérieurs, puis sur le ventre et les membres inférieurs : ces taches durent environ sept jours, et disparaissent ensuite dans le même ordre qu'elles ont paru ; en sorte que la maladie se termine en neuf ou dix jours.

Dans la convalescence, l'épiderme s'enlève par petites écailles ou se réduit en un matière sèche et pulvérulente. Quelquefois la rougeole disparaît tout-à-coup et cause des ravages à l'intérieur ; mais cela n'arrive que lorsque la maladie se complique avec des fièvres de mauvais caractère, telles que la fièvre putride ou la fièvre maligne.

Dans le traitement, on met le malade au régime et à l'usage des boissons délayantes. La tisane ci-dessus peut convenir ; mais elle n'a pas plus d'efficacité que celle de chicorée sauvage ou toute autre. Dans les cas de complication, ayez recours à un médecin éclairé qui doit varier les remèdes suivant les circonstances

2°. La *petite-vérole* est une autre inflammation de la peau qui se manifeste par des boutons semblables à de petits phlegmons.

On en distingue deux espèces, l'une discrète et l'autre confluente. Dans la première les boutons sont séparés et peu nombreux ; dans la seconde, ils sont, au contraire, très-rapprochés et très-multipliés.

On attribue la cause de cette éruption à un virus particulier, qui se communique par le contact médiat ou immédiat et par inoculation.

La petite-vérole discrète débute par un mouvement fébrile, accompagné de phénomènes très - variés, tels que le vomissement, la somnolence et, des mouvemens convulsifs, sur-tout chez les enfans : c'est ce qui constitue la *période fébrile* de la maladie.

Vient ensuite la *période d'éruption*. Du troisième au quatrième jour, il paraît des boutons rouges,

épars ou séparés au visage, au cou, à la poitrine;
aux membres supérieurs, au ventre et aux membres inférieurs. Le sixième ou septième jour, ces boutons s'élèvent, et se convertissent en pustules entourées d'une aréole, dont le sommet se remplit d'un liquide d'abord transparent, puis opaque et blanc; c'est ce qui constitue la *période de suppuration*, durant laquelle la fièvre reparaît et prend le nom de *fièvre secondaire*.

Enfin, dans la *quatrième période*, le dixième ou onzième jour, le pus s'écoule, se dessèche et forme des croûtes qui tombent successivement jusqu'au quatorzième ou quinzième jour, époque où la maladie est terminée.

On peut diviser le traitement en préservatif et en curatif. Dans le premier, on inocule la vaccine de bras à bras, et on prend pour cela le vaccin à l'époque où il est limpide et visqueux, c'est-à-dire, vers le huitième ou neuvième jour après l'inoculation

Le traitement curatif consiste principalement dans le régime. Dans la première période, et lorsque l'éruption a lieu, on met le malade à la diète et à l'usage des boissons délayantes, On permet ensuite un peu de nourriture, mais on devient un peu plus sévère pendant la suppuration; on prescrit quelques bains, et même de légers purgatifs, si cela est nécessaire, vers la dessication.

La petite-vérole confluente diffère de la discrète, 1°. parce que l'éruption à lieu plus tôt, dès le troisième jour, même avant; 2°. parce que les pustules sont rapprochées, pâles, plates, peu élevées, et quelles se remplissent d'une humeur transparente, incolore, brune, noire ou rouge, souvent fétide; 3°. parce que ces pustules, après s'être élargies et confondues, se rompent et forment en se

desséchant, des croûtes qui ne tombent que le ving-
tième ou vingt-cinquième jour ; 4°. Parce que cette
espèce de petite-vérole se complique très-souvent
d'érysipèle au visage, de salivation chez les adultes
et de diarrhée chez les enfans ; 5°. parce que la
fièvre, au lieu de cesser après l'éruption, continue
et s'exaspère même jusqu'à la fin.

Le traitement ici exige beaucoup de prudence :
il faut avoir égard à la gravité des symptômes et
aux différentes complications. C'est le cas d'appeler
un médecin judicieux et versé dans la pratique.

Tisane contre les vers.

Prenez Mercure cru enfermé dans un nouet, quatre onces.

    Racines de fougère mâle, de raifort sauvage, mondées et
      coupées par tranches, de chacune une once.

Faites bouillir le tout dans quatre livres d'eau que vous réduirez
    à trois.

La dose est de quatre verres tièdes dans la journée.

Remarque. Différentes espèces de vers peuvent
s'engendrer dans le conduit alimentaire; savoir, les
ascarides et le ténia, ou ver solitaire.

Les ascarides, en général, ont un corps alongé
et aminci aux deux extrémités, et une tête munie
de trois tubercules.

Il y en a deux espèces : l'ascaride vermiculaire
et l'ascaride lombricoïde. Le premier a le corps
très-grèle et court, de quatre ou cinq lignes tout
au plus, la queue en forme de scie, et la tête munie
de deux vésicules latérales et transparentes, ou de
trois tubercules.

L'ascaride lombricoïde a le corps rond, de quatre
ou six pouces de long, et très-élastique, la queue
obtuse et légèrement courbée, l'anus fendu en
travers, et l'intestin couleur d'orange un peu verte.

Le ténia, en général, a le corps aplati, très-long et articulé, la tête tuberculeuse et placée à l'extrémité la plus mince, munie de quatre suçoirs, avec ou sans crochets rétractiles.

On en distingue aussi deux espèces : le ténia armé et le ténia inerme. Le premier qu'on nomme *ténia cucurbitain* ou *ver solitaire*, a des crochets rétractiles ; le second, ou *ténia large*, a le corps plat, en forme de ruban, blanc ou gris-verdâtre, et la tête sans crochets rétractiles.

Les causes qui favorisent la génération des vers dans le conduit alimentaire sont peu connues. On remarque seulement que les individus d'un tempérament lymphatique et naturellement faibles, y sont plus disposés que les autres.

La présence de ces animalcules donne lieu à des phénomènes ou symptômes généraux qui varient à l'infini. Nous ne décrirons ici que ceux qui peuvent faire connaître chaque espèce de vers en particulier.

Les individus affectés d'ascarides vermiculaires se plaignent d'une irritation sourde ou piquante et d'une démangeaison insupportable au rectum ; ils rendent des ascarides avec les excrémens.

Ceux qui ont des ascarides lombricoïdes éprouvent une démangeaison ou une douleur aiguë dans un ou plusieurs points du conduit alimentaire, et sur-tout vers le nombril ; ils rendent de ces vers par l'anus ou par la bouche.

Quand on est tourmenté du ténia, on éprouve un sentiment de pesanteur et de tournoiement dans le ventre ; il semble que les environs de l'estomac soient piqués, mordus. Le bas-ventre se gonfle et s'affaisse par ondulation. L'appétit est excessif ; il sort une ou plusieurs articulations de ce ver par le vomissement ou avec les matières fécales. Le malade crache continuellement, tombe dans de fréquentes syncopes et maigrit de jour en jour.

Il résulte delà qu'il y a fort peu de signes qui indiquent la présence de vers dans le conduit alimentaire. On ne peut prononcer affirmativement là dessus que lorsqu'on en voit sortir par la bouche ou par le fondement. Tout autre symptôme est équivoque ou douteux, même le prurit des narines, le grincement des dents et la dilatation de la pupille, que beaucoup de gens regardent comme caractéristiques.

Pour empêcher que des vers ne s'engendrent dans le conduit alimentaire, il faut le fortifier. Le bon régime, l'exercice et sur-tout les amers, tels que la rhubarbe, en poudre ou en décoction, sont alors d'excellens préservatifs. On doit donc y avoir recours, sur-tout chez les enfans qui sont naturellement plus lymphatiques et plus faibles que les adultes. D'ailleurs, comme ils sont très-voraces, ils sont sujets à de fréquentes indigestions ; ce qui favorise la naissance des vers.

Quand aux remèdes propres à les détruire ils varient suivant l'espèce de ces animalcules. On combat les ascarides vermiculaires avec des lavemens d'eau de chaux et avec des suppositoires d'ail, de coloquinte, de cévadille, etc., avec des pilules composées de muriate de mercure doux, de soufre et d'aloës.

Les moyens les plus usités contre les ascarides lombricoïdes sont la tisane ci-dessus, ou décoction aqueuse de mercure, par verres ; l'huile de ricin, à la dose d'une à deux onces ; la mousse de Corse et la coraline officinale, soit en poudre, depuis dix-huit grains jusqu'à deux gros, soit en infusion, depuis un jusqu'à cinq gros, pour trois ou six onces d'eau.

Pour faire périr le ténia, on emploie le plus souvent depuis un jusqu'à deux gros de fougère mâle en poudre, ou de cévadille, la poudre d'étain, depuis dix-huit grains jusqu'à une once, l'éther sulfurique, à la dose d'un gros. On peut employer pour cela l'une des trois formules suivantes.

1°. Prenez Fougère mâle en poudre, trois gros.
Trois heures après, donnez le purgatif suivant :
Prenez Muriate de mercure doux, résine de scammonée, de chacun douze grains :
Gomme-gutte, cinq grains ;
Miel, quantité suffisante.

REMARQUE. On peut substituer l'huile de ricin à ce purgatif. On répète alternativement ces moyens jusqu'à ce que le ver soit expulsé.

2°. Prenez Limaille d'étain, une once ;
Miel, quantité suffisante.
Mêlez pour un électuaire.

REMARQUE. On prend ce médicament six jours de suite, et le septième on prend un fort purgatif, comme ci-dessus.

3°. Prenez Ether sulfurique, un gros ;
Eau ou décoction de fougère mâle, trois onces.
Une heure après :
Prenez Huile de ricin, une à deux onces.

REMARQUE. L'éther se donne en même tems par la bouche et en lavement.

Tisane contre les écrouelles.

Prenez Racine de patience sauvage, bien lavée et nettoyée, une once.

Faites bouillir dans trois livres d'eau.

Laissez refroidir, et ajoutez :

Sommités d'ortie blanche, une poignée.

La colature pour boisson pendant un mois.

Remarque. Les écrouelles, scrophules ou humeurs froides, ne sont autre chose qu'un engorgement chronique des glandes lymphatiques.

Cette maladie s'observe particulièrement chez les enfans et chez ceux qui arrivent à l'époque de la puberté. Elle est aussi transmise des pères aux enfans, et les individus chez qui elle est héréditaire ont les lèvres et les ailes du nez gonflées, la peau fine et colorée, les cheveux blonds, les yeux bleus, le ventre gonflé, l'esprit précoce ; ils ressentent de bonne heure du penchant pour l'amour, et sont fréquemment affectés de maladies de la peau et d'affections catarrhales.

Quant aux localités, les écrouelles paraissent être endémiques dans les gorges des montagnes, dans les endroits froids, humides et privés de l'influence des rayons solaires, le long des marais, etc.

Des praticiens les attribuent au lait d'une nourrice enceinte ou affectée de vice scrophuleux, à l'abus de la bouillie dont on nourrit les enfans, au virus vénérien dégénéré, aux affections cutanées mal guéries.

Les écrouelles débutent par le gonflement des glandes du cou, des aisselles et des autres parties du corps. On y observe une dureté irrégulière, mais sans douleur. On remarque alors un mouvement d'excitation générale auquel succède bientôt après un état de faiblesse.

Cependant les tumeurs augmentent de volume et se ramollissent ; on y sent de la fluctuation. La peau qui les recouvre est d'abord luisante, ensuite bleuâtre, rougeâtre et couleur d'azur; elles se convertissent en ulcères dont les bords sont durs, élevés, gonflés, ridés, livides; il en suinte un pus limpide et en grumeaux; longtems après, la cicatrisation s'opère; mais il se manifeste un gonflement analogue dans d'autres glandes.

Enfin, il arrive une époque où les glandes passent à l'état squirrheux; les ulcères deviennent fongueux et les os se carient; alors le fièvre hectique se déclare et consume les individus.

L'observation atteste que cette maladie n'est point contagieuse.

Le traitement en est préservatif ou curatif. Le premier consiste dans l'usage bien dirigé des matériaux de l'hygiène. Qu'un individu, né de parens scrophuleux, habite dans un lieu vaste et exposé au grand air; qu'il évite le froid et l'humidité, sur-tout la malpropreté; qu'il porte des vêtemens chauds; qu'il se nourrisse de substances succulentes et faciles à digérer, telles que le bon pain, la viande rôtie ou grillée, avec de bon vin; qu'il s'exerce en plein air; qu'il s'expose à la chaleur du soleil; qu'il se fasse frotter le corps avec une brosse ou avec de la flanelle imprégnée de vapeurs aromatiques; qu'il recherche la gaîté et la distraction.

Le traitement curatif est fondé sur l'emploi des amers, tels que la gentiane, la rhubarbe, le quinquina. On vante aussi les préparations martiales, l'eau où l'on met des cloux rouillés; le carbonate de soude ou de potasse, l'ammoniaque et ses préparations, le muriate de baryte; la digitale pourprée, etc. Mais ces remèdes, ainsi que beaucoup d'autres, ne doivent être prescrits que par un médecin instruit et voué à la pratique.

Avant de terminer ce qui a rapport aux écrouelles, nous donnerons la formule d'un élixir qu'on emploie avec succès de nos jours. Il est connu sous le nom d'*élixir amer de Peyrilhe.*

Prenez Carbonate de potasse, ou alcali fixe végétal, depuis un gros et demi jusqu'à quatre gros
Gentiane jaune concassée une once.
Faites digérer ou infuser pendant vingt-quatre heures dans deux livres d'eau-de-vie commune.
La dose est d'une ou deux cuillerées à café pour la première enfance, et de trois cuillerées à bouche passé l'âge de dix ans.

REMARQUE. Si la fièvre survient, on suspend l'usage de ce remède, pour le recommencer après le retour du calme. Il ne convient point lorsque les écrouelles dégénèrent en phthisie.

ARTICLE II. — *Des Hydromels.*

On donne le nom d'*hydromel* à une espèce de boisson composée d'eau et de miel qu'on fait bouillir ensemble dans une certaine proportion. On le divise en simple et en composé. Le simple est celui dont nous venons de parler, où il n'entre que le miel et l'eau ; le composé est celui où l'on fait entrer quelques autres ingrédiens.

Hydromel simple.

Prenez Eau commune, deux livres.
Faites-la bouillir, et ajoutez-y :
Miel blanc, une once et demie.
Ecumez le tout deux fois, puis passez par un linge.
La colature pour boisson ordinaire.

REMARQUE. Cet hydromel est très-adoucissant. Il convient dans toutes les maladies de la poitrine, sur-tout au commencement, lorsque la toux est très-importune.

(73)

Hydromel composé.

Prenez Racine d'aunée coupée par morceaux , une demi-once.
Faites bouillir dans trois livres d'eau que vous réduirez à deux.
Ajoutez sur la fin :
> Feuilles d'hysope , de lierre terrestre , de chacune une
> pincée ;
> Miel blanc , une once et demie.

Faites bouillir le tout quelques momens pour écumer le miel
une ou deux fois, et retirez du feu.
La colature pour boisson.

Remarque. Cet hydromel convient à la fin des
catarrhes ou rhumes de poitrine. Comme il est
légèrement tonique, il favorise l'expectoration, et
contribue à rétablir le ton de la membrane muqueuse qui tapisse les bronches. Par la même raison, il est utile à la fin des maladies des voies
urinaires, dans le catarrhe chronique de la vessie
et, en général, lorsque l'urine coule avec difficulté
à cause d'un excès de relâchement ou d'atonie.

Hydromel contre la phthisie pulmonaire.

Prenez Fleurs et sommités bien nettes et récentes de bétoine, de
millepertuis, de bouillon-blanc, de véronique mâle,
de chacune une demi-pincée, ou une pincée si l'on
ne prend que de deux espèces.
Faites infuser le tout dans deux livres d'eau chaude, pendant
demi-heure, à vaisseau bien fermé.
Ajoutez-y ensuite :
> Miel de Narbonne, ou miel blanc, une once et demie.

La colature tiède pour boisson.

Remarque. Cet hydromel convient dans la phthisie pulmonaire, lorsque les crachats sont purulens.
Il favorise doucement l'expectoration, s'oppose à
la résoption du pus, et modère les progrès de la
fièvre hectique qui consume le malade.

Article III. — *Des Emulsions.*

L'émulsion n'est autre chose qu'une huile fixe suspendue dans l'eau à l'aide de l'albumine végétale.

On la prépare avec les semences émulsives, telles que les amandes, les semences de citrouille, et sur-tout de melon, de concombre, de courge; les graines de lin, les pistaches, les pignons, etc.

Si l'on veut une émulsion blanche, on se sert d'amandes douces, et de pistaches si elle doit être verte.

On choisit ces semences bien entières et sans rancidité; on les pèle en les plongeant pendant quelque tems dans de l'eau chaude; ensuite on les pile dans un mortier de marbre où l'on verse de l'eau successivement, pour en faire une pâte qu'on délaie dans la moitié de l'eau qui doit servir à l'émulsion; on passe cette liqueur à l'étamine blanche, et on pile le résidu avec l'autre portion d'eau; on passe de nouveau avec expression, et on mêle les deux liqueurs.

Emulsion commune.

Prenez des quatre semences froides majeures: courge, citrouille, concombre et melon, de chacune un gros;
    Amandes douces pelées, demi-douzaine.
Pilez le tout dans un mortier de marbre, en y versant, peu-à-peu, deux livres de décoction d'orge mondée.
Passez ensuite par un linge blanc, et ajoutez à la colature :
    Syrop de violette, ou de guimauve, ou de nénuphar, une once.
La liqueur tiède en boisson, par verres.

Remarque. Cette émulsion est rafraîchissante; elle convient donc toutes les fois qu'il y a excès de chaleur dans le corps, comme dans la fièvre inflammatoire, dans la fièvre ardente, dans les veilles opiniâtres, dans l'inflammation des organes urinaires, dans les dyssenteries et les diarrhées qui proviennent de trop d'irritation.

Emulsion contre la phthisie.

Prenez Semences de courge, de citrouille, de concombre et de melon, un gros et demi ;
    Amandes douces pelées dans de l'eau chaude, N°. 2.
Pilez le tout dans un mortier de marbre, en y versant doucement un grand verre d'eau où l'on aura infusé :
    Fleurs de véronique mâle, une pincée ;
    — de lierre terrestre, ou de tussilage, demi-pincée.
Coulez ensuite la liqueur et l'édulcorez avec une demi-once de sirop de violette ou de guimauve, pour une dose à prendre le matin à jeun, et qu'on peut répéter le soir en se couchant.

REMARQUE. Cette émulsion est utile aux phthisiques tourmentés de la chaleur de la fièvre hectique, et en proie à la suppuration. Elle peut même remplacer le lait lorsqu'il se digère mal ; d'ailleurs, elle a un grand avantage sur cette dernière liqueur, c'est de s'aigrir plus difficilement dans les voies alimentaires.

Emulsion narcotique.

Prenez Semences de courge, de concombre, de citrouille, et de melon, de chacune un demi-gros ;
    Amandes douces pelées dans l'eau chaude, N°. 4.
Pilez le tout dans un mortier de marbre, en y versant peu-à peu un grand verre d'eau commune.
Coulez la liqueur, et ajoutez-y ensuite :
    Sirop diacode, demi-once ou six gros ; ou laudanum liquide de Sydenham, douze à quinze gouttes.
Pour une dose à prendre à l'heure du sommeil.

Remarque. Cette émulsion convient dans tous les cas d'insomnie, d'inquiétude, d'agitation et de violente douleur. Elle est en même tems rafraîchissante et calmante.

Emulsion purgative agréable.

Prenez Amandes douces pelées dans l'eau chaude, N°. 4 ;
 Semences de courge, de citrouille, de concombre et de melon, de chacune un gros.
Pilez le tout dans un mortier de marbre, en y versant peu-à-peu un grand verre d'eau chaude où l'on aura fait fondre deux onces de manne.
Passez ensuite par un linge blanc, et ajoutez-y :
 Poudre de Comte, un scrupule ;
 Eau de fleurs d'oranger, une cuillerée ou deux gros.
Pour une dose à prendre le matin à jeun, et un bouillon deux heures après.

Remarque. Cette émulsion convient aux malades qui ont une répugnance invincible pour les médecines ordinaires ou qui sont sujets à les rejeter. Elle est agréable, d'abord, parce qu'elle plaît au goût, en second lieu, parce qu'elle purge doucement et sans tranchées. On peut augmenter ou diminuer la poudre de Comte de quelques grains, suivant la force et l'âge du malade.

Nous observerons que les émulsions préparées avec l'eau froide chargent quelquefois trop l'estomac ; on se sert alors d'eau bouillante et le malade les prend un peu tièdes ; on peut ajouter aussi dans la même vue un scrupule de carbonate calcaire, qu'on nomme vulgairement *yeux d'écrevisse.*

CHAPITRE III.

BOUILLONS ET VINS MÉDICAMENTEUX.

ARTICLE PREMIER. — *Des Bouillons médicamenteux.*

LE bouillon médicamenteux est une espèce d'apozème ou de décoction à laquelle on ajoute des viandes blanches, telles que celles de veau, de poulet, de grenouilles, etc., qui sont extrêmement gélatineuses.

Bouillon ou Eau de veau.

Prenez Rouelle de veau, une livre, ou la moitié d'un poulet.
Faites bouillir dans six livres d'eau, et réduisez à la moitié ou aux deux tiers.
Passez ensuite par un linge.
La colature pour boisson ordinaire.

REMARQUE. Ce bouillon rafraîchit, relâche, adoucit. Il convient donc, 1°. dans la première période ou au commencement des maladies aiguës, lorsqu'il y a excès de chaleur, de ton et d'irritation; 2°. Pour préparer les individus échauffés et resserrés, à la purgation. Quelques pintes d'eau de veau prises pendant trois ou quatre jours, relâchent alors le conduit intestinal, et rendent la matière qu'on veut en expulser plus mobile ou plus facile à évacuer.

Bouillon rafraîchissant.

Prenez Rouelle de veau, demi-livre.

Faites-la cuire dans trois livres d'eau que vous réduirez à deux.

Ajoutez, la dernière demi-heure :

> Feuilles de pourpier, de bourrache, de poirée, de chacune une demi-poignée ; et une laitue coupée en quatre.

Passez ensuite le tout par un linge avec une légère expression, et partagez-le en deux doses à prendre dans la journée, l'une le matin, à jeun, et l'autre sur les cinq heures du soir.

REMARQUE. Ce bouillon humecte et rafraîchit comme le précédent. Il convient dans les mêmes cas, et en général dans toutes les indispositions où il faut combattre la chaleur et la sécheresse. Nous observerons seulement qu'il ne faut pas le continuer longtems, parce qu'il affadit l'estomac et nuit aux digestions. Il faut donc le cesser dès qu'il n'est plus nécessaire, sauf à le reprendre dans un autre tems.

Bouillon pectoral et adoucissant.

Prenez un Mou de veau ;

> Petits navets, une douzaine ;
> Feuilles de bourrache, de buglose, de chicorée sauvage frisée, de chacune une poignée.

Faites bouillir le tout dans six livres d'eau que vous réduirez à quatre bouillons.

Coulez la liqueur, et partagez-la en quatre doses à prendre en deux jours, une le matin à jeun, et l'autre sur les cinq heures du soir, en continuant pendant quinze jours.

REMARQUE. Ce bouillon, par sa vertu adoucissante, appaise la toux. Il convient donc dans toutes les maladies de poitrine, sur-tout dans la phthisie et dans tous les cas où les poumons sont fatigués par l'ardeur et la toux.

Nous observerons qu'en été il faut avoir la précaution de renouveler chaque jour ce bouillon, de crainte qu'il ne tourne à l'aigre à cause de la chaleur.

Dans aucun cas, pour le préparer, on ne coupera le mou de veau par morceaux, comme cela se fait ordinairement, et on laissera tomber hors du pot la trachée artère, qu'on nomme vulgairement *le cornet*. On laissera ainsi dégorger les matières épaisses et gluantes qui remplissent le mou de veau, et on obtiendra un bouillon clair et de bon goût; au lieu que, sans cette précaution, il eût été épais et désagréable.

Bouillon tempérant et apéritif.

Prenez Rouelle de veau, demi-livre;
> Racines d'oseille, de fraisier, de pissenlit, de chicorée sauvage, lavées, ratissées et coupées par morceaux, de chacune une demi-once.

Faites-les bouillir dans trois livres d'eau que vous réduirez à deux bouillons.

Ajoutez, la dernière demi-heure :
> Feuilles de bourrache, de buglose, de chicorée sauvage, d'aigremoine, de chacune demi-poignée.

Passez ensuite par un linge avec légère expression, et partagez en deux bouillons à prendre pendant un mois, un le matin à jeun, et l'autre sur les cinq heures du soir.

On fera fondre dans chaque bouillon un gros de sulfate de soude (sel de Glauber).

REMARQUE. Les vertus de ce bouillon sont presque les mêmes que celles des précédens. Il en diffère seulement en ce qu'il est légèrement purgatif. Il convient dans les cas où il faut rafraîchir et débarrasser le conduit intestinal de quelque matière saburrale. Les individus d'un tempérament bilieux, habituellement constipés, qui éprouvent des ardeurs d'entrailles avec un commencement de jaunisse, peuvent en retirer de grands avantages. Ils doivent le prendre deux fois l'an, au printems et à l'automne, pendant trois semaines ou un mois, ayant soin de se purger quelques jours après l'avoir commencé et en le finissant.

Bouillon rafraîchissant et laxatif.

Prenez Collet de mouton, une demi-livre;
> Racines de chicorée sauvage, de patience sauvage, d'aunée, de polypode de chêne, ratissées et concassées, de chacune une once.

Faites bouillir le tout dans trois livres d'eau que vous réduirez à deux bouillons.

Ajoutez, la dernière demi-heure :
> Feuilles d'aigremoine, de chicorée sauvage, de bourrache, de chacune demi-poignée.

Coulez avec une légère expression, et partagez en deux doses à prendre une le matin à jeun, et l'autre sur les cinq heures du soir.

On fera fondre dans chacune un gros de sulfate de soude (sel de Glauber), et on ajoutera en outre, à celle du soir, vingt-cinq grains de tartrate de potasse et de fer (tartre martial soluble).

On continuera ces bouillons pendant quinze jours, et on aura soin de se purger quelques jours après les avoir commencés, et en les finissant.

Remarque. Ce bouillon convient aux individus d'un tempérament lymphatique chez lesquels les digestions viennent à languir, à cause de l'atonie de l'estomac et du conduit intestinal. Comme il est composé de plantes amères, il a la propriété d'entretenir dans les premières voies le ton qui leur est nécessaire ; il les débarrasse aussi des mucosités et autres matières qui les surchargent et en gênent les fonctions.

Pour éviter toute méprise dangereuse dans l'emploi

de ce bouillon, nous ferons observer que les individus lymphatiques auxquels il est utile, se reconnaissent à la blancheur et à la finesse de la peau, à la mollesse et au relâchement de toute l'économie; en un mot, à une surabondance de tissu cellulaire qui semble tenir de la bouffissure. Ce tempérament diffère beaucoup du bilieux qui est plus sec, du sanguin qui est plus ferme, et du nerveux qui est plus irritable et plus mobile.

Bouillon contre l'hémoptysie.

Prenez la Moitie d'un mou de veau ;
> Une cuillerée de riz ;
> Racine de grande consoude ratisése, une once ;
> Feuilles d'ortie grièche, de plantain, de chacune une poignée.

Faites bouillir le tout dans trois livres d'eau que vous réduirez à deux bouillons, dont l'un sera pris le matin à jeun, et l'autre sur les cinq heures du soir.

Remarque. Ce bouillon a la même vertu que la tisane contre l'hémoptysie dont nous avons donné la formule ci-dessus.

Bouillon contre la gale, les dartres, et autres maladies de la peau.

Prenez Racines de patience sauvage et de grande bardane, lavées et coupées par tranches, de chacune une once.

Faites-les bouillir avec demi-livre de rouelle de veau dans trois livres d'eau que vous réduirez à deux bouillons.

Ajoutez, la dernière demi-heure :
> Cerfeuil, sommités de houblon, de chacun une poignée;
> Fumeterre, cresson de fontaine, de chacun une demi-poignée.

Passez ensuite le tout par un linge, avec une légère expression, et partagez-le en deux doses à prendre une le matin à jeun, et l'autre sur les cinq heures du soir, faisant fondre dans chacune un gros de sulfate de soude (sel de Glauber).

Remarque. *A.* La gale est une maladie contagieuse qui se propage par un contact immédiat ou médiat, dans lequel un insecte qu'on nomme *ciron* de la gale se communique d'un individu à l'autre.

Cette maladie se manifeste par des boutons séparés ou réunis qui s'élèvent d'abord sur le dos de la main, dans l'interstice des doigts et aux jointures, mais peu sur le tronc et les membres. Ces boutons se changent ensuite en pustules accompagnées d'une ardeur ou d'un prurit incommode, sur-tout le soir et pendant la nuit. Enfin, il s'en écoule une humeur dont le desséchement forme des croûtes plus ou moins étendues.

La gale se développe quelquefois spontanément ou d'elle-même chez les enfans, ou chez les femmes à l'âge critique, et chez les vieillards qui négligent la propreté. Elle est aussi l'effet d'une mauvaise nourriture, ou d'une crise qui a lieu par la peau à la suite de quelque maladie.

On connaît divers moyens de traiter la gale. Tels sont l'onguent de soufre, l'onguent mercuriel citrin, le soufre mêlé avec le muriate d'ammoniaque ou avec le muriate de mercure doux, des lotions avec l'huile de dentelaire, et tout récemment les bains sulfureux et le liniment savonneux hydro-sulfuré. Lorsque la gale est ancienne, on commence ce traitement par un ou plusieurs purgatifs, même par une saignée et des bains, si le sujet est pléthorique et sanguin ; on donne le bouillon ci-dessus qui a la propriété de porter à la peau, et on termine par les purgatifs et les bains.

Pour la gale spontanée, on prescrit les bains et le régime végétal ; on met le malade à l'usage d'une tisane avec la racine de bardane, de salsepareille ou de patience sauvage.

Voici maintenant la manière d'employer les divers topiques contre la gale.

1°. Si l'on se sert de l'onguent citrin , on en prend chaque jour deux gros, en frictions, qu'on continue pendant une semaine ; et après cinq à six jours de repos, on recommence de deux jours l'un , s'il est nécessaire.

2°. On peut employer de la même manière un liniment avec les fleurs de soufre et le beurre frais, ou quelque pommade odorante qui corrige la mauvaise odeur du soufre.

3°. On compose encore une pommade avec les racines de patience et d'aunée en poudre , qu'on mêle avec le saindoux et avec un peu de fleurs de soufre.

4°. Des praticiens distingués ont eu du succès avec une pommade composée de deux onces de beurre bien frais , une once de carbonate de plomb (céruse) et demi-gros de muriate suroxigéné de mercure (sublimé corrosif). On s'en frotte trois jours de suite, le soir, et on recommence deux ou trois jours après , s'il est nécessaire ; on a soin alors de tenir couverts les endroits frottés , et de ne point porter cette pommade à la bouche.

5°. Dans les départemens méridionaux, on se frotte avec l'huile de dentelaire qu'on prépare en faisant cuire cette racine dans l'huile d'olives , et en ramassant le marc qui se dépose après une forte expression.

B. On ne croit pas, en général, que les dartres soient contagieuses. Elles paraissent tenir à une disposition héréditaire , et à une sensibilité excessive de la peau. On en attribue aussi la cause à de mauvais alimens, à la malpropreté et à des passions tristes ; elles peuvent être encore la suite des écrouelles , du scorbut, de la maladie vénérienne , de la suppression de quelque évacuation habituelle , même de la goutte : on les observe le plus fréquemment en été et dans les pays chauds.

Cette maladie se présente sous quatre formes différentes, comme de granulation miliaire, de pustules croûteuses, d'écailles et d'ulcères rongeans.

La première espèce ou la dartre miliaire voyage dans différentes régions du corps où elle paraît et disparaît tour-à-tour. Ce sont de petites vésicules remplies de sérosité , accompagnées de démangeaisons et entourées d'un petit bord rouge , qui se dessèchent et tombent en petites écailles , pour se reproduire dans le même ordre.

Dans la seconde espèce , qui est la dartre croûteuse , il s'élève sur la peau des pustules qui suppurent, forment des croûtes plus ou moins épaisses, et dont la chute laisse la peau saine ou ulcérée.

La troisième espèce, ou l'écailleuse, offre des écailles blanchâtres plus ou moins étendues , peu élevées au-dessus de la peau, qui tombent d'elles-mêmes et laissent la peau rouge , sèche , mais sans excoriation.

La quatrième espèce ou la dartre rongeante , ulcère la peau dans des portions plus ou moins étendues , et y produit peu de douleur ou une chaleur vive et brûlante ; la couleur en est rouge, le bord enflammé et couvert d'écailles ou de pustules.

Dans le traitement , il faut prendre garde de supprimer les dartres d'une manière subite ; on doit toujours tâcher d'en combattre les causes occasionnelles , si on les connaît, comme le vice scrophuleux , le vice scorbutique , le virus vénérien ; changer les mauvais alimens , bannir la malpropreté.

En général , commencez par établir un régime convenable ; que le malade soit envoyé , s'il est possible , à la campagne , où il respirera un air pur ; qu'il y prenne une nourriture adoucissante ; point de salaisons ni d'épiceries ; point de vin, ni de liqueurs spiritueuses, ni de café, etc.; qu'il boive abondamment, au moins une pinte par jour, d'une infusion de scabieuse des bois et de sommités de houblon coupée avec du lait.

Le malade est-il pléthorique et sanguin, on le saigne, et on le purge deux jours après. Les bains domestiques tièdes conviennent dans le même cas. On prescrit le bouillon ci-dessus, qu'on peut convertir en apozème en ôtant la viande, et qu'on fait continuer pendant trois semaines ou un mois.

Ensuite on met le malade à l'usage d'une poudre composée de demi-once de sulfure d'antimoine et de deux gros d'oxide de mercure noir (éthiops minéral). La dose est d'un demi-gros deux fois par jour, tous les deux jours pour un adulte, buvant par-dessus un verre d'eau de squine, dont on donne quatre verres les jours d'intervalle. On prépare cette eau en faisant bouillir deux gros de squine dans deux livres d'eau qu'on réduit d'un tiers.

Au lieu de la poudre ci-dessus, on peut encore employer la suivante, qu'on compose avec trois gros de carbonate calcaire (yeux d'écrevisses en poudre), demi-gros de sulfure d'antimoine, un scrupule de fleurs de soufre, et huit grains d'oxide d'antimoine hydro-sulfuré orangé (soufre doré d'antimoine). On partage le tout en sept prises, dont on prend une chaque jour, pendant une quinzaine, buvant aussi par-dessus un verre d'eau de squine ou de décoction de racine de bardane.

Lorsque les dartres commencent à se dissiper, on donne aux malades le lait d'ânesse ou de vache, coupé avec une eau d'orge légère, et si le lait ne passe pas, on y supplée par des bouillons de veau, ou de poulet, ou de grenouilles, qu'on continue durant un mois.

Le topique qu'on applique sur les dartres varie suivant leur degré d'irritation et d'ancienneté, suivant leur espèce et leur cause. Les dartres farineuses cèdent à l'eau-sel, ou au blanc d'œuf dissous dans du vinaigre. Si les dartres sont anciennes, on commence par faire tomber les croûtes en les humectant avec de la crème, ou en y appliquant des feuilles de poirée enduites de beurre frais. On lave ensuite la partie avec une décoction un peu forte d'absynthe ou d'aristoloche, et on y applique un topique composé de trois parties de pulpe de racine de patience et d'une de fleurs de soufre mêlées ensemble et triturées avec un peu de beurre frais. On conseille aussi l'onguent de céruse, ou une pommade faite avec une once de blanc rhasis, dans laquelle on incorpore un gros de muriate de mercure doux.

Il y a des dartres qu'il est dangereux de guérir, telles sont celles des valétudinaires, celles des femmes grosses ou affectées de fleurs blanches, celles des hémorroïdaires, etc. Dans ces cas-là, si l'on traite la maladie cutanée, il est nécessaire d'établir un cautère ou un vésicatoire dans les environs, et de l'y entretenir un ou deux mois.

Nous terminerons ce que nous avions à dire sur la gale et les dartres, en indiquant les deux méthodes proposées par M. Jadelot contre ces deux maladies.

La première consiste dans l'usage de bains entiers sulfureux chauds, d'une heure, à la température de 29 degrés du thermomètre de Réaumur. On les prépare en faisant dissoudre du sulfure de potasse concret (foie de soufre) dans la proportion de 30 grains par pinte d'eau de rivière, c'est-à-dire, de 4 à 5 onces, pour un bain ordinaire contenant cent cinquante pintes d'eau.

Huit de ces bains suffisent, sans aucun autre médicament, pour la guérison de la gale ; en sorte que la durée moyenne du traitement est de huit jours à un bain par jour, et de quatre seulement à un bain matin et soir

Quelquefois deux ou trois bains suffisent pour completter la guérison.

Ce procédé est efficace contre la gale, et même contre quelques espèces de dartres. ; cela est constant par les expériences répétées de M. Jadelot et de plusieurs autres praticiens. On a encore ici l'avantage de l'économie ; car le sulfure de potasse ne coute qu'un franc cinquante centimes à-peu-près par livre. Enfin, ce procédé, loin de nuire à la santé, paraît, au contraire, l'améliorer ; il augmente l'appétit et les forces.

On doit néanmoins administrer ces bains avec quelques précautions. Il faut en modifier quelquefois la température, la durée, l'étendue et la fréquence ; la dose de sulfure de potasse doit être aussi proportionnée à l'état particulier des individus ; enfin, ce procédé doit être rejeté, quand la constitution du malade s'oppose à l'emploi des bains chauds. Cette exception doit être déterminée par un médecin instruit.

Au reste, on peut substituer au sulfure de potasse, le sulfure de chaux et le sulfure de soude qui agissent à-peu-près de la même manière, et permettent de varier le traitement suivant les circonstances.

Le second procédé consiste dans l'usage d'un liniment savonneux hydro-sulfuré, qu'on prépare de la manière suivante :

Prenez Sulfure de potasse, six onces ;
    Savon blanc du commerce, deux livres ;
    Huile de pavot, quatre livres ;
    Huile volatile de thym, deux gros.

Pilez le sulfure de potasse dans un mortier de fer légèrement chauffé ; passez-le de suite au tamis, et enfermez-le dans un flacon bien sec et bien bouché.

Ou bien faites dissoudre le sulfure de potasse dans le tiers de son poids d'eau que vous ajoutez douze heures avant de composer le liniment.

Râpez le savon et faites-le fondre au bain-marie, dans une marmite de terre, en l'agitant avec un pilon de bois ; ajoutez-y la moitié de l'huile de pavot, peu-à-peu, en triturant, et laissant la marmite dans le bain-marie.

Mettez ensuite dans un mortier de marbre, le sulfure de potasse pulvérisé, ou dissous dans le tiers de son poids d'eau ; ajoutez-y peu-à-peu le mélange d'huile et de savon qui était dans la marmite, en commençant par une très-petite portion de mélange avec laquelle on triture fortement le sulfure de potasse. Continuez de triturer jusqu'à ce qu'il ne reste plus de grumeaux de savon ; mêlez ensuite la dernière moitié de l'huile de pavot et l'huile volatile de thim.

On peut préparer douze livres de ce liniment à-la-fois. On doit le conserver dans un vaisseau fermé. La couleur en est verdâtre, et blanchit par le contact de l'air. La consistance en est à-peu-près la même que celle du cérat. L'odeur de gaz hydrogène sulfuré y est détruite par celle de l'huile volatile qu'on y ajoute pour cela.

Dans cette composition, le savon amygdalin et l'huile d'amandes peuvent être substitués au savon du commerce et à l'huile de pavot. Alors on pulpe le mélange. Ce liniment amygdalin hydro-sulfuré est encore plus doux pour la peau, que le précédent.

La dose est d'une once environ, qu'on étend légèrement, deux fois le jour, en se levant et en se couchant, sur les différentes parties du corps, spécialement sur celles où il y a des boutons de gale.

Remarque. Ce liniment ne gâte point le linge, il le rend, au contraire, plus facile à blanchir.

Mais quelques simples et efficaces que paraissent les procédés de M. le docteur Jadelot, ils le sont encore moins que celui qui est employé par M. le docteur Galès à l'hospice du Nord et dans un établissement particulier, rue Saint-Médéric, à l'hôtel

Jabac. Ce dernier procédé consiste à appliquer le soufre en vapeur sur la peau des galeux ou des dartreux. Pour cela, on les enferme dans une baignoire, excepté la tête qui est entièrement isolée au moyen d'un capuchon ou bonnet de cuir ; ensuite on y dirige la vapeur du soufre, qui se répand sur toute la surface du corps et y excite une abondante sueur. Ces sortes de bains sulfureux guérissent les dartres les plus invétérées et les plus rebelles ; comme on peut s'en assurer par les procès-verbaux des commissaires qui ont été chargés d'en faire le rapport.

ARTICLE II. — *Des Vins médicamenteux.*

Le vin peut devenir excipient de médicamens variés, et prend alors le nom de *vin médicamenteux.*

Vin d'aunée.

Prenez Racines récentes d'aunée, ratissées et coupées, deux onces.
Faites-les macérer à froid pendant quinze jours, dans deux livres de bon vin rouge, à vaisseau bien fermé.
La dose est d'une ou deux cuillerées après le repas, pendant quelques tems.

REMARQUE. Ce vin donne du ton à l'estomac et favorise la digestion. Mais, avant de l'administrer, il faut s'assurer que ce viscère est faible, et a par conséquent besoin d'être fortifié ; car il deviendrait nuisible, ou pour le moins inutile, si on l'employait dans le cas d'embarras des premières voies. Ce sont alors les évacuans, les émétiques et les purgatifs qui conviennent, et non les toniques. Ce vin serait incontestablement dangereux, si le défaut d'appétit et l'indigestion provenaient d'une irritation ou d'un commencement de phlogose dans la membrane muqueuse de l'estomac ; il faudrait renoncer alors aux stomachiques qui sont tous plus ou moins âcres et chauds, pour recourir aux délayans, tels que la dissolution de gomme adragant acidulée avec l'acide de citron, à l'eau d'orge, aux bouillons tempérans, etc.

Il y a des signes auxquels les praticiens exercés peuvent reconnaître si l'estomac pèche par relâchement ou défaut de ton, ou bien par excès d'irritation, comme dans le commencement d'une gastrite.

En général, quand l'urine est claire et abondante, incolore, même un peu trouble, avec un sédiment blanchâtre, et qu'outre cela il n'y a ni fièvre, ni chaleur, ni soif, c'est un signe que l'estomac est relâché, ou froid et paresseux, comme on le dit vulgairement : c'est alors le cas de donner le vin ci-dessus.

Si, au contraire, l'urine est trouble, rougeâtre et peu abondante ; si outre cela l'individu se plaint de gonflement d'estomac avec chaleur, soif et élévation du pouls, c'est un signe que cet organe est irrité. Il faut alors s'abstenir de tout médicament échauffant, de crainte d'aigrir le mal. Cette sorte d'indigestion exige les plus grands ménagemens.

Vin d'absinthe.

Prenez Feuilles d'absynthe, mondées et séchées à l'ombre, une poignée.

Versez dessus deux livres de bon vin blanc, et laissez macérer à froid pendant vingt-quatre heures, dans un vaisseau bien fermé.

Passez ensuite le vin, et gardez-le pour l'usage.

La dose est d'un verre le matin, à jeun, pendant une quinzaine de jours.

RemarQue. Ce vin a les mêmes vertus que le précédent. Il convient donc dans les mêmes circonstances, c'est-à-dire, toutes les fois qu'il y a défaut de ton et non excès de chaleur dans l'estomac ; il est vermifuge ou contraire aux vers, comme tous les médicamens qui ont de l'amertume. Il est utile aux personnes d'un tempérament lymphatique, qui ont peu d'énergie dans la fibre musculaire. Il est au contraire dangereux, même nuisible aux individus d'un tempérament sanguin, bilieux et nerveux. Les grands mangeurs qui usent continuellement de vins et d'élixirs ou liqueurs stomachiques, sous prétexte de favoriser la digestion, se donnent une mort prématurée. La membrane muqueuse de leur estomac, irritée sans cesse, soit par les alimens dont il est gorgé, soit par les échauffans dont ils se servent pour en augmenter le ton, finit par se flogoser, de là des gastrites ou inflammations d'estomac, qui deviennent promptement mortelles, quand elles sont aiguës, et qui ne sont pas moins dangereuses quand elles passent à l'état chronique.

Vin diurétique, ou scillitique.

Prenez un oignon de scille, qui pèse deux livres environ ; ôtez-en la peau avec un couteau de bois, d'argent ou d'ivoire, et non d'acier ; enfermez-le dans de la pâte, et après l'avoir mis au four neuf ou dix heures, retirez-le et ôtez-en la croûte ; mettez-le ensuite dans une cruche ou coquemar contenant six livres, dont l'entrée soit fort large ; versez dessus quatre livres de bon vin blanc ; fermez la cruche avec un tour de pâte ; laissez infuser pendant douze heures sur la cendre chaude ; retirez après cela l'oignon pour l'exprimer fortement dans un linge, par-dessus le vin, que vous conserverez pour l'usage dans des bouteilles bien bouchées.

On prend de ce vin quatre fois le jour ; savoir : deux cuillerées à bouche le matin, à jeun, et trois heures après deux autres cuillerées ; trois heures après une seule cuillerée ; enfin une dernière cuillerée après le même intervalle, et entre chaque prise un bouillon. On peut manger le soir un potage, mais avec peu de bouillon. Si l'on mange dans la journée, on doit mettre une distance de trois heures entre le repas et le remède.

Remarque. Ce vin est puissamment diurétique ; ou excite fortement la sécrétion de l'urine. Il convient donc dans toutes les hydropisies. Il est encore utile comme excitant dans les anciens catarrhes, lorsqu'il s'agit de réveiller le ton des poumons et de favoriser l'expectoration. Mais on doit s'en abstenir toutes les fois qu'il y a quelque lésion organique dans les viscères ; par exemple, lorsqu'ils sont ulcérés ou squirrheux, à plus forte raison, lorsqu'ils sont enflammés. Les préparations de scille, en général, supposent qu'il y a atonie ou relâchement dans l'économie animale.

Vin purgatif.

Prenez Racines d'iris commun, d'aunée, ratissées et coupées par tranches, de chacune une once ;
— de chardon-rolland, d'arrête-bœuf, de chacune demi-once ;
Séné mondé, six gros ;
Poudre de jalap, deux gros ;
Cannelle, un gros.
Versez dessus trois livres de bon vin blanc, et faites macérer le tout à froid pendant huit jours, dans un vaisseau fermé.
La dose est de deux verres le matin à jeun, à une heure de distance l'un de l'autre, et un potage après le second verre.

Remarque. Ce vin produit des selles abondantes et fortifie en même tems les viscères. Il peut donc convenir dans l'hydropisie qui tient au relâchement de l'économie animale. Mais il serait très-dangereux et même nuisible dans celle qui dépendrait de quelque lésion organique des viscères. Pour en obtenir de bons effets, lorsqu'il est indiqué, il faut le continuer quelque tems, suivant les forces du malade et l'abondance des évacuations.

Vin laxatif.

Prenez Séné mondé, demi-livre;
> Racines de polypode de chêne, de garance, de chacune deux onces;
> Feuilles de scolopendre, quatre poignées;
> — de petite absynthe, deux poignées;
> Ecorce ou pelure de citron, une once.

Enfermez le tout dans un sachet de toile claire que vous mettrez dans un baril contenant dix ou douze pintes; remplissez ce baril de moût ou de suc exprimé de raisins blancs bien mûrs, que vous laisserez bouillir. Bouchez-le ensuite, en laissant infuser le vin pendant deux mois. Tirez le vin après ce tems, et gardez-le au frais dans des bouteilles bien bouchées.

La dose est d'un verre froid le matin à jeun, continué pendant quelque tems; et s'il purge trop, on n'en prendra que de deux jours l'un.

REMARQUE. Ce vin convient dans l'embarras muqueux des intestins, dans les engorgemens du foie, de la rate, du mésentère, du pancréas; ces affections se reconnaissent aux lassitudes spontanées et à la faiblesse qu'éprouvent les malades. Le visage est pâle et bouffi, sur-tout le matin quand on se lève; les pieds sont quelquefois enflés le soir. L'appétit se perd, les digestions languissent; les urines sont décolorées, les selles glaireuses; on respire avec peine, on sent des palpitations de cœur. Le vin ci-dessus est doublement utile alors, parce qu'il évacue la matière saburrale qui obstrue le conduit intestinal, et parce qu'il rend aux viscères leur tonicité naturelle. Toutefois il est bon d'en faire précéder l'usage par quelque tisane ou apozème délayant, afin de rendre la matière plus mobile ou plus facile à évacuer.

Comme ce vin est tonique, il doit nécessairement échauffer à la longue. On doit donc s'en abstenir lorsque les sujets sont naturellement secs, bilieux, qu'ils ont la poitrine faible et délicate, en un mot, toutes les fois qu'on craint d'irriter l'économie, comme dans le cas de lésion organique des viscères.

Quand le malade a fait usage de ce vin, il peut terminer le traitement par quelques bouteilles d'eaux minérales naturelles ou artificielles.

Vin emménagogue, ou pour exciter les règles.

Prenez Feuilles de romarin, de pouliot, de chacune deux poignées;
    —   de sabine, demi-poignée;
    Safran gatinois, borax, de chacun deux gros;
    Limaille de fer crue, une once.
Mettez le tout macérer à froid pendant huit jours dans douze livres de bon vin rouge.
Passez ensuite le vin, que vous garderez pour l'usage.
La dose est d'un grand verre froid le matin à jeun pendant neuf jours; ce qu'on recommencera après quelques jours d'intervalle, s'il n'a pas fait son effet la première fois.

REMARQUE. Les règles sont une évacuation de sang qui commence chez les filles à l'époque de la puberté, vers l'âge de douze à quatorze ans; elle revient ensuite périodiquement tous les mois, excepté le tems de la grossesse; enfin, elle cesse avec la fécondité, vers l'âge de quarante à cinquante ans.

Cette évacuation est naturelle aux femmes et par conséquent nécessaire à leur santé : la preuve, c'est qu'en général, si elle n'a pas lieu chez les jeunes filles qui deviennent pubères, ou si elle se supprime chez les femmes qui en éprouvaient déja les retours périodiques, il en résulte une foule innombrable de maux.

La rétention et la suppression des règles peuvent arriver dans des circonstances très-variées, même opposées. La femme pléthorique ou sanguine y est aussi sujette que la femme épuisée, que la femme nerveuse ou lymphatique.

L'impression brusque du froid, par exemple, quand la femme a l'imprudence de tremper ses pieds ou ses mains dans l'eau froide pendant l'écoulement des règles, une faute commise dans le régime, dans les vêtemens, une affection morale, peuvent empêcher, supprimer ou retarder cette évacuation naturelle.

Delà peuvent résulter aussi des maladies innombrables, telles que des fièvres de tous les ordres et de tous les genres; des inflammations, des hémorragies supplémentaires, par le nez, les yeux, les oreilles, etc.; des maladies nerveuses, telles que la mélancolie, l'hystérie; des maladies organiques de la matrice ou des autres viscères, etc.

On remarque sur-tout que les jeunes filles dont les règles ne paraissent point à l'époque fixée par la nature, sont sujettes à la chlorose ou pâles couleurs. Cette maladie est ainsi appelée, parce que le visage devient bouffi, pâle, verdâtre; le corps est paresseux et indolent. Il y a de la gêne dans la respiration, de l'oppression dans la poitrine. On éprouve des douleurs à la tête, au cou, aux aisselles, aux lombes. L'appétit et le goût se dépravent; l'urine est épaisse, trouble, rouge, noirâtre. La fièvre se déclare avec des frissonnemens, du dégoût et de fréquentes envies de vomir.

C'est au médecin à bien examiner les causes de la rétention et de la suppression des règles et à bien apprécier les maux qui en découlent. Qu'il s'assure si la jeune fille qui éprouve du retard dans la menstruation, n'est pas imperforée, ou si la femme qui se plaint de suppression de règles aux époques ordinaires n'est pas enceinte. Il faut ici de la prudence et de la circonspection pour éviter l'erreur et souvent les pièges que l'astuce et la mauvaise foi tendent à la probité du médecin.

Quant au traitement de la suppression des règles, il doit varier suivant les causes qui l'ont déterminée et suivant les maux qui en résultent. Il faut s'en rapporter alors à un médecin instruit et versé dans la pratique. Nous ne pouvons donner ici que des préceptes généraux, parce qu'il est impossible de passer en revue tous les cas particuliers. On devine facilement ce qu'il faut faire pour remédier à l'imperforation chez les jeunes filles pubères ; on sait aussi que la femme pléthorique et sanguine dont les règles se sont supprimées recouvre sa santé par la saignée générale ou l'application des sangsues aux environs de la matrice ; que celle qui s'est exposée à l'impression du froid peut trouver sa guérison dans les pédiluves tièdes ou dans les fumigations dirigées vers la vulve ; enfin, que la suppression des règles, qui est l'effet de l'atonie ou de la faiblesse, réclame les toniques, tels que le vin ci-dessus, le vin d'absynthe, les infusions de safran, les tablettes martiales, etc. Mais encore une fois, il faut recourir à un médecin éclairé pour régler l'administration de ces remèdes ; il ne suffit pas qu'une femme ou qu'une fille soit chlorotique ou affectée de pâles couleurs pour aller de suite la mettre à l'usage des ferrugineux et autres excitans ; ces moyens, ainsi que beaucoup d'autres, ne sont utiles et salutaires, qu'autant qu'ils sont employés à propos. Il y a des jeunes filles que les médicamens pharmaceutiques rendent plus malades, et à qui les voyages, la dissipation, le travail, et quelquefois le mariage rendent la fraîcheur, l'embonpoint et la gaîté qu'elles avaient perdus à cause d'un chagrin, d'une contradiction, d'un amour malheureux, etc.; il ne faut donc pas que le premier venu s'avise de leur administrer, en pareil cas, la formule ci-dessus, ni toute autre qu'il trouvera dans les livres de médecine, pour guérir la chlorose ou pâles couleurs.

Vin de genièvre contre les embarras des voies urinaires.

Prenez un baril de telle grandeur qu'il vous plaira.

Mettez-y autant de baies de genièvre bien mûres que si vous vouliez faire un râpé.

Achevez de le remplir de bon vin blanc, et laissez infuser le tout jusqu'à ce que le vin soit bien clair.

On en prend alors un ou deux verres le matin à jeun, à demi-heure l'un de l'autre, ou bien en déjeûnant.

On peut préparer encore ce vin d'une autre manière. On prend pour cela une bonne pincée de graines de genièvre que l'on concasse et qu'on fait infuser pendant la nuit dans un bon verre de vin blanc. On coule l'infusion le lendemain pour une dose à prendre à jeun.

REMARQUE. Ce vin est diurétique, ou excite l'écoulement de l'urine et chasse quelquefois les graviers et les glaires qui embarrassent les reins, les uretères et la vessie. Cependant, ce ne serait pas là une raison de l'employer dans la néphrite calculeuse, ni, à plus forte raison, dans la néphrite aiguë; car, s'il y avait de l'inflammation dans les organes urinaires ou dans les autres viscères abdominaux, ce vin, qui est tonique et échauffant, augmenterait infailliblement les symptômes de la maladie. On ne doit donc le donner qu'aux personnes d'un tempérament lymphatique, chez lesquelles toute l'économie, et principalement l'estomac et les voies urinaires sont dans un état d'atonie et de relâchement. Alors ce vin ranime l'énergie vitale, rétablit la digestion et les sécrétions, et prévient quelquefois cet état de cachexie ou de mauvaise disposition qui précède ordinairement l'hydropisie.

Vin astringent contre les hernies.

Prenez Racines de sceau de Salomon, lavées et coupées par tranches, six gros.

Faites-les infuser pendant vingt-quatre heures dans demi-livre de vin blanc.

Coulez ensuite l'infusion pour la faire prendre en deux ou trois petits verres dans le courant de la journée, pendant trois semaines ou un mois.

On pile aussi les racines qu'on a fait infuser, et on les applique chaque jour, en cataplasme, sur la hernie, après l'avoir réduite, en soutenant le tout de quelques tours de bande.

REMARQUE. Ce remède, qui est fort simple, a été beaucoup plus vanté qu'il ne mérite pour les hernies des enfans et même pour celles des adultes. Il est vraisemblable qu'on se sera fait illusion et qu'on aura attribué à ce vin des guérisons qui n'étaient dues qu'à la nature. En effet, à mesure que l'enfant grandit, l'intestin se développe, et devient plus gros, tandis que l'anneau inguinal ou toute autre ouverture qui lui a livré passage dans l'enfance se rétrécit et offre plus de résistance; d'où il résulte que si on a la précaution de contenir la hernie pendant quelque tems au moyen d'un bandage, la guérison s'opère d'elle-même.

Cependant, comme le remède ci-dessus est de toute innocuité, rien ne s'oppose à son usage. Il en est de même de la décoction de turquette et de croisette, qu'on prépare en faisant bouillir une petite poignée de ces plantes dans deux livres d'eau, jusqu'à réduction de la moitié, et à laquelle on ajoute un peu de sucre. On applique aussi la plante

pilée en cataplasme , et on continue quelque
tems.

Dans certains endroits, on se servait encore pour
cette incommodité de la graine de thalictron dont
on mettait plein un dé à coudre dans la bouillie
des enfans. Mais ce remède n'a pas plus de vertu
que les précédens.

Vin anti-scorbutique.

Prenez Racines de raifort sauvage , douze onces ;
       —   de bardane , six onces ;
      Feuilles de cochléaria , de cresson de fontaine , de béca-
      bunga , de fumeterre , de chacune deux poignées.
Lavez bien les herbes et les racines, et après les avoir laissé
égoutter, écrasez-les et réduisez-les en pâte dans un mortier.
Pilez en même tems cinq onces de graine de moutarde ;
mettez le tout dans une cucurbite bien étamée, ou mieux
encore dans un grand vaisseau de grès avec quatorze pintes
de bon vin blanc bien mûr ; ajoutez trente gros de muriate
d'ammoniaque (sel ammoniac) bien pulvérisé. Bouchez ensuite le vaisseau avec sept à huit feuilles de papier brouillard,
que vous recouvrez d'un parchemin mouillé, attaché autour,
et mettez-le au bain-marie, à un feu de digestion, où vous
laissez infuser ces drogues pendant douze heures au moins,
ayant soin de remuer le vaisseau de tems en tems. Ensuite,
le vaisseau étant refroidi, passez la liqueur avec une forte
expression, et enfermez-la pour l'usage, dans des bouteilles
bien bouchées. On peut la conserver pendant deux mois.
La dose de ce remède, pour les adultes, est de deux ou trois
verres par jour, chacun de quatre onces ; le premier, le
matin dans le lit, où l'on reste deux heures sans rien prendre ;
le second, cinq ou six heures après le dîné ; et le troisième,
deux heures après le soupé. On continue ainsi jusqu'à l'entière guérison, en observant un bon régime, et en buvant
à l'ordinaire une tisane faite avec deux gros de squine coupée
par tranches, qu'on fait bouillir pendant une demi-heure
dans quatre livres d'eau de rivière. On peut y mêler un
peu de vin aux repas.
La dose de ce vin est moindre pour les enfans et les jeunes
personnes. On la proportionne à l'âge, au tempérament,
et aux forces des malades. On la continue ordinairement

six semaines; et pendant son usage, on se purge tous les quinze jours avec l'opiat martial fondant, dont il sera parlé ci-après. On doit même commencer par là.

REMARQUE. Ce vin convient dans les cas où nous avons conseillé l'apozème anti-scorbutique. Il y a néanmoins des précautions à prendre, quand on veut en faire usage.

1°. Comme ce vin est fort échauffant, on le suspend de tems en tems pour lui substituer dans les intervalles quelque bouillon rafraîchissant, tel que celui de veau ou de poulet, etc. L'apozème anti-scorbutique est moins actif que le vin; il mérite donc la préférence toutes les fois qu'on craint de trop échauffer le malade.

2°. Le vin ni l'apozème ne conviennent point aux scorbutiques naturellement bilieux, secs, sur-tout lorsqu'ils toussent, qu'ils ressentent des douleurs à la poitrine, et qu'ils sont attaqués ou seulement menacés de la fièvre lente. Il faut calmer tous ces accidens par l'usage du lait et des adoucissans, avant d'administrer aucun remède actif ou échauffant.

3°. On doit suspendre ou modérer l'usage de ce vin lorsqu'il purge; ce qui arrive quelquefois.

4°. La prudence exige qu'on renonce à ce vin lorsque les scorbutiques sont affectés de diarrhée colliquative ou d'hémorragie intestinale. Ces accidens tiennent pour l'ordinaire à l'ulcération des intestins qui s'aggraverait par l'usage d'un irritant quelconque; l'opiat martial fondant et purgatif ne convient pas davantage alors; et s'il est nécessaire d'évacuer les premières voies, il faut employer quelqu'autre purgatif plus doux.

Quant aux enfans atteints de scorbut, on ne doit les purger qu'avec du sirop de pommes ou de rhubarbe composé. Lorsqu'ils sont plus avancés en âge, on peut leur donner quelques cuillerées d'infusion de séné ou de rhubarbe, avec la manne ou quelque sirop purgatif.

CHAPITRE IV.

LAVEMENS et SUPPOSITOIRES.

ARTICLE PREMIER. — *Des Lavemens.*

Lavement commun ou émollient.

Prenez Son lavé, feuilles de mauve, de chacun une poignée.
Faites bouillir le tout dans une suffisante quantité d'eau que vous réduirez à une demi-livre.
Ajoutez à la colature :
    Huile d'olive, deux cuillerées, ou miel violat, deux onces.
Pour un lavement.

Lavement émollient et rafraîchissant.

Prenez Décoction émolliente ci-dessus, une livre.
    Ajoutez-y :
    Crystal minéral, un gros.
Pour un lavement.

REMARQUE. Les deux lavemens ci-dessus peuvent être administrés dans toutes les maladies aiguës, où il s'agit de rafraîchir ou de tempérer la chaleur du bas-ventre ou du gros intestin.

On doit faire observer que, pour retenir un lavement, il faut se tenir couché sur le côté droit, et se coucher sur le côté gauche, quand on se dispose à le rendre.

Lavement laxatif.

Prenez Décoction émolliente ci-dessus, une livre.
Dissolvez-y lénitif, une once, ou miel mercurial, deux onces.
Pour un lavement.

REMARQUE. Ce lavement convient pour évacuer d'une manière douce les matières durcies dont le gros intestin est embarrassé. On donne donc ce lavement au début des maladies aiguës, et on passe ensuite aux lavemens communs et rafraîchissans, pour calmer la chaleur et l'éréthisme.

Lavement pour les grandes constipations.

Prenez Huile d'olive, une livre.
Pour un lavement.

Lavement purgatif commun.

Prenez Séné, deux gros.
Faites-les bouillir dans trois livres d'eau que vous réduirez à une livre.
Coulez la liqueur, et dissolvez-y :
    Lénitif, une once.
Pour un lavement.

REMARQUE. Ce lavement évacue très-bien les matières qui surchargent le gros intestin. Il est donc préférable au lavement émollient ou laxatif, toutes les fois que le malade est sans fièvre et qu'il y a seulement embarras intestinal.

Lavement purgatif contre les affections soporeuses, telles que l'apoplexie, etc.

Prenez Séné, trois gros.
Faites-les bouillir dans trois livres d'eau que vous réduirez à un
      peu moins d'une livre.
Coulez la liqueur, et ajoutez-y :
      Électuaire diaphénic, une once ;
      Vin émétique trouble, trois onces.
Pour un lavement.

REMARQUE. Ce lavement est utile dans l'opoplexie, la léthargie et autres affections soporeuses, pour deux raisons : la première, c'est qu'en évacuant les matières contenues dans le conduit intestinal, il diminue la pression mécanique qu'elles exerçaient sur les vaisseaux du bas-ventre, et prévient le refoulement du sang vers le cerveau ; la seconde, c'est qu'en stimulant l'intestin, il soutire une partie de l'irritation fixée sur le cerveau et empêche cet organe d'être comprimé par l'accumulation des fluides.

On conçoit donc quel avantage on doit retirer de ce lavement dans les affections comateuses qui tiennent à une indigestion ou à un embarras des premières voies. Il convient sur-tout dans l'apoplexie séreuse et même dans l'apoplexie sanguine après la saignée.

Lavement fébrifuge.

Prenez Bon quinquina pulvérisé, six gros, ou une once.
Faites-les infuser pendant trois heures dans une livre d'eau
      bouillante.
Passez ensuite le tout par un linge, et en remplissez une se-
      ringue, laissant assez de place pour y ajouter :
      Sirop diacode, demi-once.
Pour un lavement.

Remarque. Ce lavement peut être utile dans les fièvres intermittentes, lorsqu'il est impossible de faire prendre le quinquina par la bouche ; administrée de la sorte, cette substance fébrifuge ne cause aucune irritation, même pendant la grossesse. On doit donner le lavement sur la fin de l'accès, et le réitérer une ou deux fois dans l'intermission si elle est grande. Le malade en continuera ainsi l'usage jusqu'à la cessation de la fièvre, en observant de le garder le plus longtems possible.

La dose du quinquina ne sera que d'un gros, et celle du sirop diacode de demi-gros pour les enfans à la mamelle ; elle sera de deux gros avec un gros de sirop diacode, depuis l'âge de quatre ans jusqu'à dix ; de trois gros avec deux gros de sirop diacode, depuis dix jusqu'à vingt ans ; enfin de demi-once, six gros, une once, avec demi-once de sirop d'iacode, depuis vingt jusqu'à soixante ans. Cette dernière dose convient même aux femmes grosses. De tous les accidens qui peuvent accompagner la fièvre, il n'y a que les hémorroïdes et la tension douloureuse du bas-ventre qui puissent exclure l'usage de ce lavement.

Lavement anodin ou calmant.

Prenez Feuilles de bouillon-blanc, une poignée ;
    Graines de lin, deux pincées.
Versez dessus une livre d'eau bouillante, et laissez reposer le tout jusqu'à ce que l'infusion soit tiède.
Passez ensuite, et ajoutez un jaune d'œuf délayé dans un peu d'eau chaude.
Pour un lavement à donner en deux fois.

Autre.

Prenez Bouillon de tripes, une livre.
Pour un lavement à donner en deux fois.

Remarque. Ces deux lavemens conviennent pour appaiser les douleurs intestinales, comme dans la dyssenterie accompagnée de violens ténesmes, dans l'entérite ou inflammation des intestins, dans la péritonite ou inflammation du péritoine ; enfin, dans les coliques ou tranchées douleureuses. Quand les douleurs sont atroces ou très-vives, on fait bien de faire bouillir une tête de pavot blanc, concassée, dans un peu d'eau et d'en ajouter la colature au lavement. Il faut observer encore qu'on ne doit donner que des demi-lavemens dans ces maladies, afin que le malade puisse les garder plus longtems ; car il est essentiel qu'ils séjournent un quart d'heure et même plus s'il est possible dans l'intestin. Il faut aussi qu'ils soient seulement tièdes et plus froids que chauds.

Quand l'introduction de la canule cause trop de douleur aux malades, on peut l'enduire de beurre, pour la rendre plus glissante et plus douce. On doit aussi, quand ils ne peuvent retenir les lavemens, entourer la canule d'étoupes qu'on poussera vers le fondement avec la main, pour tenir ainsi le fondement fermé le plus longtems possible.

Lavement carminatif contre la colique venteuse.

Prenez Sommités de camomille romaine, de mélilot, de chacune une poignée ;
— d'anis, une pincée.
Faites bouillir le tout dans trois livres de bouillon de tripes, que vous réduirez à une livre.
Coulez pour un lavement.

Remarque. La colique venteuse dépend de vents accumulés dans l'estomac ou dans les intestins. Elle est causée par l'usage d'alimens ou de boissons qui contiennent beaucoup d'air, comme les graines légumineuses, le vin doux, la bière.

Cette incommodité produit des douleurs quelquefois fixes, plus souvent vagues, qui forment des espèces de poches en différens endroits. Ces douleurs sont mêmes vives, quand elles ont leur siège dans le gros intestin, et plus aiguës quand elles résident dans l'intestin grêle ; elles sont accompagnées de malaise, de bâillemens et de nausées ; le ventre est tendu, mais mou et sans dureté; il n'y a point de fièvre.

On distingue cette espèce de colique, tant par les gargouillemens et les borborygmes qui se font entendre dans le ventre, que par le soulagement que le malade éprouve en rendant des vents par haut et par bas.

Le traitement diffère suivant que les vents sont dans l'intestin ou dans l'estomac. Dans le premier cas, les remèdes les plus surs sont les lavemens d'abord émolliens, ensuite carminatifs, comme celui dont nous avons donné la formule, enfin purgatifs avec le lénitif ou le catholicum double. A l'intérieur, on prescrit une boisson adoucissante, telle que l'eau de poulet, en y entremêlant quelques cuillerées d'une potion carminative.

Si les vents résident dans l'estomac, on commence par les boissons adoucissantes qu'on rend bientôt après toniques, en y ajoutant de l'eau de cannelle simple, et quelques pincées d'anis ou de coriandre. Si cela ne suffit pas, on aura recours à une ou deux cuillerées d'élixir de Garus, ou de celui de propriété. En même tems on appliquera sur l'estomac des linges chauds ou des fomentations émollientes un peu chaudes.

Pour se préserver de la colique venteuse, on doit éviter les alimens flatulens, se bien couvrir l'estomac et boire un peu de vin pur. Il est utile aussi d'entretenir la liberté des premières voies dont les flatuosités sont souvent produites par l'amas des matières qui y séjournent trop longtems.

Lavement contre la colique néphrétique.

Prenez Bouillon de tripes , une livre.
Ajoutez-y :
      Térébenthine dissoute exactement dans un jaune d'œuf,
      une once ;
      Nitrate de potasse fondu , ou cristal minéral, un gros.
Pour un lavement.

REMARQUE. Ce lavement est en même temps diurétique et laxatif. Il convient donc pour vider l'intestin et pour dégager les voies urinaires. Mais il faut ne le donner qu'avec précaution. Si le sujet est pléthorique et sanguin, on doit le saigner et le mettre à l'usage de quelques boissons adoucissantes. La térébenthine doit être aussi divisée exactement par le jaune d'œuf, afin que les parties résineuses ne s'attachent point à l'intestin et n'y attirent point d'inflammation.

Lavement contre les coliques violentes et opiniâtres.

Prenez Bon vin rouge , huile de noix, de chacun six onces.
Faites chauffer le vin, et ajoutez ensuite l'huile.
Pour un lavement qu'on peut répéter suivant le besoin.

REMARQUE. Ce lavement est en même tems tonique et anodin. Il convient donc toutes les fois qu'il est nécessaire de fortifier l'intestin et d'en calmer les douleurs. C'est ce qui arrive dans certaines coliques venteuses qui résistent aux carminatifs et même aux anti-spasmodiques donnés seuls. Mais il faut aussi qu'on n'ait point à craindre l'inflammation; car ce lavement pourrait la déterminer pour peu que l'individu y fût déja disposé.

Lavement contre la colique des peintres.

Prenez Feuilles de mauve, une poignée ;
    Graine de lin, deux pincées ;
    Feuilles de séné, pulpe de coloquinte, de chacune deux gros.
Faites bouillir le tout dans trois livres d'eau commune, que vous réduirez à moitié.
Ajoutez à la colature :
    Electuaire diaphénic, six gros,
    Eau bénite laxative, demi-once ;
    Miel mercurial, deux onces.
Pour un lavement.

Remarque. La colique des peintres ou colique de plomb attaque ordinairement les personnes habituées à manier les différens oxides et sels de plomb, tels que les peintres en bâtimens, les plombiers, les faïenciers, les fondeurs, les potiers d'étain, les lapidaires, les vitriers, les cartiers, les mineurs, etc. Cette maladie peut être aussi produite par l'usage de vins sophistiqués avec des sels de plomb, par celui d'une eau ou d'un mets qui a séjourné dans des vaisseaux de plomb et au contact de l'air ; par l'habitation dans des appartemens nouvellement peints.

Quand on est atteint de cette espèce de colique, on éprouve une douleur sourde et peu durable dans l'abdomen ; les déjections alvines sont difficiles et douloureuses ; la constipation devient ensuite des plus opiniâtres ; on ressent des tranchées vers l'ombilic ; le ventre se resserre en dedans, mais il n'est point douloureux au toucher ; le malade est tourmenté de nausées, de vomissemens ; l'urine sort avec difficulté ou se supprime ; différentes parties du corps, sur-tout les membres supérieurs sont affectés de douleurs vagues, de paralysie, de tremblement, de convulsions ; le pouls est dur et lent, la respiration peu ou point gênée.

Cette maladie cède pour l'ordinaire à un traitement méthodique dans l'espace de sept à huit jours ; quelquefois l'amaigrissement arrive, et la fièvre lente achève de consumer l'individu.

Une longue expérience a constaté l'efficacité de la méthode curative employée contre cette maladie à l'hôpital de la Charité de Paris. Nous allons la transcrire ici, telle qu'elle est mise en usage jour par jour.

1°. Le jour que le malade arrive, on lui donne le purgatif suivant :

Prenez Séné, demi-once ;
    Eau, quantité suffisante.
Faites bouillir séparément, passez et ajoutez :
    Sulfate de soude (sel de Glauber), demi-once.
    Vin antimonié, quatre onces.

Dans la journée, on donne la boisson suivante :

Prenez Casse en bâton concassée, une livre ;
    Eau, deux livres.
Faites bouillir, passez et dissolvez :
    Sulfate de soude (sel de Glauber), une once ;
    Tartrate de potasse antimonié, trois grains.
Quelquefois on y ajoute :
    Sirop de nerprun, une once.

Le soir, on administre le lavement suivant :

Prenez Huile de noix, six onces ;
    Vin rouge, douze onces.
On donne à l'intérieur un gros et demi de thériaque où l'on incorpore, suivant le besoin, un grain et demi d'opium.

2°. Le second jour, au matin, on fait prendre :

> Tartrate de potasse antimonié, six grains ;
> Eau tiède, huit onces.

En deux fois.

Après le vomissement, on donne la boisson suivante :

Prenez Gayac, squine, salsepareille, de chacun un gros ;
> Eau, six livres.

Faites bouillir pendant une heure, et réduisez à quatre livres. Ajoutez :

> Sassafras, une once ;
> Réglisse, demi-once.

Laissez infuser et passez.

Le soir, le lavement d'huile et de vin, et la thériaque.

3°. Le troisième jour, l'eau de casse, sans tartrate de potasse antimonié, le lavement purgatif et la tisane sudorifique de gayac composée.

Le soir, le lavement avec l'huile et le vin, et la thériaque.

4°. Le quatrième jour, le purgatif suivant :

Prenez Séné, deux gros ;
> Eau, huit onces.

Réduisez à six onces ; passez et ajoutez :

> Sulfate de soude (sel de Glauber), demi-once ;
> Jalap, un gros ;
> Sirop de nerprun, une once.

Pour boisson, la tisane de gayac composée.

Le soir, le lavement et la thériaque à l'ordinaire.

5°. Le cinquième jour, le lavement purgatif.

la tisane de gayac composée, ou de casse sans tartrate de potasse antimonié.

Le soir, le lavement et la thériaque comme la
veille.

6°. Le sixième jour, la même chose.

Ensuite on continue la tisane de gayac composée
pendant quelques jours.

Nous ferons observer que ce traitement, quelque
simple qu'il paraisse, doit être néanmoins dirigé
par quelque médecin instruit et versé dans la pratique.

Article II. — *Des Suppositoires.*

On donne le nom suppositoires à des remèdes
de forme conique, qu'on prépare ordinairement
avec des substances emplastiques ou avec du caout-
chouc, etc., et qu'on introduit dans le rectum.
Ils ont la grosseur du doigt et une longueur d'un
pouce et demi à deux pouces.

Suppositoire simple ou commun.

Prenez un morceau de côte de bette ou poirée.
Taillez-le en forme de cône, et frottez-le d'huile ou de miel,
    avant de l'introduire.

Autre.

Prenez Savon blanc, une once.
Taillez-le en suppositoire.

Autre.

Prenez Miel cuit en consistance solide, une once.
Ajoutez-y :
        Muriate de soude (sel commun), demi-gros.
Pour un suppositoire.

Suppositoire composé et purgatif.

Prenez Poudre de jalap, un scrupule;
    Muriate de soude (sel commun), douze grains.
Mêlez le tout avec un peu de miel que vous ferez cuire en con-sistance requise.
On peut rendre ces suppositoires plus ou moins actifs, en y ajoutant d'autres purgatifs, ou en augmentant la dose des poudres purgatives.

REMARQUE. L'effet des suppositoires ci-dessus est d'irriter légèrement le sphincter de l'anus, et par là de solliciter le rectum à se débarraser des excrémens qui s'y accumulent.

Ces remèdes suppléent aux lavemens qu'il est ennuyeux et difficile de donner, quand la constipation dure trop longtems, sur-tout chez les enfans. On ne donne à ceux qui sont encore à la mamelle que des lavemens avec du lait ou de l'eau d'orge et demi-once de miel rosat. Lorsqu'ils sont plus grands, on peut leur donner des lavemens émolliens avec la décoction des feuilles de mauve et la casse.

Suppositoire contre les ascarides ou vers logés dans le fondement des enfans.

Prenez Lard macéré dans l'eau froide, pour en diminuer la salure.
Taillez-le en suppositoire, et introduisez-le dans le fondement.

CHAPITRE V.

DES POTIONS.

On donne le nom de *potion* à un médicament liquide qui a trois à six onces de volume, et qu'on n'introduit dans l'estomac que par cuillerées. L'eau, le vin, l'alcohol, etc., y servent d'excipient ou de véhicule ; la température en est variée.

On compose les potions avec des infusions des décoctions, des solutions, des suspensions simples ou composées, dont la saveur et l'odeur varient beaucoup.

On les édulcore avec une ou deux onces de sirop ou de sucre, et on les aromatise avec l'eau de fleurs d'oranger, etc. Enfin, on leur donne la couleur rouge avec le vinaigre de framboise, la couleur bleue avec celui de violettes, et la couleur verte avec ce dernier et un peu de carbonate de potasse ou de soude.

Potion cordiale.

Prenez Eaux distillées de mélisse, de chardon-bénit, de chacune deux onces ;
    Eau de fleurs d'oranger, demi-once ;
    Confection d'elkermès, un gros ;
    Sirop d'œillet, une once.
Mêlez pour une potion à prendre toutes les heures.

(114)

Remarque. Quand la faiblesse est trop grande, on peut y ajouter vingt gouttes d'alcohol ou teinture de potasse (*lilium* de Paracelse).

Autre.

Prenez Eaux de cannelle, de menthe poivrée, de chacune deux onces ;
Sirop d'écorce d'orange, une once.
Pour une potion à prendre par cuillerées.

Remarque. Cette potion convient dans les cas de grande faiblesse, de défaillance ou de syncope qui arrivent à la suite des maladies aiguës ou chroniques, après un accouchement long et pénible qui a épuisé les forces. On peut la donner encore pour faciliter l'éruption de la petite-vérole chez les personnes faibles, ou pour la rappeler à la peau, lorsqu'elle est rentrée par quelque cause que ce soit. Il faut seulement prendre garde d'en abuser, ou en éviter l'excès dans une maladie aiguë, de crainte d'augmenter le danger général, en remédiant à la faiblesse.

Potion contre l'hémoptysie, ou crachement de sang.

Prenez Eaux de plantain, de buglose, de chacune deux onces ;
Sirop de grande consoude, une once ;
Essence de rabel, trois gouttes ;
Eau de fleurs d'oranger, demi-gros.
Mêlez pour une potion à prendre en deux ou trois fois.

Remarque. Cette potion convient dans le traitement de l'hémoptysie conjointement avec la tisane et le bouillon décrits ci-dessus, pag. 55. Si le crachement de sang continue et qu'il soit accompagné d'une toux violente, on peut y ajouter le lok et le bol contre l'hémoptysie, dont nous parlerons ci-après.

Potion contre la pleurésie.

Prenez Ortie grièche la plus fraîche, deux ou trois poignées.

Pilez-la légèrement et faites-la bouillir avec deux onces de bonne huile d'olives et un verre de bon vin, jusqu'à réduction d'un verre.

Passez le tout avec expression, et faites prendre la colature au malade, que vous tiendrez bien couvert, pour ménager la sueur. On aura soin d'appliquer aussi le marc en cataplasme sur le côté douloureux, le plus chaudement qu'il sera possible.

REMARQUE. Cette potion est nécessairement échauffante à cause du vin où l'on fait bouillir l'ortie, et même à cause de l'huile qui acquiert plus ou moins d'âcreté par la chaleur de l'ébullition. Il ne serait donc pas prudent de l'employer au commencement de la pleurésie vraie et aiguë où il s'agit de relâcher et de calmer, d'adoucir et de tempérer. Si un tel remède pouvait trouver place dans le traitement de cette maladie, ce ne serait qu'après l'usage des saignées ; encore vaudrait-il mieux s'en abstenir que de s'exposer aux accidens qui pourraient en résulter. D'ailleurs, quel bien peut on attendre du cataplasme ci-dessus, pour diminuer la douleur pleurétique, puisque les vésicatoires, dont l'action est plus puissante, sont très-souvent inefficaces. Il vaut donc mieux s'en tenir alors aux tisanes et bouillons dont nous avons déja parlé, ainsi qu'aux loks béchiques et adoucissans.

La potion et le topique ci-dessus sembleraient mieux indiqués dans la fausse pleurésie, ou pleurodynie, qui n'est que rhumatismale. Comme la douleur existe alors dans les muscles de la poitrine, on conçoit l'avantage du cataplasme ; d'un autre côté il est moins dangereux de provoquer la sueur et d'employer les moyens qui ont cette vertu, au moins dans la seconde période de l'affection.

Potion huileuse contre la néphrétique.

Prenez Eau de pariétaire, quatre onces ;
     Huile d'amandes douces préparée sans feu, deux onces ;
     Sirop de guimauve, de capillaire, de chacun une once.
Ajoutez-y le suc d'un citron.
Mêlez le tout ensemble, et partagez en deux doses à prendre à deux heures de distance l'une de l'autre.

REMARQUE. Cette potion convient dans le traitement de la néphrétique, conjointement avec les bains et demi-bains, les tisanes et lavemens émolliens que nous avons décrits ci-dessus contre cette maladie. Quand l'accès de colique néphrétique est tout-à-fait terminé, on peut passer à l'usage de quelques boissons légèrement stimulantes pour solliciter la sécrétion et l'écoulement de l'urine. Mais il faut en user avec modération, de crainte de produire une récidive, et même l'inflammation des voies urinaires.

Potion anti-émétique, ou contre le vomissement.

Prenez Eau de menthe, deux onces ;
     Carbonate de potasse (sel d'absynthe), un scrupule ;
     Sirop de limon, une once.
Mêlez pour prendre en une dose qu'on peut répéter deux ou trois fois le jour, suivant le besoin.

Autre.

Prenez Carbonate de potasse (sel d'absynthe), un scrupule.
Dissolvez dans demi-once d'eau sucrée.
Ajoutez, au lit du malade :
     Suc de limon, ou sirop tartareux, demi-once ;
     Sucre blanc, quantité suffisante.
Pour une dose.

REMARQUE. Ces deux potions sont à-peu-près les mêmes. On les donne pour arrêter les vomissemens qui se prolongent trop longtems et avec de violens efforts, sur-tout quand il ne sort plus aucune matière de l'estomac. Si l'on n'a pas ces potions sous la main, on peut se contenter d'exprimer un peu de suc de citron dans chaque bouillon, et de mettre un peu d'écorce de citron dans la tisane. Les amers en général, et sur-tout le quinquina sont d'excellens anti-émétiques.

Potion diaphorétique et anodine.

Prenez Eaux distillées de fleurs de sureau, de chardon-bénit, de chacune deux onces ;
    Confection d'elkermès, demi-gros ;
    Thériaque, demi-gros ;
    Oxide d'antimoine hydro-sulfuré brun (kermès minéral), deux grains.
    Sirop diacode, une once.

REMARQUE. Cette potion convient pour favoriser la sueur, quand elle est critique ou nécessaire. On peut l'administrer à toute heure du jour ou de la nuit, si elle est bien indiquée. Pour en seconder l'effet, on couvrira soigneusement le malade sans l'accabler ; on lui donnera ensuite du bouillon ou de la gelée pour soutenir ses forces, en y entremêlant quelques verres de tisane bien chaude. Dès que la sueur devient froide et gluante, on essuye bien le malade ; on lui donne du linge sec, et on lui fait prendre un bouillon.

Potion anodine et astringente.

Prenez Eaux distillées de plantain, de renouée, de chacune deux onces ;
    Cachou, ou sang de dragon, six grains ;

.   Diascordium , un gros ;
     Sirop de coing, une once.
Mêlez, pour une potion à prendre par cuillerées d'heure en heure.

Remarque. Cette potion convient toutes les fois qu'il y a excès de relâchement dans l'intestin ; cela s'observe dans les diarrhées qui persévèrent après de suffisantes purgations. La même potion est utile encore pour modérer et arrêter les évacuations provoquées par un purgatif drastique ou trop violent.

Potion contre la blennorhagie, ou écoulement muqueux de l'urètre.

Prenez Eau distillée de menthe, alcohol, baume de copahu, sirop de capillaire, de chaque deux onces ;
     Eau de fleurs d'oranger, une once ;
     Esprit de nitre dulcifié , deux onces.
Mêlez, pour une potion dont on prendra deux cuillerées à bouche le matin, une à midi, et l'autre le soir, pendant douze jours.

Remarque. Cette potion est très-excitante. Elle ne convient donc point dans les écoulemens inflammatoires aigus de l'urètre ; elle augmenterait l'irritation, la douleur, etc. , et produirait des désordres dans les voies urinaires , même dans toute l'économie. On ne doit donc l'employer que dans les écoulemens qui durent trop longtems à cause de l'atonie ou relâchement de la membrane muqueuse dont le canal de l'urètre est revêtu.

Potion vulnéraire contre les contusions.

Prenez Eau distillée de pavot rouge , quatre onces ;
     Vinaigre de vin, six gros ;
     Carbonate de chaux (yeux d'écrevisses), deux scrupules ;
     Sirop de roses sèches , une once.
Mêlez le tout, pour deux doses à prendre, une le matin à jeun, l'autre vers cinq heures du soir.

Autre.

Prenez Tiges vertes de douce-amère, quatre onces ;
    Vin blanc, deux livres ;
    Oxide de fer noir (éthiops martial), six grains.
Laissez infuser le tout pendant la nuit sur les cendres chaudes,
    et ajoutez à la colature :
    Sirop de lierre terrestre, quatre onces ;
    Thériaque, demi-once.
La dose est de quatre onces tièdes, trois fois le jour.

REMARQUE. Après une chute, un coup, etc., si la contusion a été violente, on se fait ordinairement saigner, pour prévenir les accidens ; on se met ensuite à l'usage de quelque tisane ou potion vulnéraire, qui est ordinairement tonique, sous prétexte de résoudre les engorgemens occasionnés par la commotion. Mais on risque alors de se faire beaucoup de mal ; car en prenant ces échauffans sous quelque forme que ce soit, on accélère la circulation, on dispose les parties contuses et déja irritées, à s'enflammer ; et ces prétendus vulnéraires finissent par devenir très-nuisibles. Le repos et quelques boissons délayantes seraient beaucoup plus utiles en pareil cas, et seconderaient mieux la nature dont les efforts tendent à rétablir l'équilibre dans les fonctions de l'économie.

Potion calmante.

Prenez Eau de laitue, trois onces ;
    — de fleurs d'oranger, demi-once ;
    Sirop diacode ou d'opium, une once.
Mêlez, pour une potion à prendre par cuillerées.

REMARQUE. Cette potion est utile, toutes les fois qu'il y a beaucoup d'agitation dans l'économie ani-

male , excès de douleur, ou défaut de sommeil. Elle
convient aussi après l'usage des vomitifs ou des purgatifs qui ont excité plus ou moins de trouble dans
le système nerveux.

Potion anti-hystérique, ou contre les vapeurs.

Prenez Eaux d'armoise, de mélisse simple , de chaque, deux
     onces ;
    Poudre de castoréum, douze grains ;
    Laudanum liquide de Sydenham , vingt gouttes ;
    Sirop d'armoise ou de fleurs d'oranger, demi-once.
Mêlez le tout, pour prendre à la cuiller.

REMARQUE. L'hystérie est ainsi appelée, parce
qu'elle passe généralement pour avoir son siége dans
l'utérus. On l'observe pour l'ordinaire chez les femmes douées d'une grande sensibilité , soit au physique , soit au moral. Les causes qui la déterminent sont la diminution ou la suppression des
règles ou des fleurs blanches, l'abus des plaisirs
vénériens , ou la continence après en avoir joui
pendant longtems ; de fréquentes et vives émotions
de l'âme , des conversations ou des lectures ob-
scènes et capables d'enflammer l'imagination.

Au début de cette maladie , la femme baille
et éprouve de l'engourdissement dans les membres ;
elle a des vertiges ; l'urine est limpide ; son visage
pâlit et rougit tour-à-tour. Elle pleure ou éclate
de rire involontairement.

Dans le fort de l'accès hystérique , il semble
qu'une boule parte des environs de la matrice, pour
se porter vers l'estomac et la poitrine , avec menace de suffocation ; on ne sent quelquefois que
l'impression d'un corps froid ou chaud ; les parois
de l'abdomen sont tendues et déprimées , ou ex-
traordinairement gonflées ; la constipation est opiniâtre , et le crachement copieux. Le pouls est petit

et irrégulier ; il y a des palpitations de cœur ; les membres se roidissent ; la poitrine et le cou se gonflent ; le visage prend une teinte rouge, violette ; la femme perd tout-à-fait connaissance ; les membres, le tronc et la tête sont agités de convulsions, ou affectés de roideur tétanique ; enfin, dans les accès les plus violens, la circulation et la respiration sont suspendues, et la mort est au moins apparente, si elle n'est réelle.

L'hystérie revient par accès réguliers ou irréguliers ; le type n'en est pas continu, mais intermittent.

Dans le traitement, on combat les accès avec les anti-spasmodiques et les calmans. On peut leur opposer aussi les gommes résines fétides, telles que l'assa fétida, le castoréum, le galbanum, etc. ; quelques cuillerées de la potion ci-dessus peuvent encore procurer du soulagement. Mais les vapeurs trop fortes, comme celles de l'acide acétique ou de l'ammoniaque, augmenteraient les accès en irritant les nerfs. Dans le cas de syncope ou de mort apparente, il ne faut rien négliger pour rappeler le malade à la vie. On lui frappe plusieurs fois dans le creux de la main ; on lui met sous le nez des chiffons de papier, des plumes ou des savates brûlées ; on lui fait avaler un ou deux gros d'eau de mélisse spiritueuse seule ou mêlée à la potion ci-dessus. On peut ajouter aussi un gros de thériaque à la même potion, s'il y a de la faiblesse. Lorsque la femme est agitée de violentes convulsions, si elle est pléthorique, et que la maladie dépende de la suppression des règles, on doit recourir à la saignée du bras, du pied ou de la jugulaire. L'application des sangsues à la vulve peut aussi convenir pour dégorger le système de la matrice.

Dans l'intervalle des accès, on tâchera d'en prévenir le retour , en éloignant les causes , et en recourant aux moyens de l'hygiène ; ainsi on diminuera la sensibilité de la femme en lui faisant prendre des bains tièdes qu'on continuera plus ou moins de tems. On la mettra à l'usage de l'eau de veau ou de poulet , du petit-lait. On lui tiendra le ventre libre au moyen des lavemens anti-spasmodiques et émolliens, ou de quelque purgatif doux ; on joindra à ce régime un exercice modéré et beaucoup de récréation , le séjour de la campagne , les conversations agréables et la fuite de tout ce qui pourrait affecter le moral. Au reste , le traitement curatif et préservatif de cette maladie ne doit être confié qu'à un médecin instruit et très-versé dans la pratique. C'est à lui seul qu'il appartient de prescrire ce qu'il faut faire pendant et hors le tems de l'accès. C'est aussi lui qui doit décider si la mort à la suite des accès est apparente ou réelle , afin qu'on n'inhume point les malades pendant qu'elles sont encore vivantes : méprise qui est arrivée plus d'une fois.

Potion diurétique contre l'hydropisie.

Prenez Suc dépuré de cerfeuil , douze onces,
    Cristal minéral , deux scrupules ;
    Sirop des cinq graines apéritives , une once et demie.
Mêlez le tout ensemble , et partagez en trois doses qu'on prendra tièdes dans la journée , en continuant quelque tems.

Remarque. Cette potion ne convient que dans le cas d'hydropisie qui tient à l'atonie ou faiblesse des vaisseaux absorbans.

Potion pour appaiser les douleurs après l'accouchement.

Prenez Huile d'amandes douce récente , une once.
Dissolvez-y :
    Blanc de baleine , demi-gros.

(123)

Ajoutez-y :
     Sirop de capillaire, demi-once.
Pour une dose qu'on répètera quatre jours après, s'il est né-
     cessaire.

REMARQUE. Cette potion est relâchante ; elle peut
donc convenir lorsque les douleurs après l'accouchement sont entretenues par la tension et l'éréthisme de l'économie en général, ou de la matrice en
particulier.

Potion emménagogue, ou contre la suppression des règles.

Prenez Safran, un scrupule ou demi-gros.
Versez dessus un grand verre d'eau bouillante, et laissez infuser
     pendant une heure sur les cendres chaudes.
Coulez ensuite la liqueur par un linge avec forte expression,
     et ajoutez à la colature le jus d'une orange aigre.
Pour une dose à prendre sur-le-champ.

Autre potion emménagogue.

Prenez Eau distillée d'armoise, cinq onces ;
     — de fleurs d'oranger, demi-once ;
     Huiles essentielles de rue, de sabine, de chacune six
          gouttes ;
     Sirop de fleurs d'oranger, une once.
A prendre par petites cuillerées.

REMARQUE. Nous avons déja fait observer que différentes causes pouvaient déterminer la suppression
des règles. Cela tient quelquefois à une chute, à l'impression du froid, à une faute commise contre le
régime, à quelqu'affection morale, à un chagrin, à
un accès de colère, à la peur, etc. Si la suppression
des règles dépend de l'atonie de la matrice, et qu'elle
ne soit pas très-ancienne, les potions ci-dessus
peuvent y remédier, et en prévenir les suites ou

résultats fàcheux. Mais dans les cas contraires , il y aurait du danger à donner des emménagogues aussi excitans. Nous répéterons ici que le plus sûr moyen est de consulter un médecin expérimenté, quand il s'agit de rappeler cette évacuation périodique.

Potion pour expulser une portion de l'arrière-faix.

Prenez Eau de fleurs de sureau , deux onces ;
    Sirop d'armoise, une once.
Mêlez le tout, pour une dose qu'on répète , s'il est nécessaire.

REMARQUE. Il arrive quelquefois qu'après l'accouchement, la délivrance ou expulsion de l'arrière-faix est longtems retardée , même empêchée par des obstacles difficiles à surmonter ; tantôt c'est le col de la matrice qui se reserre spasmodiquement , ou ce viscère lui-même qui se divise en plusieurs cavités partielles qu'on nomme chatons , et dans lesquelles l'arrière-faix est renfermé ; tantôt il s'est formé durant la grossesse des adhérences non naturelles entre la matrice et l'arrière-faix. Dans tous ces cas, si l'on exerce des tractions trop violentes ou trop promptes sur le cordon ombilical , on risque de le déchirer et de laisser l'arrière-faix en totalité ou en partie dans la matrice. L'accoucheur lui-même , qui pour délivrer la femme , introduit la main dans la cavité de ce viscère , n'est point à l'abri de méprise ou de faute à cet égard ; s'il ne réunit une pratique consommée à une théorie éclairée , et l'habileté au sang-froid , il emporte rarement tous les débris de l'arrière-faix. Cependant , s'il n'en laissait qu'une parcelle ou de très petits lambeaux , il ne faudrait point tant s'en alarmer. Il arrive ordinairement qu'ils sont entraînés avec les lochies ou vuidanges dont l'écoulement a lieu pendant quelques jours après la délivrance. Le point essentiel ici est de prévenir ou de combattre la cause qui peut retarder ou empêcher soit l'expulsion, soit l'extraction du délivre. Il serait donc fort imprudent de recourir alors, d'après l'exemple de quelques praticiens, à des remèdes violens, tels que les potions émétiques, les emménagogues proprement dits, etc.; les bains de vapeurs, les injections émollientes, et plus que tout cela encore, la patience, sont les moyens sur lesquels on doit beaucoup plus compter. On voit souvent sortir par le seul effet des contractions utérines, un lambeau de l'arrière-faix dont la rétention avait d'abord paru dangereuse et effrayante.

Au reste, la potion ci-dessus, qui est légèrement excitante, n'est un emménagogue convenable que lorsque l'économie toute entière ou la matrice en particulier manque de ton. Autrefois on y ajoutait la poudre de foie d'anguille; mais cette substance ne paraît jouir absolument d'aucune vertu propre au but qu'on se propose.

En général, lorsque le placenta entier ou quelqu'une de ses parties, est retenu dans la matrice, il ne faut rien faire sans avoir consulté un accoucheur habile, c'est-à-dire, qui joigne des connaissances médicales à l'exercice de son art.

Potion contre les convulsions des enfans.

Prenez Eaux de cerises noires, de fleurs de tilleul, de chacune
    une once;
      Poudres de Guttète, de valériane sauvage, de chacune
      quinze grains.
Mêlez, pour une potion à prendre par cuillerées toutes les deux
    heures.

REMARQUE. Rien de plus fréquent que les convulsions des enfans. La sensibilité et la faiblesse naturelles à cet âge , y disposent. La dentition , la présence de vers dans l'intestin , l'éruption des maladies cutanées , de la petite vérole , de la rougeole, etc. ; sont presque toujours accompagnées de quelque désordre ou mouvement tumultueux dans le système musculaire.

Les convulsions des enfans peuvent être continues ou intermittentes , idiopathiques ou sympathiques , périodiques ou irrégulières , violentes ou modérées ; elles sont avec ou sans fièvre ; les petits malades conservent leurs facultés intellectuelles ou sont dans le délire.

Dans un accès de convulsions , les muscles de la tête , de la poitrine , de l'abdomen et des membres peuvent donner à ces parties des positions ou des attitudes innombrables et très-variées.

Le traitement de cette maladie est souvent très-difficile , parce qu'on est embarrassé pour en découvrir la véritable cause. Il y a néanmoins quelques signes généraux qui peuvent pour ainsi dire mettre sur la voie , au moins quand les convulsions sont idiopathiques. Ainsi nul doute que la saignée générale et locale , les pédiluves tièdes , les laxatifs ne soient bien indiqués , lorsque la grosseur de la tête , la rougeur du visage , l'éclat de l'œil et la tendance à l'assoupissement annoncent un état de pléthore d'où peut résulter une congestion de sang vers le cerveau. Si les convulsions persistent après ces évacuans , les anti-spasmodiques doivent les remplacer ; l'eau de fleurs-d'oranger , l'éther , l'opium , le sirop diacode et la potion ci-dessus conviennent alors. Dans le cas de faiblesse , au contraire , on doit fortifier l'enfant avec les gelées animales et végétales , avec les bons alimens. On peut aussi recourir aux toniques et aux amers , tels que la rhubarbe , la gentiane , le quin-

quina , seuls ou combinés avec les anti-spasmodiques ci-dessus. Le bain froid et les frictions conviennent encore pour fortifier le système musculaire
et en fixer la mobilité.

Lorsque les convulsions sont sympathiques , le
traitement doit en être relatif à la cause, ou subordonné à la maladie principale. Ainsi, tiennent-elles
à l'embarras des premières voies, recourez aux vomitifs et aux catarthiques. Est-ce le travail de la
dentition qui agite le système nerveux , empêchez
les forces vitales de se concentrer vers la tête, au
moyen de la saignée , des sangsues appliquées der-
rières les oreilles , des vésicatoires aux mêmes endroits , des bains ou des pédiluves tièdes , des légers évacuans, pour tenir le ventre libre. Y a-t-il
de l'acidité dans l'estomac ou dans l'intestin , tâchez
de l'absorber avec la magnésie. L'enfant rend-t-il des
vents par haut ou par bas, éprouve-t-il des tranchées , employez les carminatifs et les anti-spasmodiques , l'éther et le laudanum liquide de Sydenham. Les convulsions qui précèdent l'éruption
de la petite-vérole et de la rougeole cèdent aux
bains tièdes qui ramollissent la peau et la rendent
plus perméable à la matière varioleuse ou morbil-
leuse. Celles qui sont produites par une cause morale demandent aussi des remèdes moraux , sur-tout
la distraction , et la fuite de tout ce qui a pu frapper l'imagination et ébranler les nerfs. On peut opposer aux vers intestinaux , les anthelmintiques , et
aux poisons leurs antidotes , quand les convulsions
reconnaissent de telles causes. Mais en voilà de
reste , pour faire sentir combien le traitement de
cette maladie doit être varié chez les enfans et
même chez les adultes. Il ne doit être jamais confié qu'à un médecin prudent et capable de distinguer les différens cas particuliers et les remèdes

qui leur conviennent. On serait donc bien dans l'erreur, si l'on croyait que la potion ci-dessus fût assez efficace pour guérir toute espèce de convulsions chez les enfans. Elle ne convient qu'à ceux dont la sensibilité nerveuse est excessive, et tient en partie à un état de faiblesse.

Teinture martiale contre le carreau des enfans.

Prenez Limaille de fer bien nette, trois onces;
 Tartre blanc en poudre, demi-livre.
Mettez le tout dans un grand vaisseau de fer ou de terre, et faites-en une pâte, en mouillant le mélange, que vous laisserez vingt-quatre heures en cet état.
Versez-y ensuite huit livres d'eau de pluie, et faites bouillir le tout pendant douze ou quinze heures, en remuant de tems en tems la matière avec une spatule de fer, et y ajoutant encore de l'eau bouillante, à mesure qu'il s'en consume.
Retirez ensuite la liqueur, et attendez que tout ce qu'il y a de grossier tombe au fond. Versez-la à clair; filtrez-la et faites-la évaporer dans une terrine de grès, au feu de sable, jusqu'à consistance de sirop. Enfin, lorsque cette teinture sera refroidie, mêlez-y demi-once d'esprit-de-vin rectifié, pour empêcher cette teinture de se moisir et de se décomposer.
La dose est depuis un scrupule jusqu'à un gros, pour les enfans; et depuis un gros jusqu'à deux, pour les adultes. On prend cette teinture dans une ou deux cuillerées de bouillon léger, à la viande, en avalant par-dessus un verre du même bouillon.

Remarque .Le carreau ou gonflement du bas-ventre chez les enfans, reconnaît les mêmes causes que les scrophules ; telles sont l'allaitement par une nourrice enceinte, l'abus des farineux non-fermentés, les suites des maladies cutanées, le virus siphilitique , etc.

Au début, cette maladie se manifeste par le dérangement de la digestion, par la bouffissure du bas-ventre, par la diarrhée, par une urine sédimenteuse et l'odeur aigre de la transpiration.

Ensuite le bas-ventre augmente de volume par degrés, et présente des inégalités sensibles au toucher; les matières fécales prennent une couleur cendrée ou blanche, et une consistance plus molle que liquide; il y a alternativement de la diarrhée et de la constipation; l'appétit est nul ou vorace, la digestion difficile; l'estomac et l'intestin sont remplis de flatuosités.

Enfin, les déjections deviennent blanchâtres et entremêlées d'alimens à demi-digérés; la fièvre hectique arrive, et achève de consumer le peu de vie qui reste. Quelquefois la maladie dégénère en hydropisie du bas-ventre.

Le traitement du carreau est le même que celui des scrophules. Alimens de bonne qualité, exposition à l'influence du soleil, frictions sur tout le corps et particulièrement sur le bas-ventre, beaucoup d'exercice et de récréation : tels sont les secours indiqués par l'hygiène. Quant aux médicamens, on les tirera des amers et des toniques. La rhubarbe, la gentiane, l'acétate de potasse, les bains froids, etc., sont ceux dont on doit espérer le plus de succès. Voyez ce que nous avons déja dit des scrophules pag. 69 et 70. Le carreau est encore une de ces maladies dont le traitement n'appartient qu'aux médecins prudens et versés dans la pratique.

En général, un enfant affecté de cette maladie doit être mis à un régime convenable qui consiste à ne prendre que des alimens faciles à digérer.

Si l'on a besoin de recourir aux purgatifs, on donne la préférence aux sirops de chicorée ou de pommes composés. On peut rendre ces sirops plus actifs, si cela est nécessaire, en y ajoutant quelques grains de rhubarbe, de tartrate acidule de potasse (crème de tartre), ou de muriate de mercure doux. On étend les purgatifs dans une tasse d'eau tiède pour une potion à prendre le matin à jeun, et un bouillon à la viande deux heures après. On a soin d'augmenter la purgation de quelques grains de rhubarbe pour la proportionner aux forces et à l'âge de l'enfant.

On met ensuite le malade à l'usage des boissons suivantes.

Prenez Racine de chicorée sauvage, lavée et coupée, demi-once.

Faites-la bouillir avec un quarteron de veau maigre, ou la moitié d'un poulet dans trois livres d'eau, que vous réduirez à deux petits bouillons.

Ajoutez, le dernier quart d'heure :
    Feuilles de bourrache, de chicorée sauvage, de cerfeuil ; de toutes ensemble une poignée.

Passez ensuite par un linge avec une légère expression, et partagez en deux bouillons, dans chacun desquels on fait fondre un gros de tartrate acidule de potasse (crême de tartre). L'un de ces bouillons sera pris le matin, à jeun, et l'autre le soir, vers les cinq heures.

REMARQUE. Après avoir continué ces bouillons pendant une quinzaine, on purgera encore le malade, et on achevera le traitement en lui donnant deux fois le jour, pendant quelque tems, un demi-gros de la teinture martiale ci-dessus.

CHAPITRE VI.

DES POTIONS PURGATIVES.

Potion purgative commune.

Prenez Lénitif fin, six gros ;
    Manne, deux onces ;
    Sulfate de soude (sel de Glauber), deux gros ;
    Sirop de fleurs de pêcher, une once.
Faites fondre la manne dans un verre d'eau chaude.
Passez-la ensuite, et ajoutez-y le lénitif, le sel et le sirop.
Pour une dose à prendre le matin, à jeun.

Autre potion purgative commune qui peut servir pour une
femme grosse.

Prenez Lénitif fin, demi-once ;
    Manne, deux onces ;
    Tartrate de potasse (sel végétal), un gros ;
    Sirop de chicorée composé de rhubarbe, une once.
Faites du tout une potion à prendre le matin, à jeun, dans un
verre d'eau tiède.

REMARQUE. Les deux potions ci-dessus évacuent le conduit intestinal, sans produire de grandes coliques ; elles conviennent aux tempéramens faibles et délicats, lorsque les premières vóies sont surchargées de matières saburrales.

Potion purgative moyenne.

Prenez Diaprun solutif, six gros;
    Poudre cornachine, un scrupule;
    Tartrate de potasse (sel végétal), un gros
    Sirop de fleurs de pêcher, une once.
Dissolvez le tout dans un verre d'eau bouillante, pour une dose
tiède, le matin, à jeun.

Remarque. Cette potion évacue un peu plus que
la précédente; elle convient aux personnes plus
fortes.

Potion purgative majeure.

Prenez Follicules de séné, deux gros;
    Tartrate de potasse (sel végétal), un gros.
Faites infuser le tout pendant la nuit, sur les cendres chaudes,
    dans un verre d'eau bouillante.
Passez le lendemain la liqueur par un linge avec expression, et
    dissolvez dans la colature :
    Tablettes de *citro*, ou de diacartame, depuis quatre
    jusqu'à six gros.
Pour une dose à prendre tiède, le matin, à jeun.

Remarque. Cette potion évacue fortement toutes
les matières contenues dans le conduit intestinal.
Elle ne convient qu'aux individus robustes qui
éprouvent quelqu'embarras des premières voies.

Potion purgative émulsionnée.

Prenez Lait d'amandes douces, quatre onces;
    Résine de jalap, huit grains;
    Scammonée, six grains;
    Sucre blanc, six gros.
Dissolvez la résine de jalap dans suffisante quantité de jaune
    d'œuf; mêlez la scammonée et le sucre, et aromatisez avec
    quantité suffisante d'esprit de citron.

REMARQUE. Cette potion purgative convient aux personnes qui ont de la répugnance pour les purgations désagréables.

Potion hydragogue, ou contre l'hydropisie.

Prenez Séné, deux gros;
       Tartrate de potasse (sel végétal), un gros.
Faites infuser le tout pendant la nuit, dans un verre d'eau bouillante.
Passez le lendemain la liqueur par un linge avec expression, et dissolvez dans la colature :
       Poudres cornachine et de jalap, de chacune douze grains.
       Sirop de nerprun, une once.
Pour une potion à prendre tiède, le matin, à jeun.

REMARQUE. Cette potion évacue puissamment la sérosité intestinale. On s'en sert en guise de purgatif, quand cela est nécessaire ; mais on y joint les tisanes et bouillons apéritifs dont nous avons parlé ci-dessus.

Potion purgative astringente.

Prenez Décoction de plantain, un verre.
Dissolvez-y :
       Manne, une once et demie.
Passez ensuite la liqueur, et ajoutez-y :
       Catholicum double, demi-once.
Pour une potion à prendre tiède le matin, à jeun.

Autre potion contre la dyssenterie ou flux de sang.

Prenez Décoction de feuilles de plantain, un verre.
Faites-y fondre :
       Manne, une once.
Passez ensuite la liqueur par un linge, et délayez-y :
       Catholicum double, demi-once ;
       Ipécacuanha en poudre, six grains.
Pour une potion à prendre comme la précédente.

Remarque. Ces deux potions se donnent ordinairement dans la diarrhée et la dyssenterie. Pour en mieux régler l'usage, nous allons décrire succintement ces deux maladies.

1°. La diarrhée n'est autre chose qu'un catarrhe ou rhume intestinal occasionné par une suppression de la transpiration insensible, par une métastase de gale ou d'autres maladies cutanées, par une mauvaise nourriture, par des purgatifs résineux, ou autres substances âcres prises à l'intérieur, par des poisons, par la présence de vers, en un mot, par un irritant quelconque appliqué sur la membrane interne du conduit intestinal, etc.

Au début de cette maladie, on ressent une douleur passagère et plus ou moins vive dans le bas-ventre. Les selles sont d'abord supprimées ; elles deviennent ensuite blanches, opaques et plus ou moins épaisses : ce ne sont que des mucosités.

Dans certains cas, il survient tout-à-coup une évacuation très-considérable d'un liquide limpide qui n'est que de la sérosité.

La durée de la diarrhée varie beaucoup suivant le degré d'irritation du conduit intestinal. Elle se termine le plus souvent d'elle même par résolution ; quelquefois elle devient chronique ; d'autres fois la membrane interne de l'intestin s'ulcère, se gonfle ou s'endurcit.

Dans le traitement, il faut tâcher de faire cesser la cause si on la connaît, en rétablissant la transpiration insensible, en rappellant à la peau les affections qui se sont portées à l'intérieur, etc.

On modère en même tems et on calme l'irritation de l'intestin au moyen des bains, des boissons, des lavemens et des topiques émolliens. Enfin, quand il n'y a plus de douleur dans le ventre, et qu'il ne reste qu'un simple dévoiement, on peut recourir aux potions ci-dessus pour l'empêcher de devenir chronique. Elles sont utiles alors par leur vertu tonique et astringente, au lieu qu'elles nuiraient beaucoup dans le commencement.

2°. La dyssenterie paraît avoir principalement son siége dans le gros intestin. On en attribue la cause à la suppression de la transpiration, ce qui arrive souvent dans les saisons chaudes et humides, sur-tout au commencement de l'automne, lorsque la fraîcheur de l'air succède brusquement à une température fort élevée. On l'attribue encore aux émanations qui s'élèvent du corps humain dans les grands rassemblemens, comme dans les camps, les prisons, les vaisseaux; aux alimens de mauvaise qualité et à la malpropreté.

Cette maladie est souvent épidémique et quelquefois contagieuse. Elle débute par une sorte de commotion transversale dans le ventre et par un sentiment de cuisson dans le fondement. Il y a de la fièvre avec des redoublemens le soir ou dans la nuit; le rectum est extrêmement resserré, ce qui ne permet guère de donner des lavemens. Les selles sont d'abord supprimées, et alors le malade fait d'inutiles efforts pour aller à la garde-robe; il éprouve de violentes tranchées; enfin, il rend des matières liquides, visqueuses, quelquefois rougeâtres et semblables à de la lavure de chairs, qui deviennent ensuite plus épaisses, opaques et d'un blanc-jaunâtre.

La dyssenterie dure plus ou moins de tems suivant l'âge et le tempérament des individus. Elle se termine par résolution ou bien elle devient chronique.

Le traitement exige des précautions. Des praticiens conseillent au début l'ipécacuanha non-seulement pour évacuer l'estomac, mais encore pour changer ou contredire le mouvement péristaltique de l'intestin. Ce remède n'est peut-être utile qu'en portant à la peau comme tous les émétiques, et en diminuant ainsi la fluxion qui a lieu vers le colon. Les adoucissans conviennent ensuite sous toutes les formes, en boisson, en potions, en topiques et en lavemens, s'il est possible; les bains tièdes, les frictions sur la peau, et les vêtemens de laine sont encore indiqués dans la première période, pour rappeler la transpiration.

Quand les selles se rétablissent, on favorise l'évacuation des matières qui surchargent l'intestin au moyen des purgatifs catarthiques et des lavemens analogues. On accorde alors quelques alimens bien légers au malade.

Enfin, lorsqu'il n'y a plus de douleur et que le flux des matières ne continue plus que par la faiblesse ou relâchement de l'intestin, il faut avoir recours aux amers et aux aromatiques, à l'infusion de camomille romaine, à la rhubarbe en poudre, etc. Si alors il reste des matières à évacuer, on peut faire usage de l'un des purgatifs astringens ci-dessus. Ils ont la propriété de débarrasser l'intestin, sans en augmenter la faiblesse.

Potion laxative contre l'asthme.

Prenez Hydromel simple, décrit ci-dessus, un verre.
Dissolvez-y :
    Manne, deux onces.
Passez la liqueur par un linge, et ajoutez-y :
    Tartrate de potasse, un gros ;
    Oxide d'antimoine hydro-sulfuré brun (kermès minéral),
    deux grains.
Pour une potion à prendre tiède le matin, à jeun.

REMARQUE. Les médecins ne sont pas trop d'accord aujourd'hui sur la véritable signification du mot *asthme*. La plupart font consister cette affection dans une respiration difficile et laborieuse dont ils attribuent la cause à un vice de la poitrine ou du poumon. Le malade est ordinairement sans fièvre, mais pour peu qu'il s'agite, il est hors d'haleine; il tousse et ressent de la douleur aux hypochondres et entre les épaules.

Rien de plus vague et de plus indéterminé que cette maladie; car on ne dit point en quoi consiste le vice de la poitrine, d'où on le fait dépendre. Est-ce une crampe ou angine pectorale, ou bien cette espèce de convulsion des poumons à laquelle on donne le nom d'*asthme convulsif*? Ne s'en est-on pas souvent laissé imposer à un catarrhe chronique, aux suites d'une pleurésie ou d'une péripneumonie, à l'effet de quelques adhérences entre les deux plèvres, au trouble qu'apporte nécessairement dans la respiration un anévrisme du cœur ou de l'aorte, l'état variqueux du poumon? Si cela est ainsi, combien ne doit-on pas commettre d'erreurs dans le traitement de l'asthme! combien n'importe-t-il pas d'invoquer alors les lumières d'un médecin éclairé, avant de donner quelque remède! Sera-ce au premier venu de régler ce qui convient dans ce qu'on appelle vulgairement *l'asthme sec*, *l'asthme humide*?

Pour prévenir quelques-unes des méprises que peut occasionner l'état d'incertitude où l'on est sur cette matière, nous donnerons ici une courte description de l'angine pectorale ou crampe de la poitrine, et de l'asthme convulsif, les seules maladies de ce genre qui soient assez bien connues.

La première attaque pour l'ordinaire les adultes qui sont chargés d'embonpoint. Elle peut être provoquée par une course précipitée, par l'équitation ou le cahottement d'une voiture, par des excès de table, par de vives affections de l'âme. Lorsqu'elle est devenue chronique et invétérée, le simple effort de la toux, de la parole, même de la déglutition, peut en rappeler les quintes.

Durant une crampe de poitrine, on éprouve un resserrement douloureux à la partie supérieure, moyenne et inférieure du sternum; l'anxiété est extrême; on est suffoqué, prêt à tomber en syncope. Cette maladie laisse des intervalles plus ou moins longs et marqués par tous les signes de la meilleure santé.

Dans le traitement, on conseille les sédatifs, tels que l'opium, l'éther, etc., comme dans la potion suivante.

Prenez Extrait aqueux d'opium, un grain;
    Éther, dix-huit grains;
    Eau distillée de fleurs d'oranger, une once;
    Infusion de safran, trois onces.
A prendre par cuillerées, dans les accès.

REMARQUE. Cette potion ne convient guère qu'aux personnes excessivement nerveuses, qui éprouvent de vives émotions. On a conseillé aussi de placer des pierres d'aimant sur la poitrine; mais on ne conçoit pas l'utilité de ce topique, à moins qu'il ne fixe la mobilité nerveuse par sa vertu réfrigérante.

L'asthme convulsif est une autre maladie qui tient à une disposition particulière, ordinairement nerveuse, telle qu'on l'observe chez les hypocondriaques : les accès peuvent en être provoqués par l'impression brusque d'un air froid, par des alimens après un emportement de colère, par des exhalaisons malfaisantes, par quelque dérangement dans les règles ou les hémorroïdes, par la suppression d'une hémorragie habituelle, par la répercussion de la goutte ou d'une maladie de la peau, des dartres, de la gale, etc.

Cette affection prend la nuit par des bâillemens, des tiraillemens dans les membres et des envies de vomir. Vers minuit ou peu de tems après, on sent des douleurs vagues, et on respire avec difficulté; la poitrine est comprimée; on est forcé de se lever en sursaut et de chercher la fraîcheur et le renouvellement de l'air; la respiration devient lente et sifflante; on tousse par quintes et on ne peut prononcer que des sons mal articulés; le visage est pâle, le pouls comme à l'ordinaire, l'urine sans couleur ni odeur, la chaleur et la soif assez fortes.

Quelques heures après, l'asthme diminue peu-à-peu, et le malade, après avoir toussé, crache des matières muqueuses; le sommeil revient, l'urine dépose, et on respire plus librement, à moins qu'on ne se couche à la renverse, ou qu'on ne fasse beaucoup de mouvemens; l'estomac se remplit de vents après le repas.

Ces quintes se renouvellent plusieurs nuits de suite, et disparaissent pendant un intervalle plus ou moins long. Elles reviennent ensuite par le renouvellement des causes, par l'effet d'une affection morale.

On a employé une infinité de remèdes contre cette maladie, et sur-tout les anti-spasmodiques ou calmans, l'opium, l'éther sulfurique, le safran, comme dans la potion ci-dessus, l'ipécacuanha à dose modérée, seulement pour exciter la nausée, le musc, le castoreum, etc.

Lorsque les malades affectés d'asthme convulsif, ou de crampe de poitrine sont constipés, on peut leur administrer la potion laxative dont nous avons parlé plus haut ; mais, hormis ce cas-là, elle n'est point indiquée dans ces maladies.

Nous répéterons que dans toutes les affections asthmatiques, il faut examiner avec soin si elles ne tiennent point à quelque vice organique des viscères contenus dans la poitrine : c'est le seul moyen d'éviter les méprises.

On voit donc ce qu'il faut penser des loks anti-asthmatiques, des purgatifs, des pilules et des opiats de même nom.

Potion laxative dans les phlegmasies ou inflammations de poitrine, telles que la pleurésie et la péripneumonie.

Prenez Manne, deux onces.
Faites-les fondre dans un verre de bouillon chaud.
Passez ensuite le tout par un linge, et ajoutez-y :
 Huile d'amandes douces récente, une once et demie ;
 Blanc de balcine dissous auparavant dans cette huile,
  demi-gros.
Pour une potion à prendre tiède, le matin, à jeun.

REMARQUE. Cette potion purge très-doucement, et facilite l'expectoration ; elle peut convenir dans la pleurésie et la péripneumonie, quand il y a embarras intestinal, au commencement ou au déclin de ces maladies.

Eau de casse simple.

Prenez Casse en bâton, six onces.
Concassez-la, et après en avoir rejeté le bois, faites-en bouillir la moelle et les noyaux dans une livre d'eau commune ou de petit-lait, jusqu'à réduction de deux verres.
Passez ensuite la liqueur par un linge, avec expression, et partagez-la en deux prises, pour les donner tièdes à deux heures de distance l'une de l'autre, en intercalant un bouillon léger entre les deux.

Remarque. Cette potion convient dans le déclin des maladies aiguës, lorsque la fièvre, la sécheresse de la peau et tous les accidens sont calmés. Mais il faut qu'il y ait embarras des premières voies, sans quoi point d'indication de purger. Quand la poitrine n'a point été affectée, on peut ajouter un gros de sulfate de soude (sel de Glauber) ou de tartrate de potasse (sel végétal) à chaque prise. S'il y a beaucoup de matières à évacuer, on peut encore mettre une once de manne dans le premier verre, pour rendre l'eau de casse plus laxative.

Potion pour ranimer les douleurs languissantes du travail de l'accouchement.

Prenez Séné mondé, deux gros.
Faites-les infuser pendant une heure dans un petit verre d'eau bouillante.
Passez ensuite par un linge, avec expression, et ajoutez-y le jus d'une orange aigre.
Pour une potion à donner sur-le-champ.

Remarque. Avant de chercher à ranimer les douleurs de l'enfantement, il faut tâcher de découvrir ce qui les rend languissantes ; or, cela peut tenir à beaucoup de causes, telles que l'état pléthorique de la femme, dans lequel les forces vitales sont comme engourdies ou affaissées sous leur propre poids ; l'épuisement soit par la longueur du travail, soit par la disette d'alimens ; un excès de sensibilité qui rend les douleurs si aiguës que la femme n'ose les faire valoir ; différens obstacles qui s'opposent à l'accouchement, et qui usent inutilement les efforts de la femme.

Ces différens cas offrent nécessairement différentes indications, et le praticien le moins versé dans l'art des accouchemens doit s'entir que la même potion ne saurait les remplir toutes. Il faut ôter du sang à la femme pléthorique, donner des alimens à celle que la diète affaiblit, accorder du repos à celle qui est s'excédée de fatigues et de veilles, calmer le système nerveux de celle qui est trop sensible, écarter ou surmonter les obstacles qui s'opposent à l'accouchement, etc.

La potion ci-dessus ne convient donc guère pour ranimer les douleurs languissantes de l'accouchement. Et s'il est des occasions où elle peut devenir utile, ce n'est que lorsqu'il y a quelqu'embarras du conduit intestinal ou bien une constipation trop opiniâtre pour céder aux lavemens.

Beaucoup de médecins se figurent qu'ils suffit d'augmenter le mouvement péristaltique de l'intestin pour ranimer le travail de l'enfantement. Mais il n'y a peut-être rien de moins prouvé en pratique; car nombre de femmes, vers la fin de la grossesse, sont tourmentées de diarrhée avec les plus violentes coliques, sans faire fausse couche. Comment se fait-il donc alors que le système utérin demeure calme pendant l'irritation et le désordre du système digestif? Peut-être que l'action ou vitalité ne peut augmenter dans l'intestin sans diminuer dans la matrice.

D'ailleurs, supposé que les purgatifs aient la propriété de ranimer les douleurs de l'enfantement, est-on bien assuré que ces moyens n'ont aucun inconvénient? Peut-on garantir, qu'en réveillant le contractilité de la matrice, ils n'y détermineront pas un mouvement fluxionnaire qui sera peut-être suivi d'hémorragie ou de perte après la délivrance de la femme?

Concluons que l'art de ranimer les douleurs de l'enfantement est un des points les plus délicats

de la pratique, et que, s'il est quelquefois nécessaire de recourir aux secours de l'art pour cela,
il n'appartient qu'à un habile accoucheur d'en déterminer l'espèce et d'en régler l'usage.

Considérations générales sur l'usage des Purgatifs.

Un purgatif est toujours dangereux, pour le moins
inutile, quand il n'est pas indiqué ou qu'il n'y a rien
à évacuer dans l'intestin. Il importe donc de bien
connaître les signes auxquels on reconnaît la plénitude ou l'embarras de ce conduit ; tels sont le
gargouillement, le gonflement et sur-tout la paresse du ventre qui n'est pas ordinaire. On se plaint
en même tems de lassitudes, de mal de tête, de
vertiges, de tintement d'oreilles, d'assoupissement,
de coliques ; la langue est recouverte d'un enduit
épais et blanchâtre ; la bouche est amère et le goût
désagréable. Il n'y a plus d'appétit ; ce que l'on
mange pèse sur l'estomac, produit des vapeurs aigres
et des flatuosités plus ou moins incommodes.

Les purgatifs ne conviennent point aux personnes
saines, comme l'a très-bien observé le père de la
médecine. On ne peut donc que désapprouver ces
prétendues médecines de précaution qu'on affecte
de prendre à certaines époques de l'année, sous
prétexte de se préserver de maladies dont la crainte
est souvent chimérique. Pour tirer quelqu'avantage
de ces sortes de remèdes, il faut être réellement
malade ou disposé à le devenir ; mais on aurait
tort de croire pour cela que les purgatifs soient
utiles dans toutes les maladies. A la vérité, ils
peuvent produire de salutaires effets, par exemple, dans l'apoplexie confirmée, en irritant l'intestin et en soutirant les fluides dont la congestion comprime le cerveau. Ils peuvent même

prévenir les attaques de cette maladie chez ceux qui les redoutent, en tenant le ventre libre et en détournant le mouvement fluxionnaire qui se dirige vers la tête. Les praticiens savent aussi que les mélancoliques et les hypochondriaques s'en trouvent quelquefois très-bien ; mais ce n'est guère que lorsqu'il y a embarras des premières voies, affection qui n'est pas rare chez ces malades. Au reste, il ne faut jamais les affaiblir par de trop grandes évacuations, de crainte d'aggraver leur état, en augmentant la mobilité du système nerveux.

Les purgatifs seraient sur-tout dangereux et nuisibles dans les maladies aiguës, telles que les fièvres continues et rémittentes, les phlegmasies ou inflammations, les hémorragies, etc. Hippocrate a dit qu'il ne fallait purger dans ces sortes de maladies que lorsqu'il y avait turgescence ou surcharge de matières : expression qui signifie embarras du conduit intestinal. Encore faut-il que ce soit sur-le-champ et au commencement ; sans quoi on s'expose à troubler la marche de la nature, en réservant les purgatifs pour la période de crudité ou d'irritation. C'est là précisément ce qu'Hippocrate a voulu éviter en recommandant d'attendre alors la coction de la matière ou la fin de la maladie avant de purger. Cependant il ne faut pas encore que ce soit sans nécessité ou sans quelques signes qui indiquent l'embarras de l'intestin.

Il y a aussi des maladies aiguës qui se jugent par les selles ; c'est là une autre occasion de donner des laxatifs ou légers purgatifs, uniquement pour coopérer avec la nature, en tendant vers le but qu'elle indique, et en l'aidant à dissiper le reste de la maladie. Mais qu'on se tienne bien en garde contre la pratique ou plutôt contre la routine de certains médecins, qui n'abandonnent jamais leurs malades qu'après leur avoir fait avaler une ou deux purgations. Le plus souvent ils retardent ainsi la convalescence, et quelquefois ils réveillent la maladie qu'ils croyaient guérie, ou en déterminent une autre plus grave. Les purgatifs ne conviennent en général que quand ils sont donnés à propos, soit au commencement soit à la fin des maladies aiguës.

Ces sortes d'évacuans seraient dangereux pour les femmes aux approches des règles, et pendant leur durée ; ils pourraient alors détourner et intervertir le cours d'une fluxion à laquelle la nature paraît n'avoir assujéti le sexe, que pour le rendre plus propre à l'accomplissement de ses desseins. Il y aurait aussi de la témérité à purger les femmes enceintes sans nécessité. Hippocrate exige pour cela que la matière saburrale soit en turgescence ou en abondance dans l'intestin. Il indique l'époque où cette évacuation est la plus convenable pendant la grossesse ; c'est entre le quatrième et le septième mois. La raison, d'accord avec l'expérience, prouve qu'elle serait moins sûre avant et après cet intervalle. Quant aux femmes nouvellement accouchées, l'usage veut qu'on les purge environ six semaines après, tems où les lochies cessent ordinairement de couler. Mais ici, même réflexions que pour les autres cas. A quoi bon purger une femme qui se porte à merveilles après qu'elle est accouchée ? On dira peut-être que c'est pour prévenir les désordres que le lait pourrait causer dans la suite ; ce sont là des chimères et des préjugés entièrement opposés à la saine médecine. Il faut secouer le joug de l'usage, quand il n'est pas fondé sur la raison ou sur l'expérience. Ici, il faut s'en rapporter entièrement à la nature qui saura bien rétablir la santé de la femme en couche, sans le secours des évacuans, quand ils ne sont pas nécessaires.

Hippocrate, à l'occasion des purgatifs, parle de quelques précautions qui sont de la plus grande importance. *Si l'on veut purger les corps*, dit-il, *il faut les rendre plus faciles à couler.* Cela signifie qu'il ne faut point purger brusquement et sans y avoir préparé les malades par quelque boisson délayante, telle que l'eau de veau, et par quelques lavemens ; on rendra ainsi la matière plus mobile ou plus facile à évacuer, et on préviendra l'irritation que le purgatif pourrait causer sur l'intestin.

Le père de la médecine fait remarquer aussi que les purgatifs sont moins salutaires l'été que l'hiver, et qu'ils sont dangereux à ceux qui usent d'alimens de mauvaise qualité, tels que les pauvres qui ramassent à peine de quoi vivre, en s'épuisant de fatigue. Les personnes charitables leur rendront donc plus de service en leur procurant une bonne nourriture, qu'en leur donnant des purgatifs. Il est encore facile de concevoir que ces remèdes ne conviennent nullement à ceux qui ont le bas-ventre maigre, exténué, et pour ainsi dire dans le marasme. Car, qu'est-ce qu'un purgatif peut tirer de ces individus, sinon le peu de vie qui leur reste ?

A toutes ces précautions, on peut en ajouter quelques autres non moins importantes, telle que celle de proportionner la dose des purgatifs à l'âge et à la force des individus. C'est le moyen d'éviter les superpurgations ou évacuations immodérées qui tournent pour l'ordinaire au détriment des malades. S'il arrivait néanmoins qu'un purgatif fût suivi d'une trop longue diarrhée, et causât trop de faiblesse, on donnerait, dès le soir même, à l'heure du sommeil, demi-gros ou un gros de diascordium dans un petit verre de vin rouge. Cette potion a la double vertu d'arrêter les évacuations et de fortifier le conduit intestinal.

Il y a des malades excessivement irritables ou nerveux qui ne peuvent prendre un purgatif, même léger, sans éprouver de violentes coliques, quelquefois des défaillances. Pour prévenir ces accidens, on dissout demi-gros d'extrait muqueux d'opium dans la potion. C'est un calmant qui réussit très-bien, lorsque l'estomac et l'intestin ont trop de sensibilité. On peut encore remplir le même but en donnant, après le purgatif, deux grands verres de petit-lait clarifié, à demi-heure d'intervalle l'un de l'autre. On évite ainsi les désordres que les purgatifs peuvent occasionner chez les individus trop nerveux et trop délicats.

De la manière de purger les enfans.

Les enfans n'aiment point les potions copieuses, sur-tout quand elles sont désagréables ; il faut donc ne leur donner que des purgatifs qui aient peu de volume, et qui ne causent point de répugnance.

On ne doit pas oublier que le bas âge jouit d'une grande sensibilité, et qu'il y aurait du danger à le traiter avec des remèdes trop irritans. Mais d'un autre côte, le lait et la bouillie dont on nourrit les enfans relâchent leur intestin, et le mettent à l'abri des accidens que pourraient causer les purgatifs, pourvu cependant qu'ils ne soient pas trop forts. Il ne s'agit donc que de trouver une substance qui opère avec sureté, et dont on puisse proportionner la dose à l'âge et à la force de ces petits individus. Or, le sirop composé de rhubarbe et la poudre de jalap réunisent tous ces avantages. Le premier convient néanmoins beaucoup mieux pendant la première année, parce qu'il purge et fortifie en même tems : ce qui est bien essentiel, à cause de la faiblesse des nouveaux-nés.

Ainsi, depuis la naissance, jusqu'à l'âge d'un an, on purge les enfans avec le sirop ci-dessus, qu'on mêle avec une fois ou deux fois autant d'eau, et dont on donne quelques cuillerées à café, pendant le premier mois ; ensuite on leur en donne autant de gros qu'ils ont de mois. Celui de quatre mois en prendra par conséquent demi-once, celui de huit mois, une once, et celui d'un an, une once et demie. On étend ce sirop dans une ou deux cuillerées d'eau ou de lait, et on le donne à deux ou trois reprises, pour empêcher que l'enfant ne le rejette.

Après la première année jusqu'à l'âge de puberté, on substitue la poudre de jalap au sirop de chicorée, et on en proportionne le nombre de grains à celui des années. On peut même en donner sans inconvénient un grain et demi par année, et y ajouter une égale quantité de tartrate acidule de potasse (crême de tartre) pour soutenir l'action du purgatif. On unit ensuite le tout avec un peu de sirop de fleurs de pêcher, pour en faire un bol, ou bien on l'étend dans quelques cuillerées d'eau ou de lait, pour qu'il soit plus facile à prendre.

Il est bon d'observer qu'il ne faut pas confondre la poudre de jalap, avec la résine de même nom. La première est de toute innocuité, tandis que la seconde est un purgatif si violent que les adultes eux-mêmes le supportent avec peine. Il ne faut donc jamais donner celle-ci aux enfans sous quelques prétexte que ce soit.

Une autre remarque importante, c'est que la poudre de jalap ne convient point aux enfans qui sont affectés de maladies aiguës ou de fièvre. On les purge alors, si c'est nécessaire, avec un peu de manne ou quelques-uns des sirops ci-dessus.

Nous allons donner quelques exemples qui ser-
viront de modèles.

Purgatif pour un enfant qui vient de naître.

Prenez Sirop de chicorée composé , un gros ;
    Eau de rivière , deux gros.
Mêlez ; pour une potion à prendre en une fois.

Remarque. Ce purgatif convient aux nouveaux-
nés , et les aide à rendre leurs excrémens. Mais il ne
faut le mettre en usage que lorsqu'il est indiqué par
quelques tranchés de l'enfant. Dans tout autre cas ,
il suffit de lui donner un peu d'eau sucrée , en attendant que la mère lui présente le sein.

Purgatif pour un enfant de quatre mois.

Prenez Sirop de chicorée composé , demi-once.
Etendez-le dans deux cuillerées d'eau ou de lait.

Purgatif pour un enfant de huit mois.

Prenez Sirop de chicorée composé , une once ;
    Huile d'amandes douces , une once.
Mêlez le tout, pour en prendre une cuillerée d'heure en heure.

Purgatif pour un enfant de dix-huit mois.

Prenez Poudre de jalap , tartrate acidule de potasse (crême de
    tartre), de chacun deux grains.
Incorporez-les avec trois ou quatre gros de sirop de fleurs de
    pêcher ; ou bien étendez-les dans deux cuillerées d'eau ou de
    lait.

Remarque. Si l'enfant a déja le dévoiement , on
substitue le sirop de chicorée composé de rhubarbe
à celui de fleurs de pêcher , et la poudre de rhubarbe à celle de jalap.

Purgatif pour un enfant de trois ans.

Prenez Poudre de jalap, tartrate acidule de potasse (crême de tartre), de chacune trois ou quatre grains ;
    Sirop de fleurs de pêcher, demi-once.
Mêlez le tout ensemble, et étendez-le dans deux cuillerées d'eau ou de lait.

Purgatif pour un enfant de six ans auquel on soupçonne des vers.

Prenez Poudre de jalap, tartrate acidule de potasse, de chacun neuf grains ;
    Coraline de Corse, ou poudre contre les vers, douze grains ;
    Sirop de fleurs de pêcher, six gros.
Mêlez le tout et étendez-le dans deux ou trois cuillerées de tisane ou de bouillon, pour prendre en une ou deux petites doses.

Purgatif pour un enfant de huit à dix ans.

Prenez Poudre de jalap, tartrate acidule de potasse, de chacun quinze grains ;
    Sirop de fleurs de pêcher, une once.
Délayez le tout dans un peu d'eau ou de tisane, pour une dose.

Remarque. Si les enfans ont de la répugnance pour les boisson ci-dessuss, on leur donne une des deux potions suivantes :

Emulsion purgative pour un enfant de trois à quatre ans.

Prenez Amandes douces pelées dans l'eau chaude, deux ou trois.
Pilez-les dans un mortier de marbre, en versant dessus, peu-à-peu, un petit verre d'eau d'orge.
Faites-y fondre ensuite :
    Manne, demi-once.

(151)

Passez le tout par un linge, et ajoutez-y :
Poudre de jalap, trois grains, ou poudre cornachine,
six grains.
Pour une dose à prendre tiède, le matin, à jeun.

Autre.

Prenez Manne, une once ou une once et demie.
Faites-la fondre dans un petit bouillon au lait.
Passez le tout, pour une dose à prendre le matin, à jeun.

Remarque. Si l'on observait que la dose d'un grain de poudre de jalap par année ne fût pas suffisante pour purger les enfans, on la porterait à un grain et demi par année jusqu'à l'âge de dix ans, en y ajoutant une égale quantité de tartrate acidule de potasse (crème de tartre), et depuis demi-once jusqu'à une once de sirop de fleurs de pêcher, suivant la force de l'enfant.

Quant à la poudre cornachine qui est composée de parties égales de diagrède, de tartrate acidule de potasse (crème de tartre), et d'oxide d'antimoine (antimoine diaphorétique), la dose peut en être double de celle de poudre de jalap pour les enfans.

Biscuit purgatif.

Prenez Sucre blanc pulvérisé, œuf frais, y compris la coque, de chacun neuf onces ;
Fleur de farine de froment, quatre onces ;
Poudre très-fine de jalap, une once six gros ;
Anis pulvérisé, un gros et demi.
Faites du tout un biscuit selon l'art.
La dose est d'un gros, par année, jusqu'à quatre ans ; de cinq gros depuis quatre ans jusqu'à six ; de six à sept gros depuis six jusqu'à dix ; d'une once depuis dix jusqu'à quinze, en augmentant suivant l'âge et la force. On en a donné jusqu'à une once et demie à des adultes, sans qu'ils aient été purgés.

Remarque. Ce biscuit, outre qu'il purge très-bien, est agréable au goût, ce qui est fort commode pour les enfans auxquels il est presque impossible de faire prendre quelque remède qui répugne.

Les adultes pourront aussi en faire usage, quand ils auront de la répugnance pour les autres purgatifs. Ils s'y prépareront deux ou trois jours avant par quelques bouillons rafraichissans, ou par quelques lavemens ; ils avaleront aussi par-dessus un grand verre de tisane chaude pour détremper le biscuit dans l'estomac ; ils prendront un bouillon deux heures après, et continueront la tisane pour soutenir les évacuations.

Des Potions émétiques.

On donne le nom d'*émétiques* aux remèdes qui excitent le vomissement. Il est des cas où cette évacuation doit être simple et sans secousses, tandis que dans d'autres cas elle doit être accompagnée d'une agitation plus ou moins considérable de toute l'économie.

Potion émétique qui agit sans secousses.

Prenez Ipécacuanha en poudre, douze grains ;
    Eau de rivière, trois onces.
Pour une seule dose.

Remarque. La faiblesse du malade exige quelquefois qu'on divise le vomitif en plusieurs prises, afin d'en arrêter ou modérer plus facilement l'action. On peut employer alors la potion suivante :

Prenez Ipécacuanha en poudre, vingt-quatre grains ;
    Eau, six onces.
Partagez en deux prises, à trois quarts d'heure ou une heure l'une de l'autre.

Remarque. On peut aussi provoquer le vomissement sans secousses, en donnant de l'eau ou d'autres boissons tièdes abondantes, en titillant la luette avec une plume : cette simple évacuation convient et doit suffire pour combattre la plénitude ou embarras de l'estomac qui complique la fièvre inflammatoire, la fièvre adynamique très-forte, l'inflammation d'un organe essentiel à la vie, la péripneumonie ou la pleurésie, une hémorragie active, l'état de grossesse, une hernie, l'empoisonnement avec des narcotiques qui enflamment lentement.

Potion émétique qui produit des secousses.

Prenez Tartrate de potasse antimonié (tartre stibié) deux grains.
Etendez dans douze onces d'eau.
Divisez en deux prises, à trois quarts d'heure de distance l'une de l'autre.

Remarque. Cette potion émétique est utile aux individus menacés de quelque maladie grave, telle qu'une fièvre ataxique, une apoplexie séreuse, etc. ; lorsqu'il y a des corps étrangers arrêtés dans les voies aériennes, dans le larynx ou la trachée artère.

Considérations générales sur l'usage des émétiques.

L'émétique est principalement utile pour remédier à l'embarras ou plénitude de l'estomac. Cette affection se manifeste par des nausées ou envies de vomir, par le dégoût pour les alimens, par l'amertume de la bouche et l'enduit jaunâtre de la langue, par le mal de tête au-dessus des yeux, par le bourdonnement des oreilles, par la teinte jaune ou bilieuse des paupières, des environs du nez et des commissures ou angles des lèvres, par la tension des hypo-

condres , par un sentiment de pesanteur, et quelquefois de chaleur ou d'aigreur dans l'estomac , d'où
il se propage jusqu'à l'arrière-bouche.

Ce remède convient aussi au début de certaines
maladies graves, qui s'annoncent par de sinistres
présages, telles que les fièvres ataxiques ou malignes.
L'émétique donné à propos, dans ce cas-là , détermine une secousse générale, qui suffit quelquefois
pour dissiper l'orage ou le désordre du système
nerveux, et pour imprimer à la maladie une marche
plus salutaire. Mais il faut ici de l'expérience et du
tact, sans quoi on s'expose à commettre les plus
lourdes méprises. Je voudrais même que la main du
vulgaire s'abstînt toujours de manier le tartre stibié;
car c'est un sel qui n'évacue pas seulement la matière
contenue dans l'estomac, mais qui produit aussi les
plus dangereux effets, quand il est administré sans
précaution.

Il ne faut jamais faire vomir dans les maladies
aigues, dit le père de la médecine, à moins qu'il
n'y ait une surabondance de matière à évacuer, ce
qui a lieu rarement. Si ce cas-là se présente, il faut
saisir le commencement de la maladie pour donner
l'émétique; car si l'on manque cette occasion et
qu'on diffère jusqu'à une période plus avancée, on
ne fait qu'exaspérer ou irriter l'organisme, et on fait
beaucoup plus de mal que de bien. C'est alors le cas
de dire avec Hippocrate, qu'on cherche à mouvoir
la matière pendant qu'elle est encore dans l'état de
crudité. Il vaut donc mieux en attendre la coction
ou la fin de la maladie, et s'il y a alors quelque signe
qui indique l'embarras ou plénitude de l'estomac, on
excite le vomissement pour favoriser la crise, et
pour concourir au but que la nature se propose.

Ce serait encore une imprudence de donner des
émétiques dans les maladies où il y a quelque lésion

organique des viscères, telle que des tubercules, sur-tout ulcérés du poumon, un anévrysme du cœur ou des gros vaisseaux, un squirrhe ou un cancer, de l'estomac, de l'intestin, du mésentère, du foie, de la matrice, etc. ; le vomissement ne ferait alors qu'aggraver le mal. La secousse qui accompagne cette évacuation serait également nuisible dans l'apoplexie sanguine ; mais elle pourrait avoir beaucoup d'avantage dans l'apoplexie séreuse.

Par rapport aux individus, il en est qui ne peuvent point vomir, quelque dose d'émétique qu'ils prennent ; d'autres, au contraire, sont naturellement si faibles, si délicats ou si sensibles, que la moindre nausée les jette dans une anxiété et une défaillance dangereuses. Qu'on se garde bien alors d'exciter le vomissement. Même réserve pour les personnes sujettes à l'hémoptysie ou crachement de sang, pour les femmes qui ont des pertes habituelles et pour les herniaires, à moins qu'ils n'aient un bandage qui contienne bien les parties.

L'expérience atteste qu'on peut faire vomir les femmes enceintes ou nouvellement accouchées, mais il ne faut pas que ce soit sans nécessité, ou sans les signes qui annoncent la plénitude de l'estomac, ou quelque maladie que l'émétique peut dissiper.

Le vomissement, quelqu'indiqué qu'il soit, ne doit pas être provoqué sans quelques précautions. Il faut disposer le malade, si l'on y est à tems, dès la veille, par des délayans, afin de diminuer l'éréthisme de l'économie, et de rendre la matière plus mobile ou plus facile à évacuer. Pendant l'action du vomitif, qu'on lui donne de l'eau tiède en abondance, aussitôt après les premières nausées, pour empêcher que l'estomac ne s'irrite ou ne s'enflamme à force de se contracter. Dès que le vomissement a cessé, on fera bien de donner aussi quelques cuillerées d'une potion anti-spasmodique, pour calmer le trouble général que l'émétique a causé.

S'il arrivait que le vomissement se prolongeât trop longtems, il faudrait l'arrêter au moyen des anti-émétiques. Les plus héroïques de ces derniers sont le colombo, qu'on donne en poudre depuis 9 jusqu'à 18 grains, ou en infusion par verres; le quinquina en poudre ou en infusion et en décoction aqueuses, à la même dose que le précédent, ou en extrait, depuis 5 jusqu'à 10 grains; en un mot, les toniques et les amers. On peut y ajouter aussi les acides végétaux, le gaz acide carbonique, le suc de citron, de limon, d'orange, le vinaigre un peu fort; les eaux distillées aromatiques de lavande, de mélisse, d'hysope, de menthe commune, et sur-tout de menthe poivrée; les carbonates de soude, de potasse, de magnésie; les anti-spasmodiques un peu forts, la liqueur d'Hoffmann, l'éther sulfurique, le laudanum liquide de Sydenham, l'extrait muqueux d'opium, le camphre, le diascordium, la thériaque, l'assa-fœtida.

Potion anti-émétique.

Prenez Carbonate de potasse (sel d'absynte), demi-gros;
  Acide citrique (suc de citron), une cuillerée;
  Eau de rivière, deux cuillerées.
Mêlez et faites avaler au moment de l'effervescence.

Remarque. C'est la potion anti-émétique de Rivière. On peut substituer au carbonate de potasse celui de soude ou de magnésie, et au suc de citron celui de limon ou d'orange.

Autre.

Prenez Eau distillée de menthe, cinq onces;
  Carbonate de chaux (poudre d'yeux d'écrevisse), demi-gros;

Suc de limon, une cuillerée ;
Liqueur d'Hoffmann, demi-gros ;
Laudanum liquide, vingt gouttes ;
Sirop de menthe, une once.

Mêlez ; pour une potion à prendre, par cuillerées, de deux heures en deux heures.

REMARQUE. C'est la potion anti-émétique de de Haen. Elle arrête non-seulement le vomissement, mais encore le hoquet et les crampes de l'estomac. Si ce moyen ne suffit pas, on donne dix ou douze grains d'assa-fœtida par jour en trois prises, ou bien on applique, sur la région de l'estomac, soit de la thériaque pure, soit un emplâtre sur lequel on étend six grains de camphre et autant d'opium, soit l'emplâtre d'assa-fœtida.

D'après toutes ces considérations, on doit bien juger qu'il n'appartient qu'à une main sage et très-exercée d'administrer l'émétique.

De la manière de faire vomir les enfans.

On n'a pas besoin de s'étendre beaucoup sur la nécessité des précautions que l'émétique exige chez les enfans. Tout le monde sait qu'à cet âge la sensibilité doit être ménagée, pour prévenir les convulsions et autres désordres qui peuvent affecter le genre nerveux. Il convient donc de ne donner ici qu'à de faibles doses les substances qui ont la propriété d'exciter le vomissement.

Potion vomitive pour un enfant de quatre mois, six mois, ou un an.

Prenez Ipécacuanha en poudre, deux grains ;
Eau sucrée, ou édulcorée avec un sirop, deux onces.

A prendre par cuillerées à café, d'heure en heure. Le vomissement a lieu, pour l'ordinaire, après la seconde ou la troisième cuillerée.

Autre.

Prenez Tartrate de potasse antimonié (tartre stibié), un quart ou un demi-grain.
Sucre blanc, douze ou seize grains.
Triturez et étendez le tout dans un verre d'eau, à prendre par cuillerées à café, toutes les demi-heures, jusqu'à ce que le vomissement ait lieu.

Potion émétique pour un enfant, depuis deux ans jusqu'à six ou huit.

Prenez Ipécacuanha en poudre, six grains;
Eau de rivière, deux onces.
A prendre par cuillerées, de demi-heure en demi-heure, jusqu'au vomissement parfait.

Autre.

Prenez Tartrate de potasse antimonié (tartre stibié), un grain.
Eau de rivière, un verre.
A prendre par cuillerées, toutes les demi-heures.

Remarque. L'ipécacuanha et le tartre stibié sont des émétiques surs et de toute innocuité; il ne s'agit que d'en proportionner la dose à la faiblesse et à la sensibilité de l'enfance. On peut également employer, pour cet âge, l'oxymel scillitique dont on étend demi-once ou une once dans trois onces d'eau, et dont on fait prendre une cuillerée d'heure en heure. L'oxide d'antimoine hydro-sulfuré brun (kermès minéral) est encore un excellent émétique, sur-tout dans les pays humides. On en étend deux grains dans trois onces d'eau, et on en donne ensuite aux enfans une cuillerée à café qu'on mêle avec un autre véhicule agréable, tel que l'eau miellée ou sucrée. Ces deux derniers vomitifs conviennent principalement à la fin des coqueluches ou des rhumes de poitrine, lorsque les enfans toussent encore, et ont de la peine à se débarrasser des mucosités ou glaires qui surchargent les poumons et les voies de la respiration.

Des eaux minérales artificielles.

On appelle ainsi les eaux qui tiennent en dissolution des sels terreux, alcalins ou métalliques.

On les divise en naturelles et en artificielles. Les premières jaillissent du sein de la terre ; les secondes se composent des ingrédiens que l'analyse démontre dans les premières. C'est donc ici l'art qui imite la nature dont il a découvert le secret. Quoique les eaux minérales soient innombrables, nous ne donnerons que la formule de deux espèces, l'une pour les personnes faibles, et l'autre pour celles qui sont plus robustes.

Eau minérale artificielle pour une personne d'une faible constitution.

Prenez Tartrate de potasse et de fer (tartre martial soluble), sulfate de soude (sel de Glauber), de chacun une once.
Eau de rivière ou de fontaine, dix livres.
Faites bouillir le tout ensemble jusqu'à la diminution d'un cinquième ; retirez ensuite le vaisseau du feu, et laissez reposer cette eau pendant trois heures ; passez par un linge plié en trois, et mettez la liqueur en bouteilles, que vous garderez dans un lieu frais.

Remarque. Cette eau peut être prise à domicile par ceux qui sont trop éloignés des eaux naturelles ou qui n'ont pas la faculté de s'y rendre. Elle convient aux personnes d'un tempérament faible et lymphatique, aux femmes affectées de chlorose ou pâlecouleurs, de suppression des menstrues, de bouffissure. Mais on doit en interdire l'usage à ceux qui ont la poitrine délicate, qui sont affectés de toux sèches, d'hémoptysie ou de crachement de sang, de fièvre hectique, de maigreur extrême.

Cette eau se prend ordinairement le matin à jeun, à la dose de trois verres, en laissant un quart d'heure d'intervalle de l'un à l'autre; pour en faciliter la digestion, on se promène dans la chambre ou à l'air, suivant la température. On ne mange que deux heures après avoir pris les trois verres. On en continue l'usage pendant un mois, en ayant soin de se purger au commencement et à la fin.

Eau minérale artificielle pour les personnes robustes.

Prenez Limaille d'acier cru, bien lavée, deux onces.
Faites-les infuser pendant vingt-quatre heures dans une livre de vin blanc; passez ensuite par un linge plié en deux, au-dessus d'une cruche remplie de douze livres d'eau de rivière. Rejetez comme inutile ce qui sera resté sur le linge, et conservez cette eau dans des bouteilles bouchées et placées au frais.

Remarque. Pour se servir de cette eau, on en fait sa boisson ordinaire pendant quinze jours, tant aux repas que dans les intervalles; on mange de la soupe deux fois le jour, et on évite les fruits crus, la salade, la pâtisserie, et tout ce qui est difficile à digérer. On se purge au commencement, et on fait le plus d'exercice qu'on peut pendant l'usage de cette eau minérale.

Les cas où elle peut être utile ou dangereuse sont les mêmes que pour la précédente.

CHAPITRE VII.

DES JULEPS et DES LOKS.

ARTICLE PREMIER. — *Des Juleps.*

On donne le nom de *juleps* à des potions limpides, douces et agréables, composées pour l'ordinaire d'eaux distillées et de sirops.

Julep somnifère, ou propre à exciter le sommeil.

Prenez Eau de laitue, quatre onces ;
    Sirop diacode, demi-once ; ou laudanum liquide de Sy-
    denham, douze gouttes.
Mêlez le tout ; pour un julep à prendre à l'heure du sommeil.

REMARQUE. Le sommeil est destiné à réparer les forces ; il apporte le calme et répand, pour ainsi dire, un beaume salutaire dans toutes les fonctions. Au contraire, rien n'épuise autant que l'insomnie ou la veille trop prolongée : elle dessèche, irrite et enflamme les organes, si l'on ne vient à bout d'y porter remède.

Le plus héroïque des somnifères est, sans contredit, *l'opium.* Il fait des miracles, quand il est administré par d'habiles mains ; mais il peut aussi produire les plus grands maux, s'il est manié par l'ignorance et la prévention.

Pour rendre ce médicament le plus utile et le

moins nuisible en même tems, nous exposerons succintement le double tableau des cas où il convient et de ceux où il est dangereux.

1°. L'opium est indiqué toutes les fois que la sensibilité est trop exaltée, c'est-à-dire, lorsqu'il existe une douleur purement nerveuse, mais vive et permanente, qui ne laisse point de repos; lorsque les malades sont dans un état de chaleur, de malaise et d'agitation qui les prive de sommeil. Ce remède est utile, comme sommifère, au commencement de l'accès de certaines fièvres intermittentes, lorsque le frisson tient à un véritable état de spasme; il convient aussi dans la fièvre maligne qu'on nomme *lente nerveuse*, et qui dépend de veilles excessives ou de quelques affections de l'âme; dans les flegmasies aiguës, lorsqu'après la chûte des symptômes, il reste de la douleur dans la partie affectée; dans les névroses ou maladies nerveuses, telles que la manie, l'hystérie, l'épilepsie, etc.; sur-tout dans les affections cancéreuses accompagnées de douleurs atroces.

2°. Il faut bien se garder de prescrire l'opium comme sommifère, quand il s'agit de combattre une douleur inflammatoire générale, dont la cause tient à une fluxion ou congestion sanguine dans la partie affectée. Ce n'est donc pas à ce remède qu'on doit avoir recours pour provoquer le sommeil au commencement d'une péripneumonie ou d'une pleurésie, ni dans la phrénésie ou inflammation du cerveau, ni dans les maladies comateuses, telles que l'apoplexie, la léthargie, la catalepsie. On ne l'emploiera pas non plus dans les maladies accompagnées de faiblesse ou d'exténuation, à moins qu'il n'y ait en même tems un excès de sensibilité, comme cela s'observe quelquefois chez les phthisiques. Les hémorragies naturelles, comme les hémorroïdes, les menstrues, etc., dont l'écoulement est souvent précédé de douleur et d'insomnie, pourraient se déranger ou s'intervertir sous l'influence de l'opium et des narcotiques; il en serait de même si ces évacuations étaient critiques. Le meilleur somnifère, dans tous ces cas-là, est le retour de l'équilibre par l'excrétion de tout ce qui était superflu, inutile ou nuisible à l'économie.

On voit, d'après ce court aperçu, que l'insomnie ou défaut de sommeil peut dépendre d'une infinité de causes, et qu'il n'appartient qu'à un médecin éclairé d'adapter le somnifère qui convient à chacune d'elles; car s'il y a des cas où l'opium est nécessaire pour rappeler le sommeil, il en est aussi où une saignée, un bain, une boisson délayante, produisent le même effet.

Julep contre l'apoplexie.

Prenez Eaux de mélisse simple, de chardon bénit, de chacune deux onces;
  Eaux de fleurs d'oranger, de cannelle orgée, de chacune deux gros;
  Muriate d'ammoniaque (sel ammoniac), demi-gros;
  Ammoniaque (esprit volatil de corne de cerf), alcohol de potasse (lilium de Paracelse), de chacun douze gouttes;
  Sirop d'œillet, une once.
Mêlez; pour un julep à donner par cuillerées toutes les demi-heures, ou en deux doses, de quatre heures en quatre heures.

Remarque. Ce julep est très-excitant; il a la propriété de réveiller la sensibilité et toutes les propriétés vitales; mais il accélère en même tems la circulation du sang, et détermine ce fluide à se porter plus abondamment vers la tête: d'où il résulte que ce serait un remède plus dangereux et plus nuisible qu'utile dans l'apoplexie sanguine, dont la cause immédiate tient à l'engorgement du cerveau.

On ne doit l'employer que dans l'apoplexie séreuse; encore faut-il qu'il soit précédé de l'émétique et de quelque purgatif, même de l'application des vésicatoires. Alors, il pourra faire beaucoup de bien en ranimant les organes, et en dissipant la stupeur apoplectique dont ils sont frappés. Mais on devine ici qu'il faut nécessairement avoir recours à un médecin qui sache distinguer l'apoplexie séreuse d'avec la sanguine, et prescrire les médicamens qui conviennent à chacune d'elles.

Le julep ci-dessus convient aussi dans la syncope, et dans toutes les maladies où le pouls est petit, concentré, et où les membres sont froids.

La syncope est ce qu'on nomme vulgairement *faiblesse, défaillance* ou *perte de connaissance*. Cette affection peut avoir lieu chez les personnes excessivement nerveuses, sur-tout à la suite d'une longue maladie qui les a beaucoup affaiblies. Elle peut être aussi déterminée par des évacuations excessives, telles que la diarrhée, une hémorragie trop abondante; par de vives affections de l'âme, par la frayeur, le dégoût ou l'antipathie qu'inspire un objet désagréable, hideux; ajoutez à ces causes la trop prompte déplétion du bas-ventre après l'opération de la paracenthèse dans le cas d'hydropisie, celle de la matrice après le travail de l'accouchement, celle d'un abcès considérable parvenu à sa maturité; une lésion organique du cœur ou de l'aorte, un effort violent et prolongé, une douleur très-aiguë, la présence de vers dans l'intestin, l'hystérie ou vapeurs, l'inanition produite par le défaut d'alimens.

Quand cette maladie arrive lentement, elle s'annonce par un sentiment de malaise dans la région du cœur; le pouls devient imperceptible, le visage pâlit, les membres se réfroidissent, la vue s'obscursit ; il y a des vertiges , les oreilles bourdonnent. Dans le cas contraire , le battement du cœur et du pouls diminue ou s'arrête tout-à-coup ; il n'y a plus de respiration ; les facultés de l'âme, les fonctions des sens, la voix, le mouvement, en général tout est suspendu ; on dirait qu'il n'y a plus de vie ; une sueur froide se répand sur tout le corps, principalement sur le front.

Quelques minutes après, cet état de mort apparente se dissipe, la santé revient par degrés, et le malade ne se plaint que d'un sentiment d'anxiété considérable vers le cœur ; on dirait que cet organe trouve de la difficulté à pousser la colonne de sang qui s'était arrêtée. Quelquefois il y a des vomissemens et des convulsions.

Pour traiter la syncope, il faut commencer par situer le malade dans une position horisontale. On tâche ensuite de ranimer la sensibilité au moyen des excitans , tels que l'ammoniaque , l'acide acétique concentré ou vinaigre radical, les gommes-résines fétides , etc. , placés sous le nez ; on fait avaler quelques cuillerées de la potion ci-dessus ; on arrose le visage , le front , les tempes avec de l'eau froide ou avec de l'oxycrat ; on porte le malade dans un lieu frais.

Julep anodin contre la dyssenterie.

Prenez Eau distillée de lys, quatre onces ;
    Laudanum liquide de Sydenham, douze gouttes ;
    Carbonate de chaux, deux scrupules.
    Sirop de guimauve, une once.
Mêlez le tout ; pour un julep à prendre à l'heure du sommeil.

REMARQUE. La dyssenterie, comme nous l'avons fait observer, est une inflammation du gros intestin, accompagnée de constipation opiniâtre et de violentes tranchées ou coliques ; c'est pour appaiser ces tranchées qu'on peut prescrire le julep ci-dessus. Vers la fin de cette maladie, on tâche de rendre à l'intestin sa tonicité naturelle au moyen de quelques grains de rhubarbe. Des praticiens sensés conseillent aussi la poudre d'ipécacuanha seule ou mêlée avec le diascordium : on prend un grain d'ipécacuanha et un gros de diascordium dont on fait un bol qu'on enveloppe dans du pain à chanter, et qu'on donne le soir à l'heure du sommeil.

Julep pour prévenir l'avortement.

Prenez Eaux de plantain, de roses, de chacune deux onces ;
    Sirop de coing, une once ;
    — diacode, demi-once.
Mêlez ; pour un julep à prendre en se couchant, ou dans le jour, si cela est nécessaire.

REMARQUE. L'avortement n'est autre chose que l'accouchement prématuré ou avant terme, c'est-à-dire, avant que le fœtus soit viable, ou capable de vivre. C'est moins une maladie proprement dite, qu'un accident dont les suites peuvent être plus ou moins fâcheuses suivant les circonstances. Il dépend toujours de quelque cause, dont la source est hors de la femme ou dans la femme. On met au nombre des premières toute espèce de violences ou de sévices, tels que les chutes, les coups, l'action subite d'une trop grande chaleur ou d'un trop grand froid, un air impur, les mauvaises odeurs, la vue d'un objet dégoûtant, un son trop bruyant, par exemple, celui de grosses cloches, ou de fortes pièces d'artillerie, du tonnerre ; les vêtemens trop serrés. Les causes qui viennent de la femme sont un tempérament trop sanguin, pléthorique à l'excès, ou très-faible et très-appauvri, des maladies aiguës ou chroniques, des écarts de régime, comme l'intempérance l'abus des échauffans, des liqueurs ; le défaut d'alimens, une course forcée à pied, à cheval, en voiture, les efforts réitérés pour soulever et porter des fardeaux considérables ; une constipation opiniâtre ou un dévoiement excessif ; la rétention d'urine, les affections morales, le chagrin concentré, la frayeur, la surprise, la colère, etc. : on doit ajouter à ces causes celles qui dépendent du fœtus, comme les maladies dont il peut être affecté au sein de la mère, le défaut de longueur, l'entortillement ou la rupture du cordon ombilical, l'implantation du placenta sur le col de la matrice, circonstances qui, à l'exception de la dernière, sont toutes méconnues avant l'expulsion de l'avorton, et auxquelles il est par conséquent impossible de remédier.

Le mécanisme de l'avortement est presque le même que celui de l'accouchement naturel. Les causes dont nous venons de faire l'énumération tendent à décoler le placenta et à détruire toute communication entre la mère et l'enfant. Celui-ci devient alors un corps absolument étranger à la matrice qui se contracte et revient sur elle-même pour s'en débarrasser. C'est ce qu'elle fait d'autant plus ou moins promptement que la grossesse est plus ou moins avancée. Mais cette opération ne se termine pas toujours d'une manière aussi paisible que l'accouchement à terme. Elle est souvent précédée, accompagnée ou suivie d'accidens qui la rendent orageuse. Des hémorragies abondantes et quelquefois très-difficiles à modérer, des convulsions, des syncopes, des obstacles qui s'opposent à la délivrance, des maladies aiguës, locales ou générales qui ont des résultats plus ou moins graves : telle est la série des maux qui peuvent former le cortège de l'avortement ou fausse-couche.

Ce tableau, encore qu'il ne soit qu'ébauché, suffit néanmoins pour prouver à toute femme enceinte qui serait menacée d'un pareil accident, la nécessité de recourir sur-le-champ à un accoucheur instruit et exercé ; c'est à lui seul qu'il appartient de prescrire alors ce qu'il faut faire et éviter pour conduire la grossesse à son terme, ou pour empêcher que le fœtus ne vienne au monde avant d'être viable. Mais malheureusement ce succès n'est pas aussi facile à obtenir qu'on pourrait le croire. Il est nombre de causes dont on ne peut arrêter le cours, et qui doivent nécessairement avoir leur effet. Que faire, par exemple, quand la femme a été meurtrie de coups ou qu'elle a fait une chute violente sur le ventre ? Qu'espérer alors de la potion ci-dessus, uniquement propre à modérer les douleurs qui précèdent l'avortement ? Qu'attendre même de la saignée, qui paraît bien mieux indiquée que tout remède intérieur ? Le seul conseil qu'on puisse donner, en général, à toute femme enceinte qui craint de s'être blessée, c'est de se coucher et d'éviter tout ce qui pourrait troubler le repos du corps ou le calme de l'âme, en attendant que les gens de l'art viennent à son secours. Voilà le plus sûr moyen de prévenir l'avortement, ou de le rendre le moins dangereux possible pour la femme, quand il est inévitable. Au reste, les indications particulières varient suivant les causes, et se trouvent détaillées dans les traités d'accouchemens.

Julep pour faire sortir le fœtus mort.

Prenez Eaux distillées de chardon bénit, de fleurs d'oranger, de
    chacune deux onces ;
      Trochisques de mirrhe, un scrupule ;
      Sirop d'armoise, demi-once.
Mêlez le tout ; pour un julep.

REMARQUE. Ce julep est emménagogue. Il provoque

l'écoulement des menstrues et des lochies ou vuidanges, l'expulsion de l'arrière-faix et du fœtus mort
dans la matrice Mais il ne convient que dans le cas
d'atonie ou de faiblesse générale qui s'étend jusqu'à
la matrice. Si l'économie était dans un état d'irritation, et que les organes génitaux fussent menacés
d'inflammation, il faudrait renoncer à un pareil remède. L'emploi en serait alors beaucoup plus nuisible que salutaire. Ce serait plutôt le cas de recourir
à la saignée du bras ou à l'application des sangsues,
aux fomentations émollientes et anodynes.

Julep hydragogue, ou contre l'hydropisie.

Prenez Eau de fleurs de camomille, ou infusion de fleurs de
    camomille, huit onces :
      Tartrate de potasse antimonié (tartre stibié), deux grains.
      Sirop de nerprun, une once et demie.
Mêlez le tout ; pour un julep.

REMARQUE. Ce julep provoque d'abondantes évacuations par les selles. Le tartre stibié donné ainsi
à petites doses, excite la purgation d'une manière
aussi sûre que le vomissement, quand il est pris à
grandes doses. Les selles sont mêmes plus copieuses
et moins fatigantes qu'avec les purgatifs ordinaires.
On conçoit donc l'utilité de ce julep dans l'hydropisie. Mais nous observerons qu'il serait nuisible et
dangereux dans cette maladie, si elle existait avec
une lésion organique des viscères, par exemple, avec
l'induration du péritoine, du mésentère ou de l'intestin, avec un abcès du foie, de la rate, etc.
L'usage de ce remède doit encore être dirigé par un
médecin instruit et capable de distinguer l'hydropisie idiopatique d'avec la symptomatique.

Article II. — *Des Loks.*

On appelle ainsi des potions visqueuses, douces et agréables, destinées à soulager les maux de gorge et de poitrine. Elles sont composées d'huiles qu'on rend miscibles à l'eau au moyen d'un mucilage. On y ajoute aussi quelquefois des poudres, des sirops, des sels, etc.

Lok commun.

Prenez Sirop de guimauve, huile d'amandes douces, de chacun une once ;

Adipocire (blanc de baleine), un gros.

Dissolvez le blanc de baleine dans l'huile ci-dessus, et mêlez le tout ensemble, pour un lok à prendre, par cuillerées, dans les quintes de toux, en le laissant fondre doucement dans la bouche.

Remarque. Ce lok convient dans toutes les maladies de la gorge, comme les esquinancies ; dans celles de la poitrine, comme la pleurésie, la péripneumonie, le catarrhe, l'asthme, etc. ; dans toutes celles où l'irritation des organes qui servent à la respiration est accompagnée d'une toux plus ou moins opiniâtre. Les substances dont ce remède est composé ont une vertu adoucissante qui contribue beaucoup à faciliter l'expectoration, par laquelle la nature tend à juger presque toutes les maladies de poitrine.

Lok anti-asthmatique.

Prenez Sirop d'érysimum, oxymel scillitique, de chacun une once.

Adipocire (blanc de baleine) dissoute dans suffisante quantité d'huile d'amandes douces, un gros ;

Gomme ammoniaque dissoute dans du vin , environ
  un gros ;
    Eau d'hysope, trois onces.
Mêlez le tout ; pour un lok à prendre à la cuiller , toutes les
  demi-heures.

Remarque. La plupart des substances dont ce
lok est composé sont plus ou moins excitantes.
Il convient donc, dans ces prétendues espèces
d'asthmes qui ne tiennent qu'à des catarrhes chroniques ou dégénérés, lorsqu'il faut remonter le ton
de la poitrine, pour favoriser l'expectoration et la
transpiration insensible. Mais il faudrait bien se
garder d'employer un pareil remède dans les affections asthmatiques compliquées d'ulcération et
d'épaississement de la muqueuse bronchiale ou pulmonaire, de pleurésie chronique, d'induration de
la plèvre, d'épanchement puriforme, d'atrophie du
poumon, de phthisie tuberculeuse, de phthisie
laryngée, d'anévrysmes du cœur ou de l'aorte; on
doit s'en abstenir aussi dans l'asthme convulsif ou
nerveux, qu'on nomme ordinairement asthme sec,
ainsi que dans les crampes de poitrine; ces dernières
maladies exigent moins les excitans que les anti-spasmodiques. Il importe donc beaucoup, avant de rien
entreprendre contre l'asthme, d'en bien reconnaître
l'espèce, pour y adapter le remède qui convient.
Mais ici le diagnostic exige encore plus que par tout
ailleurs les lumières d'un homme de l'art très-expé-
rimenté.

Lok pour rappeler l'expectoration dans la péripneumonie.

Prenez Huile d'amandes douces, récente, une once et demie.
    Sirop violat, miel de Narbonne, de chacun demi-once.
    Le jaune d'un œuf frais.
Mêlez le tout ; pour un lok à prendre, par cuillerées, jusqu'au
  retour de l'expectoration.

Remarque. La suppression des crachats dans la péripneumonie ainsi que dans le catarrhe aigu, suppose un accroissement d'irritation dans le parenchyme du poumon et dans la membrane muqueuse qui en tapisse les cellules. On doit donc se proposer de relâcher et de détendre ces organes, afin d'en rétablir la sécrétion et l'excrétion. C'est ce qu'on obtient au moyen du lok ci-dessus, qui ne contient que des substances douces et émollientes.

Lok contre l'esquinancie.

Prenez Feuilles d'aigremoine, deux poignées ;
     — de ronce, de plantain, de chacune une poignée ;
     Une Grenade ;
    Eau, trois livres.
Faites bouillir le tout dans un pot de terre, et réduisez à une livre.
Passez ensuite la liqueur par un linge, et ajoutez-y assez de sucre pour en faire un sirop plus épais que le sirop ordinaire, dont le malade prendra une cuillerée tous les quarts d'heure, en le laissant fondre doucement dans la bouche.

Remarque. On distingue plusieurs espèces d'esquinancie ; savoir : la tonsillaire, la pharyngée, la laryngée des adultes et la laryngée des enfans ou le crowp. Nous en donnerons une courte description.

1°. L'esquinancie tonsillaire est ainsi nommée, parce qu'elle affecte les tonsilles ou amygdales. On l'observe principalement dans l'enfance et l'adolescence. Elle peut être occasionnée par l'impression subite du froid, par la déglutition de substances âcres et irritantes, par la suppression d'un cautère, d'un vésicatoire, des règles, des hémorroïdes, des fleurs blanches, de tout écoulement habituel.

Cette maladie se reconnaît à une douleur gravative et à une chaleur très-incommode dans l'arrière-bouche, d'où elle se propage dans l'oreille. L'une des amigdales ou toutes les deux, ainsi que le voile du palais, sont rouges, gonflés, parsemés de points blancs; il y a sécheresse de la gorge au commencement; ensuite le malade crache des mucosités filantes et visqueuses, qui deviennent, à la fin, blanches, jaunâtres, opaques et épaisses. On avale avec peine, sur-tout les liquides. Lorsque le gonflement est très-considérable, on est menacé de suffocation; il y a de la fièvre, du délire, de l'assoupissement.

Quand la marche de l'esquinancie est aiguë, la durée n'en est guère que de sept à quatorze jours; et alors, elle se termine presque toujours par résolution, quelquefois par la suppuration des amygdales. Il y a des individus chez qui cette maladie se change en une autre, à cause des métastases qui ont lieu sur les poumons ou sur quelque autre viscère. Elle peut passer aussi à l'état chronique, ce qui en rend la durée indéfinie; on doit redouter alors l'induration des amygdales; il n'est même pas très-rare qu'on soit obligé d'en faire la résection.

Dans le traitement, il ne s'agit que de modérer l'éréthisme et la chaleur de toute l'économie, ainsi que l'ardeur et l'irritation des parties affectées. On prescrit pour cela des tisanes émollientes, des potions mucilagineuses, la vapeur de l'eau tiède dirigée vers la gorge, des loks adoucissans; on fait observer en même tems une diète plus ou moins sévère. Si la maladie est très-forte et qu'elle menace la vie du malade, on tâche de l'arrêter ou d'en troubler la marche dès le début, en détournant la fluxion qui se dirige vers les amygdales; le vomissement et les secousses, les lavemens âcres et irritans, les sinapismes aux pieds, les vésicatoires aux jambes, et l'application des sangsues sur les parties latérales du cou, sont les moyens sur lesquels on doit le plus compter alors. Quand les symptômes inflammatoires sont appaisés et qu'il n'y a plus de fièvre, on remet peu-à-peu le malade à son régime de vie ordinaire, et on lui conseille quelques gargarismes toniques ou excitans, afin de rendre aux amygdales leur vitalité ou force naturelle.

2°. L'esquinancie pharyngée porte ce nom, parce qu'elle affecte le pharynx ou le gosier. Elle dépend des mêmes causes que la précédente. On la reconnaît à la rougeur du pharynx et à la gêne douloureuse de la déglutition, sans que la respiration soit difficile. Les boissons reviennent par les narines, et déterminent une toux convulsive. Il y a, comme ci dessus, une fièvre qui redouble le soir ou dans la nuit, quelquefois du délire, etc.

La marche, la durée et la terminaison en sont les mêmes que celles de l'esquinancie tonsillaire, et le traitement n'en diffère pas non plus.

3°. L'esquinancie laryngée des adultes a son siége au larynx ou à la partie supérieure de la trachée-artère, d'où elle peut se propager plus ou moins avant dans les bronches. Outre les causes des esquinancies précédentes, l'inspiration des vapeurs irritantes peut encore la produire.

On n'aperçoit point alors de rougeur, au moins sensible, dans l'arrière-bouche; mais le malade se plaint d'une chaleur et d'une douleur gravative à la partie supérieure et antérieure. du cou, laquelle augmente par la pression, et force à renverser la tête en arrière; la respiration est très-difficile, la voix aiguë et sifflante, la toux rauque, l'expectoration d'abord nulle, ensuite visqueuse et épaisse; le pouls est petit et faible, l'anxiété extrême, tout l'individu fort agité.

Ici la fièvre est continue avec des redoublemens

bien marqués. La maladie ne reste dans l'état de violence que trois, quatre ou sept jours. Elle se termine par le retour de la santé, lorsque la résolution a lieu, ou par la mort, lorsque le malade est suffoqué; ce qui arrive dès les premiers jours. Elle peut aussi passer à une autre maladie, telle que la phthisie laryngée, sorte d'esquinancie chronique qui conduit le malade au tombeau.

Le traitement, comme dans l'esquinancie tonsillaire ou des amygdales.

4°. L'esquinancie laryngée des enfans, est ce qu'on nomme vulgairement le *croup*; elle est produite par les mêmes causes que les espèces précédentes, avec cette différence néanmoins qu'elle peut être épidémique, endémique ou sporadique, ce qu'on n'observe guère pour les autres.

Cette maladie se masque au début sous l'apparence d'un léger rhume qui dure un ou deux jours, quelquefois davantage, ensuite, à mesure qu'elle fait des progrès, la voix devient aiguë, sonore et semblable au cri d'un jeune coq; la respiration est gênée, sifflante, le cou légèrement douloureux, la toux rauque, l'expectoration d'abord nulle, puis limpide et visqueuse, et enfin épaisse, opaque et coueuneuse; quelquefois l'enfant rend comme des lambeaux de membranes. Ajoutez à ces symptômes la petitesse, la faiblesse et l'intermittence du pouls, l'anxiété et l'agitation fébriles, vous aurez le tableau complet de cette cruelle maladie qui immole tant d'enfans.

La marche en est très-aiguë; car elle ne dure que trois, quatre ou cinq jours, pendant lesquels elle offre les rémissions les plus irrégulières; elle laisse même entrevoir quelquefois des espérances de guérison; mais ce n'est que pour frapper ensuite plus promptement ses victimes.

Le crowp se termine rarement par résolution ; il étouffe souvent le malade dont le conduit aërien est obstrué par une fausse membrane qui empêche la respiration et produit l'asphyxie.

Le traitement de cette espèce d'esquinancie n'est pas aisé, sur-tout quand elle est avancée. Le meilleur moyen serait, s'il était possible, de la faire avorter dès le commencement ; on a recours, pour cela, aux dérivatifs, tels que les pédiluves chauds, les vomitifs, les lavemens irritans, les sternutatoires, l'application des sangsues, même d'un vésicatoire autour du cou ; cette méthode, en quelque sorte perturbatrice, détourne la fluxion des liquides qui se dirige vers le larynx où est le foyer de l'irritation. Quand la sensibilité du cou est excessive, on essaie de la modérer en faisant respirer de l'éther ou de l'eau réduite en vapeurs. A une époque plus avancée, lorsque la membrane couenneuse est formée et menace de suffoquer le malade, on en provoque l'expectoration en excitant la toux ; c'est ce qu'on a obtenu quelquefois en dirigeant la vapeur du vinaigre dans les voies aëriennes. On a beaucoup vanté certains remèdes, comme le senega, le mercure doux, et tout récemment le sulfure de potasse avec le miel ou un sirop ; mais la pratique n'est pas encore assez fixée sur ces substances.

Pour en revenir maintenant au lok ci-dessus, comme il n'est composé que d'astringens, il ne peut convenir dans aucune espèce d'esquinancie, tant que l'inflammation fait des progrès. Ce n'est qu'à la fin, lorsque les organes affectés réclament l'emploi des toniques, qu'on peut mettre cette potion en usage, pour prévenir un relâchement qui serait très-incommode, s'il devenait chronique. Le vulgaire devrait donc se montrer un peu moins empressé à opposer les astringens aux maux de gorge ; il n'appartient qu'à un médecin éclairé de préciser l'époque où il convient dans ces affections.

Lok contre l'hémoptysie, ou crachement de sang.

Prenez Gomme arabique, un gros.
>   Dissolvez-la dans suffisante quantité d'eau de plantain et ajoutez.
>   Cachou, six grains,
>   Huile d'amandes douces récente, une once ;
>   Sirops de coing, de guimauve, de chacune un once.
Mêlez le tout pour un lok à prendre, d'heure en heure, à la cuiller.

REMARQUE. Ce lok est un peu astringent, ce qui le fait recommander contre les hémorragies internes en général ; mais il est à propos d'établir ici quelques distinctions. Une hémorragie peut être active ou passive. Dans le premier cas, elle est accompagnée de symptômes qui indiquent une exaltation des propriétés vitales. Il se fait alors une congestion de sang vers un système d'organes, d'où il s'échappe par exhalation. C'est une sorte de crise que la nature provoque pour rétablir l'équilibre dans l'organisme. Dans l'hémorragie passive, au contraire, les forces vitales languissent ; tout annonce la faiblesse de l'individu ; le sang coule alors, parce que les vaisseaux ne lui opposent pas assez de résistance, et la vie est en danger si cet état dure longtems.

Il résulte delà que les loks astringens ni autres remèdes de ce genre ne sauraient convenir dans l'hémorragie active ; ils contrediraient manifestement le vœu de la nature, qui tend à débarrasser le système sanguin de ce qui lui est superflu. Les émolliens, les délayans, le repos du corps et le calme de l'âme, sont bien plus indiqués alors ; mais il n'en est pas de même dans l'hémorragie passive. Il s'agit ici de fortifier les vaisseaux pour les mettre en état de contenir le sang qui y circule ; c'est ce qu'on obtient en donnant du ton à toute l'économie, ou en resserrant la fibre au moyen des astringens. Le lok ci-dessus ne convient donc que dans ce dernier cas.

CHAPITRE VIII.

DES POUDRES, DES BOLS et DES OPIATS.

Article premier. — *Des Poudres.*

Poudre tempérante.

Prenez Nitrate de potasse (sel de nitre), deux gros ;
    Sulfate de potasse (tartre vitriolé), carbonate de chaux (coquilles d'huitre préparées), de chacun un gros ;
    Sulfure rouge de mercure préparé (cinabre), un scrupule.
Pulvérisez et mêlez le tout exactement.
La dose est de vingt-quatre grains, trois fois le jour pour les adultes, et de la moitié, deux fois le jour pour les enfans.
On la prend, chaque fois, dans une cuillerée d'eau ou de tisane.

Remarque. On attribue à cette poudre la vertu de tempérer l'effervescence du sang, et de provoquer l'écoulement des urines ; voilà pourquoi on la conseille dans toutes les maladies aiguës, lorsque la poitrine est bien constituée et que le malade ne tousse pas. On la recommande aussi dans les maladies des enfans, causées par les aigreurs ou acides de l'estomac, auxquels ils sont très-sujets. L'utilité de ce remède semblerait moins équivoque dans le dernier cas que dans le premier. On conçoit bien, en effet, que le carbonate de chaux, l'un de ses ingrédiens, absorbe ou neutralise les acides des premières voies ; la chimie rend assez raison de ce phénomène. Mais ce qu'on ne conçoit guère, c'est que les autres sels neutres et l'oxide de mercure, qui sont plus ou moins excitans, puissent avoir une vertu tempérante ou rafraîchissante. On ne voit donc pas quel avantage il y aurait à prescrire un tel mélange dans les maladies aiguës ; il ne s'agit ici que de relâcher l'organisme, et d'en modérer les forces vitales ; toute excitation troublerait nécessairement le cours de la nature, et l'empêcherait d'aboutir à une crise salutaire.

Poudre absorbante.

Prenez Magnésie pure, trois gros ;
    Noix muscade, demi-gros.
Pulvérisez le tout ; pour un mélange qu'on donne à la dose de vingt-quatre grains, deux heures après le dîné, et autant après le soupé.
On peut aussi faire un opiat avec cette poudre, en l'incorporant avec le sirop de roses sèches.

REMARQUE. On composait autrefois cette poudre avec la craie, les écailles d'huitre et les yeux d'écrevisse, qui ne sont autre chose que du carbonate de chaux. Mais ce sel neutre n'est plus guère en vogue, comme absorbant, depuis qu'on connaît la magnésie. Celle-ci a la propriété de neutraliser les acides de l'estomac, d'arrêter le vomissement et la diarrhée qui provient de relâchement, et de favoriser la digestion du lait ; on le croit aussi propre à calmer les quintes de toux produites par un amas de mucosités.
Pour ce qui concerne l'acidité des premières voies, il ne suffit pas de la neutraliser ou de l'absorber, il

faut encore l'empêcher de se développer à l'avenir ; c'est ce qu'on obtient en mêlant quelque tonique avec la magnésie pour fortifier l'estomac.

Poudre contre l'épilepsie.

Prenez Poudres de racines de valériane sauvage, de pivoine mâle, de chacune demi-once.

Mêlez exactement.

La dose est depuis un demi-gros jusqu'à un gros et demi, suivant l'âge, dans deux cuillerées de vin blanc, et dans une cuillerée de lait pour les enfans.

Remarque. L'épilepsie ou mal caduc attaque spécialement les individus très-nerveux ou très-irritables, tels que les enfans et les femmes. La pléthore excessive en est encore une cause prédisposante assez ordinaire. Elle peut être déterminée par un excès de table, sur-tout si l'on y abuse de liqueurs fermentées ou alcoholisées ; par la suppression des règles, des hémorroïdes, d'un vésicatoire, d'un cautère, etc ; par l'excès des plaisirs vénériens, par de fortes ou profondes affections morales ; enfin, par tout ce qui produit une accumulation de sang dans le cerveau ; on lui donne alors le nom d'*épilepsie idiopathique* ou *cérébrale.* Le foyer de cette maladie existe quelquefois dans des parties fort éloignées de la tête, au pied, à un doigt de la main, comme on l'observe chez des individus de tout âge, de tout sexe et de tout tempérament ; c'est ce qu'on appelle *épilepsie symptomatique.* D'autrefois, elle est l'effet d'une violence externe, d'un coup à la tête, d'une chute, etc. ; on la désigne alors sous le nom d'*épilepsie traumatique* ou par *blessure.*

L'épilepsie idiopathique ou cérébrale, s'annonce tantôt par des signes avant-coureurs, tels que des vertiges ou tournoiemens de tête, le penchant au sommeil, la rougeur du visage, des maux d'estomac; tantôt, au contraire, l'attaque en est prompte comme l'éclair, et le malade tombe tout-à-coup sans connaissance; le corps se renverse et se roule par terre, les yeux s'agitent dans les orbites, la poitrine et le ventre se gonflent tour-à-tour, le cou se resserre quelquefois comme si l'on était menacé d'étranglement; tous les membres sont en convulsions; le visage est rouge, pourpre ou violet.

Dans l'épilepsie sympathique, la partie qui en est le foyer est comme chatouillée ou engourdie; on y sent même une douleur plus ou moins vive avant l'attaque qui n'a lieu que lorsque ce sentiment précurseur s'est dirigé vers la tête.

Pour l'épilepsie traumatique, elle se manifeste par les mêmes symptômes que la première espèce.

Chaque attaque ne dure guère moins de cinq ou six minutes, et ne se prolonge pas au-delà de dix-huit ou vingt. Il est des individus chez qui le retour en est constant et périodique tous les ans, tous les mois, dans certaines saisons; d'autres chez qui on n'observe aucune régularité à ce sujet.

Quant au traitement, il est beaucoup d'épilepsies qu'il est impossible de guérir; celles, par exemple, qui tiennent à une lésion organique du crane ou du cerveau, ou dont la cause est absolument inconnue. On observe que les garçons attaqués de cette maladie dans l'enfance en sont débarrassés à la puberté, et les filles par l'écoulement des règles. Mais cette maladie dure presque toujours jusqu'au tombeau, quand elle arrive après vingt-cinq ans et qu'elle est héréditaire. On a vu l'inspiration de quelqu'odeur forte, de l'ammoniaque, prévenir ou suspendre une attaque d'épilepsie, dont les avant-coureurs s'étaient déja manifestés. Au surplus, on a proposé une infinité de recettes contre cette maladie, et aucune n'a obtenu de constans succès ; on a même brûlé le cuir chevelu jusqu'à l'escarre. Enfin, on se borne aujourd'hui à quelques anti-spasmodiques, tels que le musc, le camphre, les extraits des solannées, l'oxide de zinc, l'assa-fœtida, le suc des alliacées, la valériane, la pivoine, etc. L'ablation de la partie qui est le foyer de l'épilepsie sympathique, ou la section du nerf vecteur du sentiment qui en annonce l'attaque prochaine, ont été pratiquées avec succès, lorsque ces opérations étaient possibles. Dans le cas de coups à la tête ou de blessures en d'autres parties, la maladie rentre dans le domaine de la chirurgie.

Poudre contre l'atrophie, ou maigreur des enfans.

Prenez Rhubarbe pulvérisée, magnésie pure, de chacune six grains.

Mêlez ; pour une seule dose à prendre le matin, à jeun, dans une demi-tasse d'eau sucrée, ou de bouillon à la viande.

On en continuera l'usage pendant quelques mois, sauf à l'intervertir lorsque l'enfant en sera fatigué : dans ce cas-là, on pourra le reprendre dès que le calme sera rétabli.

Remarque. L'atrophie ou maigreur excessive des enfans, ne diffère point du carreau dont nous avons déja parlé. On peut donc consulter cet article, pour le traitement, qui est parfaitement analogue à celui des scrophules ou écrouelles, dont il a été aussi question.

Quant à la poudre ci-dessus, elle peut être utile par sa qualité tonique, toutes les fois que les premières voies sont dans un état de faiblesse qui nuit à la digestion et à la nutrition. C'est là précisément ce qui arrive chez les enfans au commencement du carreau et des scrophules. Les mêmes individus sont encore très-sujets à être incommodés des acides qui se développent dans le conduit alimentaire ;

voila pourquoi on mêle la poudre de rhubarbe avec celle de magnésie, qui est le meilleur absorbant ou neutralisant de l'acidité.

Le régime concourt beaucoup à la guérison du carreau. Que la nourriture de l'enfant soit succulente, mais légère et facile à digérer ; la bonne soupe, la panade, la crème de riz avec le jus de viande, conviennent alors autant et peut-être plus que les médicamens. Si le malade est échauffé et qu'il éprouve de l'ardeur en urinant, on le rafraîchit au moyen de l'eau de poulet ou de l'eau d'orge. S'il ne dort pas, on rappelle le sommeil avec un ou deux gros de sirop diacode dans une ou deux onces d'eau de laitue. Y a-t-il constipation, on relâche le ventre au moyen d'une once de sirop de chicorée ou de pommes composé, auquel on ajoute six grains de rhubarbe en poudre, et autant de tartrate acidule de potasse (crème de tartre). On augmente ces dernières suivant la force du sujet. Les bains domestiques, les frictions, l'insolation, conviennent aussi dans cette maladie. Si le ventre est dur et tendu, mais sans douleur, on y fait des frictions sèches, et ensuite des onctions avec l'huile de laurier.

Poudre contre les convulsions des enfans.

(On peut employer, contre les convulsions des enfans, la poudre anti-spasmodique qu'on recommande contre l'épilepsie. D'ailleurs on peut consulter ce que nous avons dit à l'article des convulsions.)

Poudre anti-acide.

Prenez Magnésie pure, ou privée d'acide carbonique, neuf à dix-huit grains.

Pour une seule dose à prendre le matin, à jeun, ou dans la journée, avant le repas. On la renouvelle ensuite à des intervalles plus ou moins rapprochés, suivant les circonstances.

Remarque. Tous les praticiens sont d'accord aujourd'hui, que la magnésie pure est le meilleur absorbant ou neutralisant, des acides qui existent dans les premières voies. Mais il ne suffit pas, pour l'ordinaire, de remédier actuellement à cette indisposition ; il faut encore corriger la faiblesse des organes digestifs qui l'entretient ou la favorise. C'est ce qu'on obtient au moyen des toniques, des amers, et sur-tout de l'exercice, qui est un des meilleurs fortifians de l'estomac.

Poudre anti-asthmatique, ou contre l'asthme.

Prenez Carbonate de chaux (craie préparée), une once ;
    Trochisques alhandal, oxide de mercure sulfuré rouge (cinabre), de chacun un gros.
Pulvérisez le tout, et mêlez-le exactement.
La dose est de demi gros le matin, à jeun, en y ajoutant un gros de sulfate de potasse (*arcanum duplicatum*), qu'on délaie dans une tasse de tisane tiède, ou de bouillon : deux heures après, on avale un bouillon, et on suit, le reste du jour, le même régime qu'après une purgation.

Remarque. Cette poudre est purgative ; elle ne convient donc dans l'asthme que lorsqu'il est compliqué d'embarras intestinal, ou dans celui qui tient à un commencement d'hydropisie de poitrine, lorsqu'on peut espérer de soutirer les fluides qui s'accumulent dans cette cavité, en excitant les déjections alvines. Mais elle serait évidemment nuisible dans l'asthme qui dépendrait d'un vice organique du poumon ou de la plèvre. Voyez ce que nous avons dit en parlant de l'asthme.

Poudre contre l'esquinancie.

Prenez Nitrate de potasse fondu (cristal minéral), demi-once
    Poivre blanc, un gros ;

Sucre blanc, dix grains.

Mêlez; pour une poudre dont le malade prendra à la pointe du couteau, la laissant fondre doucement dans la bouche, et la rejetant à mesure; ce qu'il répètera souvent dans le jour.

REMARQUE. Cette poudre est échauffante, irritante; elle ne convient donc dans aucune espèce d'esquinancie aiguë, où il s'agit au contraire de tempérer et de calmer l'ardeur de la bouche. Elle serait tout au plus utile dans l'esquinancie tonsillaire ou des amygdales, qui aurait passé à l'état chronique. Il reste alors un engorgement de ces glandes, qu'on peut essayer de dissiper en excitant la salivation : encore faut-il prendre garde, dans ce cas-là, de réveiller l'inflammation.

Poudre sternutatoire contre l'apoplexie.

Prenez Poudre d'ellébore blanc, douze grains ;
     — d'euphorbe, cinq grains.

Mêlez, et soufflez-en dans le nez du malade, avec un tuyau de plume.

Autre.

Prenez Feuilles sèches de bétoine, de marjolaine, de fleurs de muguet, de chacune un gros.

Pulvérisez et mêlez exactement; pour le même usage que ci-dessus.

REMARQUE. L'éternument produit une secousse plus ou moins violente dans toute l'économie, et peut augmenter le cours du sang vers la tête; d'où il résulte que les sternutatoires ne sauraient convenir dans l'apoplexie sanguine, où le cerveau est plus ou moins comprimé par l'accumulation des fluides; on pourrait tout au plus en essayer l'usage dans l'apoplexie séreuse, où il s'agit moins de dégorger le système vasculaire que de ranimer la sensibilité nerveuse.

Poudre contre la céphalalgie, ou mal de tête invétéré.

Prenez Poudre de feuilles sèches de cabaret, demi-once ;
    Muriate d'ammoniaque pulvérisé, demi-gros.
Mêlez ; pour une poudre dont on prendra la quantité de quatre
    grains, le soir en se couchant, comme du tabac, ce qu'on
    continuera pendant quelques jours.

REMARQUE. Ici, mêmes réflexions que sur les sternutatoires. Cette poudre est irritante ; elle ne convient donc pas, elle serait même dangereuse dans les maux de tête produits par l'inflammation du cerveau, par une fièvre quelconque ; dans les ophthalmies aiguës, dans les ulcères des narines, dans les hémorragies actives du nez, dans les vertiges, dans la grossesse ; en un mot, dans tous les cas où il y aurait un excès d'irritation dans le cerveau ou dans les organes qui l'environnent. Ce remède ne pourrait être de quelque utilité que dans quelques migraines invétérées, dans la paralysie des organes de la voix, dans les ophthalmies chroniques, en un mot, dans les maux de tête sans fièvre ni inflammation.

Poudre contre la faiblesse de la vue.

Prenez Euphraise, demi-once ;
    Semence de fenouil, deux gros ;
    Maïs, un scrupule ;
    Sucre candi, demi-once.
Réduisez le tout en poudre fine, et mêlez-le exactement.
La dose est d'un gros dans un petit verre de vin, à prendre le
    soir avant de se coucher, en continuant pendant quelque tems.

REMARQUE. Cette poudre est tonique et un peu astringente ; elle est donc utile pour remédier à la faiblesse des yeux, qui dépend de l'atonie ou relâchement de ces organes ; par exemple, chez les personnes d'un tempérament très-lymphatique. Mais on conçoit que ce moyen ne pourrait convenir dans la faiblesse de la vue, qui tiendrait à l'abus du vin et des liqueurs spiritueuses, comme chez les ivrognes ; il en serait de même pour les individus naturellement secs et échauffés.

Poudre vermifuge.

Prenez Fleurs de tanaisie, *semen contra*, de chaque trois gros.
    Limaille d'acier, un gros.
Réduisez le tout en poudre fine ; et mêlez-le exactement.

Poudre vermifuge et purgative.

Prenez Rhubarbe choisie, deux gros ;
    Scammonée, mercure doux, de chacun un gros.
Réduisez le tout en poudre, et mêlez-le exactement.

REMARQUE. La plus forte dose de ces deux poudres est d'un demi-gros pour les adultes et de la moitié pour les enfans. La dose de la première se donne deux fois le jour, le matin à jeun et en se couchant ; et la seconde deux fois la semaine, le matin à jeun. On peut les envelopper dans du pain à chanter ou les mettre entre deux soupes, pour les prendre plus facilement.

On en continue l'usage pendant dix ou douze jours.

Poudre contre les dartres, la gale, et autres maladies de la peau.

Prenez Antimoine cru, demi-once ;
    Oxide de mercure noir (éthiops minéral), deux gros.
Réduisez le tout en poudre fine, et le mêlez exactement.
La dose est de demi-gros, deux fois le jour, pour les adultes, et de quatorze à vingt grains pour les enfans. On l'enveloppe

dans du pain à chanter, ou bien on l'incorpore avec un peu de miel ou de sirop pour en faire un bol.

On aura soin d'avaler, immédiatement après, une prise du bouillon contre les maladies de la peau, ou une tasse de tisane de patience sauvage.

REMARQUE. Cette poudre, ainsi que le bouillon ou la tisane dont elle est accompagnée, est sudorifique. C'est par cette propriété qu'elle convient dans les maladies de la peau ; elle peut être utile encore dans les rhumatismes chroniques et dans les embarras ou obstructions du mésentère, qui ne sont accompagnés ni de fièvre ni de chaleur. Pendant l'usage de cette poudre on se purge de tems en tems, et on la continue une quinzaine, pour la reprendre ensuite après un intervalle de quelques jours. Cette interruption dans l'usage des remèdes empêche le corps de s'y habituer, et en rend l'action plus efficace.

Poudre contre la cachexie.

Prenez Oxide de fer noir (éthiops martial), ou carbonate de fer (safran de mars apéritif), six gros ;
Cassia lignea en poudre, une once et demie ;
Sucre fin pulvérisé, trois onces.

Mêlez le tout exactement ; pour une poudre à prendre trois fois le jour, pendant une quinzaine, un mois ou six semaines.

La dose est, chaque fois, d'un scrupule ; savoir : le matin, à jeun, trois heures après le dîné, et avant de se coucher, ou trois heures après soupé.

REMARQUE. Le mot *cachexie* est très-vague et très-indéterminé ; il n'exprime, à proprement parler, qu'un mauvais état du corps. Mais une expression aussi générale convient à une infinité de circonstances maladives où l'homme se trouve. Ainsi on peut dire qu'il est cachectique ou en mauvais état, pendant et quelque tems après toutes les maladies qu'il éprouve ; il ne revient en bon état qu'après la convalescence ; d'où il résulte que la cachexie, sous ce rapport, ne serait que l'opposé de la santé.

Quelques médecins, voulant restreindre la signification du mot *cachexie*, ne l'ont étendu qu'à la dépravation des solides et des liquides. Mais, dans ce sens-là, quelle foule de maladies ne pourra-t-il pas exprimer encore ! il conviendra à toutes les lésions organiques où les solides sont plus ou moins affectés dans leur intime structure, et où les fluides qu'ils secrètent participent à cette dégénérescence.

Il résulte delà que le terme de *cachexie*, qui exprime en général toutes les maladies, n'en exprime néanmoins aucune en particulier, et que, par conséquent, les circonstances où la poudre ci-dessus pourrait être employée comme anti-cachectique, sont très-indéterminées. Cependant, comme elle est composée d'ingrédiens toniques, un médecin éclairé verra bientôt l'usage qu'on peut en faire ; elle sera utile dans tous les cas où il ne s'agira que de ranimer des forces languissantes ; par exemple, à la suite des fièvres simples où la faiblesse est lente à se dissiper, après les catarrhes qui traînent en langueur et menacent de passer à l'état chronique. Cette poudre, ainsi que tous les toniques et amers, ranime alors le ton de l'estomac et abrège beaucoup la convalescence. Mais elle serait nécessairement dangereuse, si la faiblesse du malade était due à quelque lésion des viscères ; car elle ne ferait alors qu'accélérer la destruction de l'organe affecté, et la fonte totale du sujet. Quel bien pourrait-on en attendre à la suite d'un catarrhe entretenu par une ulcération de la muqueuse bronchiale, après une pleurésie qui se terminerait par un épanchement dans la plèvre ou par la perforation de cette membrane, après une péripneumonie suivie de tubercules secs ou ulcérés dans le parenchysme pulmonaire, etc. ?

Nous conclurons que si l'on veut administrer cette poudre dans une cachexie quelconque, il faut préalablement appeler un médecin prudent et éclairé, qui détermine les cas où elle convient et ceux où elle serait plus nuisible qu'utile. Il en est de même de tous les toniques dont l'effet peut devenir très-préjudiciable quand on les emploie pour relever des forces dont la décadence tient à la phthisie ou à la consomption.

Poudre contre la chlorose ou pâles couleurs, et la suppression des règles.

Prenez Carbonate de fer (safran de mars apéritif), une once ;
    Carbonate de chaux (craie préparée), six gros ;
    Cannelle, un gros et demi.
Pulvérisez, et mêlez exactement.
La dose est d'un gros, le matin, à jeun, dans du pain à chanter, ou dans un petit verre de vin ou d'eau, pendant quinze jours : on a soin de prendre un potage à dîné, et un autre à soupé. On fait aussi précéder la saignée, si la malade est pléthorique et sanguine, et on la purge si les premières voies sont embarrassées ; on lui recommande, en même tems, de faire le plus d'exercice qu'il lui sera possible.

REMARQUE. Cette poudre est tonique et excitante ; elle ne convient donc pas dans la suppression des règles qui est accompagnée d'une augmentation de ton ou de sensibilité ; par exemple, lorsque cette excrétion naturelle se supprime à la suite d'un accès de colère, d'une contradiction, ou à cause de l'impression subite du froid.

Il faut bien se garder aussi de prescrire cette poudre dans le cas de chlorose et de suppression de règles qui se compliquent d'inflammation de la matrice ou de quelque lésion organique dans ce viscère.

Un tel remède ne convient qu'aux femmes excessivement lymphatiques, dont les organes génitaux participent à la faiblesse générale, et n'ont point ce degré de tonicité qui est nécessaire à leur fonction.

C'est donc encore ici la médecine et non le jugement du vulgaire qui doit déterminer les cas où cette poudre peut être utile, et ceux où elle peut devenir nuisible.

Poudre contre les fleurs blanches.

Prenez Feuilles de menthe, de véronique mâle, sommités de petite centaurée séchées à l'ombre, carbonate de chaux, karabé, de chacun deux gros.

Pulvérisez et mêlez exactement.

La dose est d'un gros le matin, à jeun, pendant neuf jours, en buvant, immédiatement par-dessus, deux tasses d'une légère infusion de véronique mâle, ou de romarin.

REMARQUE. Cette poudre est tonique et échauffante; elle ne convient donc pas aux femmes pléthoriques et sanguines dont les fleurs blanches tiennent à un excès d'irritation ou de chaleur dans les organes génitaux. Il faut s'en abstenir encore dans le cas d'hystérie et de nymphomanie, où le catarrhe utérin dépend presque toujours de l'accroissement et quelquefois de la perversion de la sensibilité utérine. Les toniques, en général, ne doivent être employés pour tarir la source des fleurs blanches, que chez les femmes lymphatiques à l'excès, qui sont naturellement faibles, et dont la vulve est inondée de mucosités ou de glaires; cette maladie n'est alors qu'un effet du relâchement général ou de l'atonie utérine en particulier. Mais il faut bien s'assurer que cet organe ou ses annexes ne sont affectés d'aucun vice particulier, comme de squirrhe, d'ulcère cancéreux ou vénérien. On doit en appeler ici à la sagacité des praticiens recommandables par leur prudence et leur instruction, sans quoi, on s'expose aux plus lourdes méprises.

Poudre contre les nausées et le vomissement des femmes grosses.

Prenez Noix muscade, deux gros ;
    Cannelle, un gros ;
    Cloux de gérofle, douze grains ;
    Sucre blanc, demi-once.

Réduisez le tout en poudre, pour prendre à la dose d'un gros, après le repas, dans un peu de bon vin rouge, en continuant quelque tems.

REMARQUE. La nausée n'est autre chose que l'envie de vomir, au lieu que, dans le vomissement, l'estomac rejette tout ce qu'il contient. Ces affections peuvent tenir à différentes causes pendant la grossesse. Dans le commencement, elles sont presque toujours l'effet de la sensibilité nerveuse, qui se transmet sympathiquement de l'utérus à l'estomac ; vers le milieu de la grossesse, on en accuse, avec plus de vraisemblance, l'état pléthorique déterminé par la suppression des règles ; dans les derniers mois, on doit plutôt en chercher la cause dans la pression mécanique exercée par l'utérus contre l'estomac et les autres organes de la digestion. Il y a des femmes naturellement lymphatiques, chez lesquelles la nausée et le vomissement, pendant la grossesse, tiennent beaucoup au relâchement habituel de l'organisme, et sur-tout de l'estomac : ces différentes causes peuvent exister seules, ou les unes avec les autres.

Il est donc facile de voir que la poudre ci-dessus ne saurait convenir à toutes les femmes grosses qui éprouvent ces incommodités ; car, comme elle n'est composée que d'ingrédiens toniques et excitans, elle doit nécessairement accélérer la progression des fluides. On doit donc en proscrire l'usage chez la femme phlétorique et sanguine, à qui la saignée et les délayans sont naturellement indiqués. De même

cette poudre serait au moins inutile, sinon dangereuse, pour remédier à la pression mécanique d'où
dépendent la nausée et le vomissement vers la fin de
la grossesse. Dans le commencement, c'est moins
aux toniques et aux excitans qu'aux anti-spasmodiques, qu'il faut attribuer la vertu de calmer
les troubles de la digestion. On ne peut donc con-
seiller les premiers qu'aux femmes naturellement
lymphatiques, dont l'estomac est si faible, qu'il se
soulève à la moindre impression, toujours prêt à
rejeter la nourriture qu'on lui confie. En général,
quand il s'agit de prescrire quelque médicament à
des femmes grosses, il faut avoir égard à leur tempérament et à l'époque de la gestation, ce qui ne
peut être que de la compétence d'un médecin versé
dans la pratique.

Poudre contre les flatuosités de l'estomac.

Prenez Poudre sèche d'écorce d'oranges amères, un scrupule.
Mettez-la dans un petit verre de vin rouge, pour prendre après
le repas, en continuant quelque tems.

Poudre purgative.

Prenez Séné mondé, rhubarbe, de chacun demi-once.
Jalap, un gros;
Diagrède, deux scrupules;
Antimoine diaphorétique non lavé, deux gros;
Tartrate acidule de potasse (crême de tartre), demi-once;
Semence d'anis, demi-gros.
Réduisez le tout en poudre fine, et le mêlez exactement. On
garde cette poudre pour l'usage.
La dose en est de demi-gros à un gros, incorporé avec quelque
électuaire ou sirop purgatif, pour prendre le matin, à jeun,
dans du pain à chanter. On avale immédiatement après, un
petit verre de tisane chaude, ou un peu de bouillon, pour
délayer le bol dans l'estomac.

Poudre contre les poux de la tête et du pubis.

Prenez Semences de cévadille, ou de staphisaigre, réduites en poudre, quantité suffisante.

Répandez-en quelques pincées parmi les cheveux ou dans le bonnet du malade, et bientôt les poux disparaîtront.

Article II. — *Des Bols.*

On appelle ainsi des médicamens auxquels on donne une forme arrondie, et qu'on avale en une bouchée. La consistance en est un peu plus épaisse que celle du miel. Ils sont composés d'électuaires, de conserves, de pulpes végétales et de poudres qu'on incorpore dans du sirop ou du miel, et qu'on saupoudre avec de la réglisse ou du lycopode. Le nombre en est déterminé d'après le poids du médicament. On les prépare extemporairement ou sur-le champ.

Bol purgatif.

Prenez Lénitif fin, deux gros ;
    Poudres de cornachine, de jalap, de chacune dix-huit grains.
Partagez le tout en quelques bols, avec un peu de sirop de fleurs de pêcher, pour prendre le matin, à jeun, dans du pain à chanter.

Remarque. On donne ce bol à ceux qui ont de la répugnance pour les potions, ou qui les rejettent après les avoir avalées. Cependant on purge toujours mieux, et avec moins de danger, avec des substances liquides ; car alors le remède est moins échauffant, et se distribue avec plus d'uniformité. Voilà pourquoi, si l'on donne la préférence aux bols, on conseille d'avaler immédiatement après un verre de tisane, de thé, ou de quelque autre liquide appro-

(195)

prié à la maladie, afin de délayer le bol dans l'estomac, et d'en faciliter le passage dans le conduit intestinal.

Bol contre la dyssenterie.

Prenez Poudre d'ipécacuanha, un scrupule ;
    Thériaque, diascordium, de chacun quinze grains.
Incorporez le tout dans suffisante quantité de sirop de coing,
   pour partager en quatre doses qu'on prend de quatre heures
   en quatre heures.

Remarque. Ce bol, qui est tonique et astringent,
ne saurait convenir dans la première période de la
dyssenterie ; il n'est utile que vers la fin de cette maladie, lorsqu'elle tend à se prolonger au delà du
terme ordinaire, ce qu'on empêche en rendant à la
muqueuse intestinale sa tonicité naturelle.

Bol contre l'hydropisie naissante, ou enflure qui succède aux fièvres et autres maladies de long cours.

Prenez Eau-de-vie, une bonne cuillerée ;
    Miel de Narbonne, trois cuillerées ;
    Tartrate acidule de potasse, deux gros.
Mêlez bien le tout, et partagez-le en quatre prises pour les
   adultes, et en six pour les enfans.
On prend une de ces doses de deux jours l'un, le matin, à
   jeun, et on attend ensuite trois heures sans boire ni manger.
On se purge avant de commencer ce remède, et on le continue
   jusqu'à la douzième prise.

Remarque. Rien de plus fréquent que la bouffissure générale, après des fièvres de longue durée.
C'est ce qu'on a sur-tout occasion d'observer chez
les pauvres et chez leurs enfans. On doit en attribuer la cause à leur mauvais régime, à leur empressement de manger dans la convalescence, principalement aux alimens de mauvaise qualité dont ils

prennent plus que l'estomac n'en peut digérer. Pour prévenir cette mauvaise disposition, il est essentiel de les assujétir à une manière de vivre réglée et légèrement tonique. Si cette précaution n'empêche point les solides et les liquides de se détériorer, ce qu'on reconnaît à la bouffissure générale, à la couleur jaunâtre de la peau, à la dureté et à la tension du ventre, on met le malade à l'usage des bouillons légèrement purgatifs, qu'on continue pendant plus ou moins de tems ; on passe ensuite au bol ci-dessus et au vin d'absynthe, pour fortifier l'estomac et les premières voies. Mais on s'abstiendra scrupuleusement de ces remèdes qui sont échauffans, toutes les fois que les symptômes ci-dessus seront accompagnés de quelque lésion organique des viscères abdominaux.

Bol contre les hémorragies.

Prenez Alun, sang-dragon, de chacun un gros.
Pulvérisez le tout, et incorporez-le dans suffisante quantité de conserve de roses rouges, pour partager en huit prises qu'on fait prendre de quatre heures en quatre heures.

Remarque. Ce bol est astringent et propre à arrêter les hémorragies ; mais on ne doit l'employer qu'avec quelques précautions qu'il importe de faire connaître.

Les hémorragies se divisent en actives et en passives. Les premières dépendent d'une accumulation de sang dans des parties où ce fluide est attiré par une irritation quelconque. Elles sont toujours précédées de phénomènes ou symptômes qui indiquent l'inégale distribution du sang, quelquefois d'un mouvement fébrile plus ou moins orageux, qui se calme par l'évacuation du fluide surabondant. En un mot, l'hémorragie active suppose une augmentation des propriétés vitales dans les émonctoires d'où le sang coule ; c'est un état voisin de l'état inflammatoire ; il n'est même pas rare qu'elle soit la crise ou solution d'une maladie aiguë : c'est ce qu'on observe chez les individus d'un tempérament pléthorique et sanguin.

Il s'en faut bien qu'on observe les mêmes phénomènes dans les hémorragies passives. Ici tout indique au contraire la faiblesse ou la diminution des propriétés vitales. Il semble que le sang coule, parce que les vaisseaux n'ont plus la force de le contenir.

Dans le premier cas, il y aurait de l'imprudence et même du danger à donner des astringens , et par conséquent le bol ci-dessus. Ce serait manifestement contredire la nature, qui tend à se débarrasser d'une surabondance de sang plus ou moins incommode. Il faut se borner alors à l'usage des délayans et des rafraîchissans sous forme de tisanes , de potions, de bouillons ; on tient le ventre libre par des laxatifs ou des lavemens émolliens , afin que la circulation du sang n'y éprouve aucune gêne. Il est même quelquefois nécessaire de diminuer la quantité des fluides par la saignée , pour arrêter l'hémorragie ; mais si elle persévérait après l'emploi de ces divers moyens, et si l'on craignait qu'elle ne devînt chronique , ce serait le cas de recourir aux astringens , tels que le bol ci-dessus , pour l'empêcher d'épuiser le malade.

Dans les hémorragies passives , au contraire, on perdrait un tems précieux en différant l'emploi des moyens les plus propres à les arrêter. Il faut ici fortifier l'économie en général , et donner du ton aux vaisseaux sanguins ; en un mot , remédier à la faiblesse générale qui est la cause de la perte du sang. C'est alors que le bol ci-dessus et les astringens peuvent être d'une grande utilité.

(198)

Bol contre la gale.

Prenez Soufre sublimé (fleurs de soufre), douze grains;
    Muriate de mercure (mercure doux), six grains;
    Confection Hamech, deux gros.
Incorporez le tout avec une suffisante quantité de sirop de fumeterre, pour un bol à prendre le matin, à jeun, dans du pain à chanter.

Remarque. Pour traiter la gale méthodiquement et en prévenir la récidive, on commence par saigner le malade, s'il est jeune, robuste et sanguin. On le purge le lendemain d'une manière convenable à son âge et à son tempérament. On le met pendant tout le traitement à l'usage de la tisane de patience sauvage, dont il boira trois ou quatre verres tièdes par jour, entre les repas. Après la purgation on le frottera quatre ou cinq jours de suite, le soir en se couchant, avec un des onguens contre la gale, sans changer de linge pendant ce tems. Enfin il prendra chaque jour de friction, le matin à jeun, le bol que nous venons de décrire, dont on diminuera la dose en proportion de l'âge, c'est-à-dire, de moitié, pour un enfant de dix ou douze ans; et il finira par une seconde purgation.

Nous avons fait connaître plus haut la méthode de traiter la gale par M. Jadelot. Elle consiste en quelques bains sulfureux, ou en un liniment savonneux hydro-sulfuré, dont nous avons donné la formule.

Bol fortifiant et calmant.

Prenez Conserve de roses rouges, demi-gros;
    Thériaque, un gros;
    Extrait muqueux d'opium, demi-grain, ou laudanum liquide de Sydenham, dix ou douze gouttes.
Mêlez le tout, pour un bol à prendre à l'heure du sommeil, dans du pain à chanter.

Remarque. Ce bol a la vertu de fortifier sans échauffer. Il convient pour dissiper la faiblesse et l'irritation qui suit l'abus des purgatifs, et pour modérer les évacuations que ces médicamens produisent quand ils sont donnés trop forts.

Bol diurétique ou propre à exciter l'écoulement des urines.

Prenez Savon blanc, demi-gros;
    Huile essentielle de baies de genièvre, six gouttes.
Mêlez le tout, pour un bol à prendre dans du pain à chanter.

Remarque. Ce bol est composé d'élémens très-acres et très-actifs; il ne convient donc que dans le cas d'atonie et de relâchement des solides, sans aucun signe d'irritation locale, ni de lésion d'organes. On le donne avec succès dans les hydropisies qui dépendent de la faiblesse générale de l'individu, occasionnée par un séjour humide et mal sain; il convient aussi dans les jaunisses, lorsqu'il ne s'agit que de rétablir le ton du foie et des conduits biliaires; mais il serait dangereux, si ces maladies étaient accompagnées d'une irritation quelconque, de fièvre, de chaleur, de soif; à plus forte raison, si elles étaient dues à une lésion organique du foie ou des autres viscères du bas-ventre. C'est ici le cas de consulter un médecin éclairé pour déterminer les cas où ce remède convient et ceux où il est dangereux.

Bol stomachique.

Prenez Conserve d'absynthe ou d'aunée, demi-once;
    Thériaque, extrait de genièvre, de chacun deux gros.
Mêlez le tout, pour prendre de la grosseur d'une noix muscade, après le repas, dans du pain à chanter.

Remarque. Ce bol est composé d'ingrédiens toniques. Il est donc utile, pour rétablir le ton de l'estomac, pour exciter l'appétit et favoriser la digestion ; mais ce n'est que dans le cas de faiblesse des organes qui servent à cette fonction. On commettrait donc la plus grande méprise, si l'on administrait un pareil remède, quand le défaut d'appétit vient d'un pareil embarras des premières voies, d'une affection morale, ou d'un vice dans la texture, soit de l'estomac, soit des autres viscères. Il n'y a qu'un médecin prudent et réservé, qui puisse prescrire à propos des médicamens dont le mauvais usage tournerait au détriment du malade.

Bol contre la gangrène.

Prenez Quinquina en poudre, un gros et demi.

Incorporez-le avec suffisante quantité de sirop d'œillet, et partagez le tout en trois doses, qu'on donnera dans la journée, de quatre heures en quatre heures : ce qu'on répétera suivant le besoin.

On frottera en même tems, deux ou trois fois le jour, la partie gangrenée, d'huile de térébenthine, ou bien on y appliquera la fomentation contre la gangrène, dont nous donnerons la formule ci-dessous.

Remarque. La gangrène peut être l'effet ou la terminaison d'une violente et prompte inflammation ; par exemple, à la suite d'une grande plaie, d'une forte contusion, et chez un individu robuste et sanguin, sur-tout s'il n'observe point le régime qui convient en pareil cas. La gangrène peut être encore le résultat de la faiblesse du malade ; par exemple, lorsqu'il a séjourné longtems dans un hôpital dont l'air n'est pas assez renouvelé ; en un mot, lorsqu'il a vécu sous l'influence de quelque cause débilitante. C'est dans ce dernier cas que le quinquina, le bon vin et les autres toniques, conviennent pour donner du ton aux solides, établir une suppuration louable et salutaire , exciter cette réaction intérieure qui fixe la démarcation entre les parties saines et les parties mortes ; en un mot , pour arrêter les progrès de la gangrène. Mais ces remèdes seraient au contraire très-nuisibles , si la mortification des parties provenait d'un excès de ton comme dans le premier cas. Les habiles chirurgiens n'ignorent point cette distinction : ce sont donc eux qu'il faut consulter, pour ne point administrer mal-à-propos le bol ci-dessus.

Bol purgatif et anti-asthmatique.

Prenez Soufre lavé , dix-huit grains ;
 Diagrède, six grains ;
 Oxide d'antimoine hydro-sulfuré brun (kermès minéral), un grain.
Incorporez le tout avec un peu de sirop de chicorée composé de rhubarbe, pour former un bol à prendre pendant trois jours de suite, en buvant par-dessus une tasse de thé ou de capillaire.

Autre bol anti-asthmatique pour prévenir l'hydropisie de poitrine.

Prenez oignon de scille, en poudre, depuis huit jusqu'à douze grains ;
 Confection d'hyacinthe, douze grains.
Incorporez le tout dans un peu d'oxymel scillitique, pour former un bol à prendre pendant dix ou douze jours, le matin, à jeun, dans les paroxismes d'asthme, et les grandes oppressions qui menacent d'hydropisie.

REMARQUE. Nous avons déjà dit que les auteurs ne s'entendaient point sur ce qu'on doit désigner par le mot *asthme*, et que souvent on avait attribué à cette affection, les toux oppressives qui tenaient à une tout autre cause, à un anévrysme, par exemple, du cœur ou des gros vaisseaux, à une lésion des poumons, à des tubercules , à des adhérences entre la plèvre costale et la plèvre pulmonaire, etc. : or il est certain que les bols ci-dessus, qui sont très-irritans, ne pourraient être que fort nuisibles dans ces différentes affections de la poitrine. Ils porteraient bientôt le désordre dans tout l'organisme, et aggraveraient l'état des prétendus asthmatiques. S'ils pouvaient être de quelque utilité, ce ne serait que chez les individus naturellement lymphatiques et gras qui habitent les pays humides, et dont les sécrétions, sur-tout celles de l'urine et de la transpiration, sont dans un état de langueur continuelle. Ces individus ont presque toujours la poitrine humide, remplie de glaires ou de mucosités. La plupart finissent par devenir hydropiques, à moins qu'ils ne changent de climat, et qu'ils ne contrebalancent l'influence de l'air au milieu duquel ils sont obligés de vivre, par l'usage de quelques stimulans. Mais nous n'avons pas besoin de répéter qu'il faut laisser, aux médecins éclairés, le soin de préciser les cas où l'on peut administrer de tels médicamens. L'à-propos est aussi nécessaire ici que partout ailleurs.

Bol contre les écrouelles.

Prenez Oxide de mercure noir (éthiops minéral), vingt-quatre grains ;

Nitrate de potasse (nitre), gomme ammoniaque, de chacun quinze grains.

Incorporez le tout avec suffisante quantité de conserve de fumeterre, pour former un bol qu'on prendra trois fois la semaine, pendant un mois, le matin, à jeun, dans du pain à chanter, avec l'attention de se purger tous les dix ou douze jours, avec une dose de notre opiat fondant et purgatif, proportionnée à l'âge du malade.

Il faudra diminuer la dose de moitié si c'est pour un enfant.

Remarque. Ce bol peut être utile contre les écrouelles et contre les maladies de la peau, telles que la gale, les dartres, etc., dans lesquelles les glandes et les vaisseaux lymphatiques sont engorgés. Mais ce remède serait très-dangereux dans les mêmes maladies, si elles étaient invétérées, et sur-tout si elles avaient dégénéré en phthisie ou consomption, ce qui n'est pas très-rare quand on les néglige.

Lorsqu'on fait usage de ce bol contre les écrouelles, on se sert en même tems de l'onguent contre les humeurs froides dont il sera parlé plus bas, et de la tisane déja décrite contre la même affection. Les maladies du système lymphatique en général, et particulièrement les maladies cutanées, sont très-difficiles à guérir, quand elles tiennent à quelque disposition héréditaire; on rencontre encore cette difficulté chez les pauvres, qui se nourrissent mal, et qui manquent même des objets de première nécessité.

Bol contre les vers plats.

Prenez Racine de fougère mâle, un gros;
    Muriate de mercure doux, rhubarbe, coraline, de chacun six grains.
Pulvérisez le tout, et incorporez-le avec un peu de sirop de chicorée composé de rhubarbe, pour prendre dans du pain à chanter, avec une tasse de bouillon par-dessus.

REMARQUE. Ce bol est un purgatif assez doux. Il peut convenir aux personnes attaquées de vers plats, et devenues cachectiques; mais il faut le répéter cinq ou six jours de suite, le matin à jeun, et en diminuer la dose suivant l'âge du malade. S'il n'est pas assez évacué, on lui donne le bol suivant, qui est plus purgatif, et achève d'expulser le foyer vermineux.

Prenez Poudre de jalap, dix-huit grains;
    Sulfate de potasse (tartre vitriolé), dix grains;
    Assa fœtida, quatre grains.

Bols fébrifuges.

Prenez Quinquina en poudre, une once;
　　　Tartrate de potasse et d'antimoine (tartre stibié), seize grains;
　　　Carbonate de potasse (sel d'absinthe), un gros;
　　　Sirop d'absinthe, quantité suffisante.
Pour soixante bols.

REMARQUE. Desbois de Rochefort recommande ces bols contre la fièvre quarte. On les prend entre deux accès, vingt par jour, cinq à-la-fois, de trois en trois heures. Ce mélange ne produit point le vomissement, comme on pourrait le croire, parce que le tartre stibié est décomposé par la potasse et le quinquina.

ARTICLE III.—*Des Opiats ou Électuaires.*

On donne ce nom à des médicamens d'une consistance plus molle que les bols, et dont les ingrédiens sont des conserves, des poudres, des sels, etc., qu'on mêle avec le miel, les sirops, le sucre, la pulpe de pruneaux, l'extrait de genièvre, etc.; on les prépare extemporairement, parce qu'ils s'altèrent avec facilité. Le mélange des ingrédiens se fait à l'aide de la trituration ou de la coction.

Opiat martial purgatif.

Prenez Carbonate de fer (safran de mars apéritif), demi-once;
　　　Séné mondé, rhubarbe, carbonate de potasse (sel d'absinthe), sulfate de potasse (*arcanum duplicatum*), de chacun un gros;
　　　Jalap, diagrède, mercure doux, trochisques alhandal, de chacun deux scrupules;
　　　Gomme ammoniaque, mirrhe, de chacun quatre scrupules;
　　　Cannelle, un gros.

Pulvérisez le tout ; et après l'avoir mêlé exactement, incorporez-le avec suffisante quantité de sirop de fleurs de pêcher.

La dose est de deux gros pour un adulte, à prendre le matin, à jeun, deux fois la semaine, pendant quinze jours, enveloppé dans du pain à chanter ; une fois la semaine pendant quinze autres jours, en continuant ensuite une fois le mois pendant quelque tems.

La dose, pour un enfant, est depuis un scrupule jusqu'à un demi-gros. On avale par dessus un peu de tisane chaude ou de bouillon.

Remarque. Cet opiat est composé d'ingrédiens toniques et purgatifs ; il est donc échauffant, irritant, et ne convient qu'aux tempéramens lymphatiques qui sont menacés d'apoplexie séreuse, de paralysie ou d'hydropisie. Mais il serait très-nuisible aux individus d'un tempérament sanguin et sur-tout nerveux, encore plus aux phthisiques, aux femmes grosses, à ceux qui vomissent ou crachent du sang, qui sont sujets à quelqu'autre hémorragie.

Avant et pendant l'usage de ce bol, il sera bon de prendre la tisane ou le bouillon laxatif décrits ci-dessus, et de les continuer longtems, sur-tout si l'estomac fait mal ses fonctions.

Opiat purgatif contre l'hydropisie.

Prenez Carbonate de fer (safran de mars apéritif), antimoine cru, de chacun deux gros ;
    Diagrède, une once.

Faites du tout une poudre fine, et ajoutez-y suffisante quantité de sirop des cinq racines apéritives, pour former un opiat de molle consistance, à prendre à la dose de demi-gros à un gros, le matin et le soir, dans du pain à chanter.

Remarque. Cet opiat est tonique et purgatif ; il évacue puissamment la sérosité, ce qui le rend propre dans l'hydropisie du bas-ventre et dans l'anasarque ou bouffissure universelle, mais il faut qu'il n'y ait point de lésion organique dans les viscères; il convient aussi dans l'hypocondrie et dans l'embarras invétéré de l'abdomen. Quand on le donne contre l'hydropisie, il faut que le malade ne boive point après l'avoir avalé; il faut aussi le continuer assez longtems, et en éloigner les doses à mesure que le malade s'en trouve soulagé, c'est-à-dire, en prendre deux fois la semaine, ensuite une fois, et enfin en terminer l'usage insensiblement. Cet opiat et le précédent ne peuvent être administrés à propos que par un médecin exercé.

Opiat fébrifuge et purgatif contre les fièvres intermittentes.

Prenez de bon Quinquina, une once;
      Lénitif, demi-once;
      Séné mondé, quatre scrupules;
      Sulfate de soude (sel de Glauber), carbonate de
          potasse (sel d'absinthe), carbonate de chaux
          (yeux d'écrevisses), de chacun un gros.
Pulvérisez ce qui doit l'être, et incorporez le tout avec suffisante quantité de sirop de fleurs de pêcher.
La dose de cet opiat est d'un gros et demi à deux gros, pour un adulte. On la prend de quatre heures en quatre heures, trois ou quatre fois le jour, dans du pain à chanter. On n'en donne aux enfans qu'un demi-gros ou un gros.

Remarque. Les fièvres intermittentes sont ainsi appellées à cause des intervalles qui en séparent les accès. On en distingue trois espèces, la *quotidienne,* la *tierce* et la *quarte.*

La fièvre quotidienne revient tous les jours à la même heure; la tierce, tous les trois jours, et la quarte tous les quatre jours, de telle sorte que la fièvre tierce laisse un jour d'intervalle et la quarte deux, entre deux accès consécutifs.

Il y a encore des fièvres intermittentes *doubles-tierces* et *doubles-quartes.*

La double-tierce résulte de deux fièvres tierces qui marchent ensemble, et dont les accès se correspondent de deux en deux jours, en sorte que celui du premier jour vient à la même heure que celui du troisième, et celui du second à la même heure que celui du quatrième. C'est cette correspondance réciproque qui distingue la fièvre double-tierce d'avec la quotidienne, dont l'accès revient tous les jours à la même heure.

La fièvre double-quarte résulte aussi de deux quartes simples dont les accès se correspondent de trois en trois jours; celui du premier jour répond à celui du quatrième, et celui du second à celui du cinquième; le troisième jour est sans fièvre.

Chaque accès d'une fièvre intermittente commence par le froid et finit par la chaleur. A l'invasion du froid, le malade baille, étend les bras, et sent des lassitudes et des douleurs dans les membres comme s'ils étaient brisés; les extrémités se refroidissent, et le froid se fait principalement sentir vers les lombes, et semble monter et descendre le long du dos; alors, la superficie du corps diminue de volume, la peau devient âpre et rugueuse, les poils se redressent, les dents claquent, le pouls est petit et concentré; la chaleur vient ensuite, le pouls s'élève et s'accélère, le visage s'anime; enfin, le corps est inondé de sueur, et tout rentre dans le calme jusqu'à l'accès suivant.

Les fièvres intermittentes règnent le plus ordinairement au printems et en automne. Les printanières disparaissent souvent d'elles-mêmes et sans remèdes, sur-tout si les malades sont jeunes et bien constitués. On peut les considérer alors comme des efforts de la nature qui tend à l'accroissement des individus, et l'on sent combien il serait imprudent de les troubler ou de les arrêter par des fébrifuges. Le parti le plus sûr est de les abandonner à elles-mêmes, après en avoir toutefois détruit les complications, pour les réduire à l'état le plus simple.

Il n'en est pas de même des fièvres automnales: elles sont, pour l'ordinaire, plus opiniâtres; et si elles disparaissent devant l'hiver, ce qui est assez rare, c'est pour reparaître au printems suivant. Elles engorgent souvent les viscères abdominaux, et déterminent l'hydropisie quand on les néglige.

Le traitement des fièvres intermittentes, en général, exige des précautions. Si le malade est jeune, robuste et sanguin, la saignée peut être utile, surtout dans la fièvre tierce et au printems; cette évacuation n'aurait peut-être pas le même avantage dans la fièvre quarte qui règne en automne. Mais, dans les deux cas, si les premières voies étaient embarrassées, on ne pourrait pas se dispenser de recourir à l'émétique ou aux purgatifs, suivant que la plénitude saburrale existerait dans l'estomac ou dans l'intestin. Après avoir ainsi détruit cette complication, si la fièvre, de quelqu'espèce qu'elle fût, montrait de l'opiniâtreté, on passerait aux amers ou fébrifuges indigènes, tels que la camomille romaine, la petite centaurée, la rhubarbe, la gentiane, l'absynthe, etc, qu'on ferait prendre en infusion, en poudre, en bols, et si ces moyens ne suffisaient point après l'évacuation des premières voies, on passerait à l'usage du quinquina, qui est le plus héroïque des fébrifuges, et on l'administrerait en infusion, en décoction ou en poudre, sous forme de bols ou d'opiat.

Si le sujet était nerveux et délicat, on associerait le quinquina à l'opium, pour diminuer la sensibilité générale. L'éther et la thériaque, amalgamés aux fébrifuges, en ont aussi augmenté quelquefois l'efficacité, soit en excitant le ton général de l'économie soit en remédiant à la sensibilité de l'estomac, et en empêchant le vomissement du remède.

Le quinquina, administré sous forme d'opiat comme ci-dessus, ou de toute autre manière, doit être continué jusqu'à la fin de la fièvre ; on en éloigne ensuite les prises et on le supprime insensiblement. Pendant tout le cours du traitement, le régime du malade doit être réglé ; on ne lui accordera que de la soupe et du bouillon jusqu'à la terminaison des accès ; on le remettra ensuite peu-à-peu à sa manière de vivre ordinaire.

On doit bien pressentir, d'après toutes ces considérations, que le traitement des fièvres intermittentes ne doit être confié qu'à un médecin habile et exercé. Les fébrifuges ne peuvent être maniés que par une main prudente. L'ignorance et la prévention les changent en poisons qui détruisent l'espèce humaine.

Opiat contre la fièvre quarte.

Prenez Quinquina en poudre, diaprun solutif, sirop de fleurs de pêcher, de chacun une once ;

Sel ammoniac pulvérisé, un scrupule.

Mêlez le tout ensemble pour former un opiat dont le malade prendra, six jours de suite, deux gros le matin, à jeun, et autant le soir dans du pain à chanter. Il boira, demi-heure après chaque prise, une tasse de bouillon de veau, auquel on aura ajouté une poignée de feuilles de chicorée sauvage.

REMARQUE. Les réflexions que nous avons faites sur les fièvres intermittentes, en général, sont applicables à la fièvre quarte en particulier. L'emploi des fébrifuges exige la plus grande circonspection.

Opiat fébrifuge pour les personnes dont la poitrine est délicate.

Prenez bon Quinquina réduit en poudre fine, cinq gros ;

Miel de Narbonne, sirop de capillaire, de chacun une once.

14

Mêlez le tout exactement, et partagez-le en trois doses à prendre dans du pain à chanter, de trois heures en trois heures, pendant l'intervalle des accès.

On réitère le même opiat, et de la même façon, le jour qu'il n'y a point de fièvre. Le plus souvent, la première dose suffit pour la faire cesser ; mais il vaut mieux la répéter pour empêcher la récidive.

Si l'on craint que le quinquina ne surcharge l'estomac, on partage l'opiat en quatre ou cinq doses, qu'on donne de trois heures en trois heures, supposé que l'accès ait assez de longueur.

Lorque le malade ne peut avaler des bols, on lui fait prendre l'opiat aux mêmes doses, délayé dans de l'eau tiède pure, ou colorée avec un peu de vin.

REMARQUE. Quoique le quinquina soit le remède le plus efficace pour guérir les fièvres intermittentes, il ne convient pas néanmoins à tous les malades. Il y en a qu'il faut préparer à l'usage de ce fébrifuge ; car il ne devient, pour l'ordinaire, nuisible que parce qu'il a été donné trop brusquement. Il y en a d'autres à qui il ne faut jamais le faire prendre ; telles sont les personnes qui ont la poitrine faible et délicate, qui ont craché le sang, qui ont les viscères du bas-ventre en mauvais état, qui éprouvent des ardeurs d'entrailles, de la sécheresse et de la chaleur à la peau, qui sont consumées par la fièvre lente, etc. Si l'on ne peut absolument se dispenser de recourir au quinquina dans tous ces cas, il faut au moins en choisir les préparations les plus douces, comme l'opiat ci-dessus, les apozèmes amers, la décoction de quinquina avec l'eau de veau ou de poulet, ou avec quelque émulsion. Mais si l'on observe alors que ce remède augmente la fièvre, il faut absolument y renoncer ; qu'on n'imite point les charlatans qui emploient le quinquina et les amers contre toute espèce de fièvre : quelques accidens qui arrivent, ils persistent toujours dans leur première idée, jusqu'à ce que la mort vienne mettre fin à la fièvre et à leurs bévues.

Opiat fondant contre les tubercules du poumon.

Prenez Conserve de tussilage , une once ;
    Pilules balsamiques de Morton , deux gros ;
    Fleurs de soufre, adipocire (blanc de baleine), de chacun un gros et demi ;
    Mercure doux sublimé six fois, carbonate de chaux (yeux d'écrevisse) , de chacun un gros.
Mêlez le tout avec suffisante quantité de baume de soufre térébenthiné , pour prendre le matin , à jeun , et le soir en se couchant , à la dose de demi-gros dans du pain à chanter.

Remarque. Les tubercules pulmonaires ne sont autre chose que des engorgemens partiels plus ou moins nombreux et plus ou moins considérables , qui se forment dans le système lymphatique du poumon. Les causes les plus communes de cette altération sont les phlegmasies du poumon, le catarrhe, la péripneumonie et la pleurésie, lorsque ces phlegmasies deviennent chroniques et dégénèrent en phthisie. On doit ajouter à ces causes l'abus des matériaux de l'hygiène, les arts, les professions, et tous les genres de vie qui irritent le poumon ; les maladies d'abord étrangères à cet organe et qui le stimulent ensuite par sympathie, par métastase ou autrement ; une prédisposition innée ou naturelle , comme on l'observe chez les sujets grêles, relâchés, mobiles, pâles et resserrés de la poitrine.

L'altération tuberculeuse du poumon est donc la terminaison d'une phlegmasie plus ou moins violente, ou bien le résultat d'une disposition originelle. Dans le premier cas, le système sanguin de cet organe est plus ou moins engorgé, et l'on trouve, au milieu de son parenchyme, des granulations innombrables et des amas de matière pultacée et pateuse, ou de bouillie rouge, dont l'odeur approche plus ou moins de celle de la gangrène; quelquefois, ce sont de gros tubercules blancs, secs, réduits en putrilage et creusés à leur centre, ou bien des ulcères dont les parois sont inégales et comme rongées, et la circonférence remplie de grains tuberculeux. Quand le développement des tubercules a lieu sans fièvre, le tissu pulmonaire est rempli de dépôts réguliers ou irréguliers de matière blanche ou caséiforme, au milieu de laquelle on rencontre des productions calcaires, pierreuses, osseuses, cartilagineuses, etc.

La méthode curative des tubercules pulmonaires consiste à combattre la phlogose, si elle existe, par les saignées, par la diète plus ou moins sévère, et par les calmans; par les vésicatoires, les cautères et les moxas autour de la poitrine; par les frictions sèches, simples ou aromatiques, par un régime lacté, végétal, féculent, sans satisfaire l'appétit. Quand il n'y a plus de phlogose, on sollicite la résolution des tubercules par les stimulans révulsifs tant internes qu'externes, par les oxides et sels mercuriels, sur-tout par le muriate suroxigéné, par le muriate de Baryte, par le soufre, dans le cas de gale ou de dartres; par les antimoniaux, par les carbonates alkalins et les sels neutres, par les eaux minérales sulfureuses et chaudes, par les extraits des plantes âcres, par les anti-scorbutiques excitans, par les sudorifiques, les chicorées et les amers savonneux du règne végétal. Ces résolutifs doivent être secondés par un régime moins sévère que s'il y avait de la fièvre et de la phlogose; alors, on peut accorder aux malades des gelées de viande, et même le suc de viande noire très-animalisée. On voit donc, par ce précis sur les tubercules, combien le traitement doit en être dirigé avec prudence. Il n'y a que des praticiens consommés à qui on doive le confier, encore est-il fort rare qu'ils obtiennent de grands succès, parce que, presque toujours, c'en est fait des malades quand l'engorgement tuberculeux s'est formé dans l'organe de la respiration ; cependant, rien n'empêche d'en essayer la résolution par les moyens indiqués ci-dessus, qui ne peuvent être nuisibles, s'ils ne sont salutaires, lorsqu'ils sont maniés par des médecins sages et circonspects. Mais que peut-on attendre des résolutifs, quand les tubercules sont ulcérés et réduits en putrilage ? Ce n'est guère que dans le commencement qu'on peut espérer d'en arrêter les progrès.

Opiat balsamique contre la phthisie.

Prenez conserves de roses, deux onces ;
    Baume de Lucatel, une once.
Dissolvez le baume dans un jaune d'œuf, et ajoutez-y ensuite la conserve de roses ; pour un opiat à donner de la grosseur d'une noix muscade, deux ou trois fois le jour, dans du pain à chanter.

REMARQUE. On a conseillé cet opiat dans les maladies de poitrine où l'on soupçonnait des ulcères internes, d'après les caractères de l'expectoration ; mais quel succès peut-on espérer de ce prétendu remède cicatrisant, lorsqu'il y a une solution de continuité plus ou moins ancienne dans le tissu du poumon, dans la plèvre, ou dans la muqueuse des bronches ? Cette affection n'est-elle pas toujours incurable et mortelle ? D'ailleurs, dans les guérisons qu'on attribuait à cet opiat, il est très-vraisemblable qu'on s'était mépris sur la nature de la maladie, et qu'on avait regardé, comme une phthisie pulmonaire, ce qui n'était qu'un simple catarrhe, une péripneumonie ou une pleurésie chronique. Cette méprise est d'autant plus facile, que l'expectoration peut en imposer dans ces circonstances. On a souvent confondu la mucosité des bronches avec la matière purulente dont on croyait le foyer dans le parenchyme pulmonaire, et on s'est vanté d'avoir guéri des phthisies, tandis qu'on n'avait remédié qu'à des catarrhes négligés ou invétérés. Ce sont là des erreurs plus fréquentes qu'on ne pense en médecine, et dont les charlatans savent très-bien tirer parti; mais aujourd'hui on commence à se désabuser : on sait fort bien à quoi s'en tenir sur le compte des médecins qui prétendent guérir la phthisie pulmonaire.

Pour en revenir à l'opiat ci-dessus, on peut l'employer comme résolutif des tubercules pulmonaires qui ne sont point accompagnés de phlogose ni de fièvre. Il peut être encore avantageux vers la fin des affections catarrhales, pour remonter le ton des membranes muqueuses qui en étaient le siége, et pour les empêcher de passer à l'état chronique. Par la même raison, il pourrait réussir à la fin des hémoptysies ou crachemens de sang qui traîneraient en longueur, ou qui se renouvelleraient trop fréquemment chez les individus lymphatiques et relâchés. Mais on conçoit que ce médicament nuirait aux personnes pléthoriques, irritables et sensibles, qui seraient naturellement disposées à l'éréthisme et à la phlogose. On ne saurait donc prendre trop de précautions dans l'emploi des opiats anti-phthisiques.

Opiat anti-asthmatique.

Prenez Soufre sublimé (fleurs de soufre), six gros ;
  Adipocire (blanc de baleine), deux gros ;
  Poudre d'iris de Florence, un gros.
Incorporez le tout avec suffisante quantité de miel blanc.
La dose est de la grosseur d'une noix muscade, à prendre le matin, à jeun, dans du pain à chanter.

Autre Opiat anti-asthmatique, avec complication de saburre intestinale.

Prenez Séné mondé, trois gros;
    Soufre sublimé (fleurs de soufre), deux gros;
    Gingembre, un gros;
    Safran, demi-gros.
Réduisez le tout en poudre fine, et incorporez-le avec
    Miel blanc, deux onces.
La dose est de la grosseur d'une noix muscade dans du pain à chanter, à prendre soir et matin, en continuant pendant quelque tems.

Remarque. Ces deux opiats sont stimulans; ils ne sauraient donc convenir dans l'asthme qui tient à une lésion organique des poumons ou des autres viscères contenus dans la poitrine. On doit les rejeter encore dans tous les cas où il y a de la fièvre et de l'éréthisme, principalement dans ceux où l'on remarque une disposition à la phthisie; ils ne peuvent guère être utiles que dans les catarrhes qui tendent à devenir chroniques : ce qui a lieu, pour l'ordinaire, chez les individus très lymphatiques et naturellement humides. Il n'appartient donc pas à tout le monde de manier ces deux opiats; on ne doit en confier l'emploi qu'à des mains sages et exercées. Le premier est indiqué, lorsque le poumon manque de force, pour rejeter, par l'expectoration, les mucosités dont il est surchargé; le second, outre qu'il peut favoriser l'expectoration, débarrasse l'intestin des matières qui l'incommodent.

Opiat mésentérique, ou contre les obstructions du mésentère.

Prenez Extraits de chicorée sauvage, de fumeterre et de rhubarbe, de chacun deux gros;
    Extrait de coloquinte, huit grains;
    — de concombre sauvage, douze grains;

Carbonate de fer (safran de mars apéritif), deux gros;

Poudre de séné, muriate de mercure (mercure doux) sublimé six fois, de chacun un gros;

Poudre de jalap, diagrède, de chacun quarante-huit grains;

Carbonate de potasse (sel d'absinthe), tamarisc, de chacun demi-gros;

Safran oriental, dix-huit grains;

Macis, six grains.

Mêlez le tout exactement, et incorporez-le avec suffisante quantité d'oxymel simple; pour un opiat à prendre le matin, à jeun, dans du pain à chanter, à la dose d'un gros à un gros et demi, et un bouillon apéritif une heure après.

REMARQUE. Rien de si commun que d'entendre parler d'obstructions du mésentère, et rien de si rare que le sens précis de ces obstructions. En quoi consistent-elles? Quelle en est la cause? A quels signes les reconnaît-on? Personne ne le dit. Il semblerait, néanmoins, qu'il serait bien essentiel d'avoir une idée exacte de cette maladie, avant d'en entreprendre la guérison, sur-tout avec l'opiat ci-dessus, qui est composé d'élémens la plus part très-actifs. Si l'on veut désigner, par *obstructions du mésentère*, ces indurations qui sont le résultat d'une phlegmasie, il est évident qu'on ne peut point espérer de les résoudre au moyen de remèdes qui irritent le conduit intestinal; on tuerait alors l'individu avant d'avoir débarrassé le mésentère. Mais si l'on donne le nom d'*obstruction* à un simple engorgement ou empâtement du mésentère, tel qu'on le conçoit chez les personnes excessivement lymphatiques, qui font de mauvaises digestions ou qui habitent des lieux humides, il est possible qu'on y remédie, en agissant sur l'intestin. Car, dans ce cas-là, on ne peut augmenter l'excrétion des fluides intestinaux, sans diminuer l'engorgement des glandes et des vaisseaux mésentériques. Ce serait donc alors le cas d'employer l'opiat ci-dessus, qui est un purgatif énergique. Mais avec quelle prudence ne doit-on pas le manier, si l'on veut éviter les inconvéniens qui peuvent en résulter, dans les circonstances où il n'est point indiqué ?

Opiat contre l'apoplexie, la paralysie, et autres affections nerveuses.

Prenez Semence de moutarde, deux onces ;
— de cresson alenois, de roquette, de chacun deux gros ;
Feuilles sèches d'origan, de menthe, de chacun six gros.
Pulvérisez le tout, et incorporez-le avec suffisante quantité de sirop de pivoine simple.
La dose est d'un gros le matin, à jeun, et autant sur les cinq heures du soir, enveloppé dans du pain à chanter, en avalant après une tasse de tisane contre l'apoplexie et la paralysie.

Remarque. Cet opiat est tonique et stimulant. Il est donc propre à réveiller la sensibilité qui s'émousse dans l'apoplexie et la paralysie. Mais on s'exposerait à faire plus de mal que de bien, si on l'administrait à tous les individus menacés d'affections comateuses. Ce remède nuirait évidemment à ceux qui seraient pléthoriques et sanguins ; car en augmentant la circulation, il pourrait déterminer quelque congestion cérébrale. Il ne convient donc qu'aux personnes d'un tempérament lymphatique, dont les premières voies manquent souvent d'énergie ; alors il donne du ton à l'estomac, facilite les digestions, et prévient l'embarras du conduit intestinal, qui cause quelquefois l'apoplexie et la paralysie. Cet opiat peut donc être considéré, sous ce rapport, comme le prophylactique ou préservatif de ces deux maladies. Pour le rendre plus efficace, quand il y a embarras des premières voies, on donne, quelque tems auparavant, l'opiat martial purgatif qui a été décrit ci-dessus. On évacue ainsi tout ce qu'il y a d'impur dans le conduit intestinal, et les toniques et les stimulans agissent alors plus directement sur les organes de la digestion, dont il importe de soutenir ou d'exciter les propriétés vitales.

Opiat contre l'épilepsie.

Prenez Quinquina, six gros ;
    Racine de serpentaire de Virginie, deux gros.
Réduisez le tout en poudre subtile, et incorporez-le avec suffisante quantité de sirop de pivoine composé, pour en faire un opiat à prendre, matin et soir, dans du pain à chanter.
La dose est d'un gros pour un adulte, et de la moitié pour un enfant.
On continue cet opiat pendant trois ou quatre mois ; et le reste de l'année, on se contente d'en prendre seulement quatre ou cinq jours avant les époques où l'on attend l'accès épileptique.

Remarque. Cet opiat est un excellent tonique ; il convient donc toutes les fois que l'épilepsie tient à la débilité de l'estomac ou de tout l'organisme, à une cause purement nerveuse et accidentelle, comme la peur, l'émotion, etc. Il est sur-tout indiqué dans les épilepsies qui reviennent par accès réguliers, à cause de la propriété dont jouit le quinquina contre toutes les affections périodiques.

Mais ce remède est entièrement inutile, lorsque l'épilepsie est héréditaire, et qu'elle dépend d'un vice organique du cerveau. Tous les praticiens s'accordent à regarder alors cette maladie comme incurable.

L'usage de cet opiat exige quelques précautions relatives à l'état des individus. S'agit-il d'un tempérament pléthorique et sanguin, on a recours préalablement à la saignée. Les premières voies sont-elles embarrassées, on les nettoie au moyen des émétiques ou des minoratifs. Enfin, y a-t-il excès de sensibilité, on associe les anti-spasmodiques au quinquina. De même , quand l'épilepsie dépend de la suppression des hémorroïdes , on applique des sangsues à l'anus , et à la vulve , s'il s'agit de la suppression des règles. Dans ce dernier cas, on conseille encore d'ajouter deux gros de carbonate de fer (safran de mars apéritif) à la totalité de l'opiat , ou bien de boire après chaque prise une tasse d'infusion de fleurs de tilleul avec un peu de sucre.

Opiat contre la néphrétique, la difficulté et l'ardeur d'uriner.

Prenez Lénitif fin , deux onces ;
    Térébenthine de Venise , demi-once ;
    Crème de tartre, un gros.
Mêlez le tout ensemble, pour un opiat dont la dose est d'un gros, deux fois le jour, le matin, à jeun, et l'autre vers les cinq heures du soir, dans du pain à chanter, en buvant après un verre de tisane adoucissante.

Remarque. L'opiat ci-dessus est légèrement purgatif et stimulant. Il ne saurait donc convenir dans le cas de néphrétique aiguë ou inflammatoire, qui est toujours accompagnée d'une fièvre plus ou moins violente. Elle ne conviendrait pas non plus dans les accès de néphrétique calculeuse, qu'elle ne manquerait certainement pas de rendre plus graves. On devra donc , pour employer cet opiat contre la néphrétique , attendre qu'il n'y ait plus de fièvre ni de douleur : alors on en retirera quelque avantage, soit pour faciliter l'écoulement de l'urine , soit pour provoquer l'expulsion de quelques graviers renfermés dans les voies urinaires.

Opiat contre l'hématurie, ou urines sanglantes.

Prenez Savon d'Alicante, une once ;
    Racine de filipendule en poudre, farine de graine de lin, de chacune deux gros.

Pilez le tout ; et l'incorporez avec suffisante quantité de sirop
de guimauve, pour former un opiat à prendre, pendant
neuf jours, à la dose de deux gros le matin, à jeun, dans du
pain à chanter, en buvant après une tasse d'infusion de turquette ou de pariétaire, ou un verre d'eau seconde de chaux.

REMARQUE. On donne le nom d'*hématurie* à l'hémorragie qui a lieu par l'urètre ; en sorte que les
malades ont l'air de pisser le sang. Elle se divise en
accidentelle et en sénile. Les individus d'un tempérament pléthorique et sanguin sont naturellement
disposés à la première ; mais elle est presque toujours l'effet d'une irritation fixée sur les voies urinaires, telle que l'équitation forcée, l'abus des liqueurs, l'usage des cantharides, de la térébenthine,
de la scille, de la sabine, etc. Elle peut être encore
déterminée par un coup ou une chute sur les reins,
sur le pubis, sur le sacrum ; par un effort violent
pour soulever quelque fardeau.

L'hématurie sénile est ainsi appelée, parce qu'elle
s'observe chez les vieillards. Elle peut être déterminée par la bonne chère, par un exercice violent après
une vie sédentaire, par la suppression des hémorroïdes, d'une saignée habituelle ; par la présence
d'un calcul raboteux et inégal dans les voies urinaires.

Les symptômes varient suivant la cause et le siége
de l'hémorragie.

1°. Dans l'hématurie causée par la pléthore ou
l'exercice à cheval, le sang coule d'abord tout-à-
coup avec abondance, et ensuite à des intervalles
plus ou moins éloignés, mais sans douleur. Dans
celle qui est occasionnée par des médicamens âcres
et irritans, le sang et la douleur augmentent ou diminuent, suivant l'usage ou la suspension de ces
médicamens. Les cantharides déterminent un pria-
pisme plus ou moins douloureux ; enfin, les coups

ou les chutes qui causent le pissement de sang , sont suivis de douleurs aiguës dans la partie affectée.

2°. L'hématurie qui part des reins est accompagnée de douleur et de chaleur aux lombes , d'où elles se propagent jusqu'au pubis , de refroidissement aux extrémités, d'anxiétés. Quand le sang s'arrête dans les urétères , la sonde n'appaise point la douleur des voies urinaires. Le sang qui s'accumule dans la vessie , cause de la pesanteur sur le pubis et du gonflement à l'hypogastre , une fréquente envie d'uriner, du prurit au gland, de l'ardeur à l'anus, de la constipation. L'hématurie des uretères y détermine de la tension et de la chaleur ; le sang sort pur ou faiblement mêlé à l'urine; il y a dysurie. L'hématurie urétrale occasionne de la douleur dans quelque point de ce conduit. Le sang est rouge, liquide et pur; il n'y a point dischurie ou d'effort en urinant , à moins que le sang ne se coagule dans la vessie.

Les symptômes de l'hématurie sénile sont les mêmes que ceux de l'hématurie accidentelle. L'une et l'autre peuvent être actives; mais elles sont le plus souvent passives, et ordinairement chroniques.

Dans le traitement de cette hémorragie, il faut toujours avoir égard à la cause qui l'a déterminée. Si l'individu est pléthorique et sanguin, on doit d'abord avoir recours à la saignée , et ensuite aux tisanes et potions mucilagineuses, ainsi qu'aux bouillons adoucissans , comme dans l'hémoptysie , ou crachement de sang. Les émolliens et les laxatifs conviennent aussi dans l'hématurie causée par les calculs ou graviers qui irritent les voies urinaires. L'opiat ci-dessus serait nuisible alors , parce qu'il est un peu stimulant , à cause du savon qui entre dans sa composition. Ce remède n'est utile que vers la fin de l'hématurie active , lorsqu'il s'agit de remonter le ton des voies urinaires, et de les débarrasser des mucosités dont elles sont obstruées. Au reste, ou le sang coule en petite quantité, ou avec abondance. Dans le premier cas, il s'arrête naturellement, pourvu que le malade observe le repos, et s'abstienne de tout ce qui peut l'irriter ; dans le second, il faut tâcher de modérer l'hémorragie au moyen des rafraîchissans, tant internes qu'externes, tels que les boissons acidules, l'application de compresses trempées dans l'oxycrat sur les lombes, le bas-ventre, les aines, le scrotum et le périnée, l'intérieur des cuisses. Les potions camphrées sont les plus efficaces, lorsque l'hémorragie est due à l'action des cantharides.

Opiat pour prévenir l'avortement.

Prenez Graine de kermès, ou cochenille, sang-dragon pulvérisé, de chacun un gros ;
  Corail rouge préparé, un gros et demi ;
  Confection alkermès ou d'hyacinthe, deux gros.
Mêlez le tout avec suffisante quantité de sirop de kermès ou de roses sèches, pour former un opiat dont la dose sera d'un demi-gros pendant une dixaine de jours, à prendre le matin, à jeun, dans du pain à chanter, en buvant après un verre tiède de la tisane contre l'hémoptisie ou crachement de sang. Le soir on prendra aussi le julep contre l'avortement, à l'heure du sommeil ; et dans le jour, on fera usage de la même tisane.

Remarque. Cet opiat est composé d'astringens ; il n'est donc propre qu'à prévenir l'avortement qui pourrait être occasionné par le relâchement excessif des solides ; c'est ce qui peut arriver chez les femmes très-lymphatiques ou très-faibles, dont le système utérin n'a pas assez de force ou de ton pour supporter le produit de la conception jusqu'au terme de la grossesse. Ces femmes sont naturellement disposées à l'hémorragie ou perte utérine passive, que l'opiat ci-dessus peut prévenir ou arrêter. Mais il est évident que ce remède serait dangereux et même nuisible, si la femme était pléthorique ou sanguine, si elle était menacée d'avortement à la suite d'un coup ou d'une chute, par l'effet d'une maladie aiguë, d'une pleurésie ou d'une dyssenterie, etc. Enfin, il serait inutile dans les cas de rupture du cordon ombilical, et d'implantation du placenta sur le col de la matrice. On ne saurait donc trop exhorter les femmes menacées d'avortement, à implorer de suite les secours des gens de l'art, et ceux-ci, à employer les remèdes indiqués par les différentes causes de cet accident. On commettrait les plus grandes méprises, si l'on faisait usage de l'opiat ci dessus dans tous les cas où l'avortement peut avoir lieu.

Opiat contre les hémorroïdes.

Prenez Lénitif fin, une once et demie;
    Fleurs de soufre, demi-once.
Incorporez le tout avec suffisante quantité de sirop violat, pour former un opiat dont la dose sera de la grosseur d'une noix muscade, le matin, à jeun, et autant le soir, à l'heure du sommeil, dans du pain à chanter.

REMARQUE. Cet opiat est un léger purgatif; il peut convenir lorsque les hémorroïdes sont causées ou entretenues par une constipation opiniâtre; car alors, en vidant le gros intestin, il ôte l'obstacle qui s'oppose au retour du sang veineux vers le cœur. Il doit donc ramollir les tumeurs hémorroïdales, et calmer la douleur qu'elles occasionnent. Mais ce remède serait plus nuisible qu'utile, si ces tumeurs hémorroïdales avaient lieu chez un individu pléthorique ou sanguin, à la suite d'une équitation forcée, chez les femmes grosses ou nouvellement accouchées; en un mot, dans tous les cas où il y a turgescence générale ou locale des fluides, accélération de la circulation, etc. Le soufre et ses préparations ne feraient alors qu'accroître ces causes, au lieu de les diminuer.

Opiat contre la jaunisse.

Prenez Oxide de fer noir (éthiops martial), vingt-quatre grains;
    Safran oriental, un gros ;
    Sulfate de potasse (sel de duobus), demi-gros.
Réduisez le tout en poudre, et incorporez-le avec suffisante quantité de conserve de kynorrhodon, pour partager en sept parties égales à prendre le matin, à jeun, pendant une semaine, dans du pain à chanter, en prenant après un verre de tisane apéritive.

REMARQUE. Cet opiat excite les règles, les sueurs et les urines. Il convient donc, dans la jaunisse qui succède à la suppression des règles, chez les femmes lymphatiques, dont les organes de la génération sont naturellement relâchés. Mais il serait dangereux dans la jaunisse causée par des affections morales chez les femmes nerveuses et irritables, dans celle qui dépendrait de l'obstruction des conduits biliaires, etc. L'emploi de cet opiat exige donc beaucoup de prudence de la part du praticien.

Opiat contre le diabétès.

Prenez Quinquina, une once ;
    Alun purifié, deux gros.
Réduisez le tout en poudre fine, et incorporez-le avec suffisante quantité de sirop de limon, pour former un opiat à prendre chaque jour, de la grosseur d'une noix muscade, dans du pain à chanter. On en continuera l'usage suivant les cas.

REMARQUE. Cet opiat est tonique et astringent; il convient donc dans le diabétès où l'estomac a perdu son énergie, et où les voies urinaires sont dans un état de relâchement excessif. Mais ce remède serait ridicule, même dangereux, si le malade était déjà consumé par la fièvre hectique et réduit au marasme ; il ne ferait alors que hâter la mort.

Opiat ou électuaire lénitif.

Prenez Décoction de racine de guimauve et de figues grasses, quatre livres ;
  Sucre blanc, trois livres.
Faites cuire le tout en consistance de miel et de sirop épais.
Ajoutez-y ensuite :
  Pulpe de casse récemment mondée, une livre ;
  — de pruneaux, poudre de séné, de chacun demi-livre ;
  Semences de violettes pilées, trois onces ;
  — d'anis pilées, deux gros ;
  Tartrate de potasse (sel végétal), une once et demie.
Faites du tout un électuaire suivant l'art, et de la manière suivante.

Faites, premièrement, bouillir une livre de racines de guimauve récentes, lavées et concassées, et une livre de figues grasses dans trois livres d'eau, réduisant le tout à moitié : coulez cette décoction avec une légère expression : faites cuire à part, dans de l'eau, les pruneaux, dont on tirera la pulpe ; ce qui se fera pareillement de la casse. Faites dessécher ces pulpes sur un petit feu. Pulvérisez le séné, les semences de violette et d'anis, et le tartrate de potasse : faites cuire ensuite le sucre par un feu lent, dans la décoction ci-dessus, jusqu'à consistance de miel ou de sirop bien épais : retirez la bassine de dessus le feu, et dissolvez-y les pulpes avec un bistortier ; ensuite mêlez-y les poudres, pour faire un électuaire qu'on gardera pour l'usage.

REMARQUE. Le lénitif est un purgatif doux qu'on donne depuis une once jusqu'à une once et demie, par la bouche ou en lavement. Il peut aussi accélérer l'action des autres purgatifs avec lesquels on le mêle, depuis demi-once jusqu'à six gros. D'ailleurs, il ne laisse aucune mauvaise suite, et la modicité du prix le met à portée des pauvres.

CHAPITRE IX.

DES PILULES et DES TABLETTES.

ARTICLE PREMIER. — *Des Pilules.*

On donne le nom de *pilules* à des médicamens simples ou composés, d'une consistance solide, d'une forme ronde, de deux lignes environ de diamètre, et du poids d'un jusqu'à quatre ou six grains, même davantage. Ce poids est déterminé par la division qu'on fait, à l'aide du pilulier, de la masse totale du médicament, dont le poids est déja connu.

On administre, sous forme de pilules, les remèdes pesans et insolubles dans l'eau, d'une odeur et d'une saveur désagréables. Voilà aussi pourquoi ils sont destinés à être avalés en une seule fois, sans être mâchés.

Les bols sont composés d'extraits pharmaceutiques, ou de poudres qu'on réduit quand elles sont trop sèches, en une pâte ou masse cohérente par l'intermède du miel, d'un sirop ou de quelque mucilage, tel que celui de gomme adragant, de gomme arabique, etc.

Pilules purgatives universelles.

Prenez poudre cornachine, demi-once;
    Diagrède, trois gros;

Tartrate acidule de potasse (crême de tartre), deux gros;
Nitrate de potasse (nitre), un gros.

Mêlez le tout, après l'avoir pulvérisé, avec le mucilage de gomme adragant, et formez-en des pilules de douze grains chacune.

La dose est de trois pilules pour un adulte, à prendre le matin, à jeun, en avalant après une bonne tasse de tisane ou de bouillon.

REMARQUE. Ces pilules purgent sans irriter, et ne causent point de tranchées. On peut en donner une aux enfans de dix ans, en observant néanmoins d'augmenter ou de diminuer la dose suivant la force du sujet. On conserve ces pilules aussi longtems qu'on veut; mais passé quelques mois, il faut les écraser pour en faire un bol avec le sirop de fleurs de pêcher ou tout autre. On l'avalera dans du pain à chanter, et on boira par-dessus un peu de bouillon ou de tisane. On peut encore, après avoir écrasé ces pilules, les délayer dans un jaune d'œuf, ce qui pourra mieux convenir aux enfans ou aux personnes qui ont de l'aversion pour les potions purgatives, et qui sont sujettes à les rejeter.

Autres Pilules purgatives.

Prenez Tartrate de potasse antimonié (tartre), un grain;
Aloës succotrin, seize grains; mucilage de gomme adragant, quantité suffisante.

Pour quatre pilules, dont la dose est d'une à deux.

REMARQUE. Ces pilules ont été mises en usage par le docteur Anderson, et portent le nom de pilules écossaises. Elles sont purgatives, et on peut en favoriser l'effet par quelque boisson, comme ci-dessus.

Pilules hydragogues, ou contre l'hydropisie.

Prenez Gomme-gutte, deux gros ;
    Jalap en poudre, diagrède, de chacun un gros.
    Sulfate de potasse (*arcanum duplicatum*), demi-once.
Mêlez le tout après l'avoir réduit en poudre, et ajoutez-y assez
    de mucilage de gomme adragant pour faire des pilules du
    poids de dix grains chacune.
La dose est de deux pilules, ou vingt grains, à prendre le matin,
    à jeun, dans du pain à chanter.

Remarque. Ces pilules conviennent dans tous les cas où l'on a besoin d'évacuer abondamment la sérosité, comme dans l'hydropisie. Mais il faut, pour cela, que cette maladie ne soit compliquée d'aucune lésion organique des viscères ; car elles seraient alors plus nuisibles qu'utiles, et ne feraient qu'accélérer la perte du malade.

Lorsqu'elles sont anciennes, on les écrase auparavant, et on les incorpore avec un peu de sirop pour en faire un bol, après lequel on fait prendre au malade une tasse de bouillon ; deux heures après, on donne un second bouillon, et trois heures après ce dernier, un potage. Toutes les fois que le malade va à la selle, on lui donne un verre de tisane tiède.

S'il vomit le remède peu de tems après l'avoir avalé, on lui fera prendre les pilules entre deux soupes trempées dans du bouillon, et on lui fera manger par-dessus un peu de potage, afin de modérer l'action du remède sur l'estomac ; trois heures après un bouillon, deux heures après un nouveau potage.

On réitère ce remède après trois jours d'intervalle ; et si l'enflure ne diminue pas considérablement, on en augmentera un peu la dose, jusqu'à ce qu'il produise des évacuations suffisantes ; mais s'il cause de l'irritation et de la fièvre, il faut y renoncer et lui substituer quelque autre évacuant plus doux. C'est toujours à un praticien éclairé qu'il convient de s'adresser pour régler le traitement de l'hydropisie, et pour le rendre le plus salutaire possible.

Pilules vermifuges purgatives.

Prenez Mercure cru éteint dans la térébenthine, une once ;
    Aloës hépatique, demi-once ;
    Séné mondé, rhubarbe, de chacun deux gros ;
    Coralline, *semen contrà*, de chacun un gros.
Pulvérisez ce qui doit l'être, et mêlez le tout avec suffisante quantité de sirop de chicorée composé pour une masse pilulaire dont la dose est de douze à dix-huit grains pour les enfans, et de demi-gros à deux scrupules pour les adultes, à prendre dans du pain à chanter, le soir en se couchant.

REMARQUE. Ces pilules ont deux propriétés : la première, de tuer les vers, la seconde, de les expulser par les selles. D'ailleurs, elles sont très-commodes, parce que le remède offre peu de volume, et qu'il n'opère que le lendemain, sans interrompre le sommeil, ce qui est un grand avantage pour les enfans.

Pilules anti-asthmatiques, ou contre l'asthme.

Prenez Aloës hépatique, une once ;
    Gomme ammoniaque, demi-once.
Dissolvez le tout dans le vinaigre scillitique, le réduisant en consistance de pâte solide.
Ajoutez-y ensuite :
    Sulfate de potasse, un gros et demi ;
    Gomme-gutte pulvérisée, un gros.
Formez du tout des pilules de six grains chacune, dont la dose sera de douze grains, ou de deux pilules, en augmentant jusqu'au double : on les prendra le soir avant de se coucher, deux heures après avoir mangé ; et on les réitérera suivant le besoin.

Remarque. Ces pilules sont purgatives, et, en irritant le conduit intestinal, elles détournent une partie des fluides qui se porteraient à la poitrine. Mais elles ne conviennent, sous ce rapport, qu'aux personnes d'un tempérament lymphatique, et douées de beaucoup d'embonpoint, qui vivent dans des climats froids et humides, et chez lesquelles l'embarras des premières voies cause une oppression de poitrine plus ou moins considérable. Il est inutile de répéter ici que ce remède serait nuisible aux asthmatiques affectés de quelque lésion organique dans les viscères de la poitrine.

Pendant l'usage de ces pilules, on aura soin de modérer le régime de vivre. On évitera les crudités et les substances indigestes ; on ne fera point maigre ; on soupera légèrement et de bonne heure ; on se contentera d'un potage, si cela est possible.

Pilules anti-ictériques et anti-asthmatiques.

Prenez Savon blanc, demi-once ;
 Gomme ammoniaque, deux gros ;
 Poudre d'oignon de scille, un gros.
Mêlez le tout suivant l'art, et incorporez-le avec suffisante quantité de sirop des cinq racines apéritives, pour former une masse de pilules de six grains chacune. On en prendra deux, soir et matin, pendant quelque tems.

Remarque. Ces pilules sont composées d'ingrédiens très-actifs. Elles ne sauraient donc convenir dans les jaunisses qui tiendraient à une lésion organique du foie, ni dans l'asthme produit par une altération du poumon ou du cœur. Elles ne seraient alors qu'aggraver ces maladies ; en un mot, il faut les rejetter toutes les fois qu'il y a une irritation locale ou générale dans l'économie. Elles peuvent être utiles seulement chez les individus très-lympha-

(231)

tiques dont le foie s'engorge ou s'empâte facilement,
et dont les poumons secrètent une si grande quantité de mucosités, qu'ils en sont surchargés, oppressés;
c'est ce qu'on a occasion d'observer dans les climats
et les saisons froids et humides, dont l'air tend continuellement à relâcher les solides, et s'oppose à la
transpiration insensible. Dans ces circonstances, les
pilules ci-dessus, en stimulant le conduit intestinal
et les voies urinaires, peuvent suppléer à cette fonction, et prévenir ou soulager les maux qui résultent
d'un tel désordre, mais on ne doit jamais faire usage
de ce remède sans l'avis d'un médecin éclairé qui en
détermine la dose.

Pilules contre les embarras des reins, la colique néphrétique,
et les urines sanglantes.

Prenez Savon d'Alicante, ou savon blanc ordinaire, une once;
  Huile d'anis, trente gouttes.
Mêlez le tout dans un mortier de marbre, et partagez-le en
  vingt pilules que vous envelopperez de poudre d'yeux d'écrevisses.
La dose est de deux pilules par jour, dans une cuillerée de
  sirop de guimauve; l'une le matin, à jeun; l'autre sur les
  cinq heures du soir. On avalera immédiatement après, un
  verre d'eau seconde de chaux, ou une tasse d'infusion de
  turquette ou de pariétaire.

REMARQUE. Ces pilules sont stimulantes; elles
aggraveraient donc l'engorgement douloureux des
reins, la néphrétique aiguë et calculeuse, ainsi que
l'hématurie active. Elles ne peuvent convenir que
dans les cas où les voies urinaires manquent de ton,
pour se débarrasser de quelques graviers ou de
quelques mucosités qui gênent le passage de l'urine;
voyez ce que nous avons dit sur l'opiat contre la
néphrite et contre les urines sanglantes.

Pilules contre les pertes des femmes, et autres hémorragies.

Prenez Alun de roche purifié et réduit en poudre, deux onces.
Faites-le fondre dans une cuiller de fer, et ajoutez-y :
    Sang-dragon pulvérisé, une once.
Mêlez le tout, et ôtez-le du feu, en remuant toujours avec une spatule de fer, jusqu'à ce que vous l'ayez réduit en consistance de pâte molle. Alors formez-en des pilules de la grosseur d'un pois, que vous garderez pour l'usage.
La dose est depuis un scrupule jusqu'à un gros, qu'on réitère de quatre heures en quatre heures, ou plus souvent, suivant l'urgence, et jusqu'à ce que l'hémorragie soit arrêtée : ensuite on en donne une ou deux doses tous les jours, pendant quelque tems.
On fait boire à la malade un verre de tisane astringente après chaque prise de pilules.
On peut en faire aussi un électuaire en incorporant les poudres d'alun et de sang – dragon avec trois onces de conserve de roses rouges. La dose en sera d'un gros toutes les quatre heures.

REMARQUE. Ces pilules sont astringentes, et conviennent dans les hémorragies passives, lorsque le sang coule par excès d'atonie ou de faiblesse ; mais elles seraient nuisibles dans les hémorragies actives, toujours accompagnées de chaleur, d'éréthisme, et de concentration des forces dans le lieu d'où le sang provient. Il faut consulter ce que nous avons dit de l'écoulement des règles et des autres hémorragies.

Pilules contre la suppression invétérée des règles.

Prenez Aloès succotrin, deux gros ;
    Séné, un gros ;
    Assa fœtida, galbanum, mirrhe, de chacun demi-gros ;
    Carbonate de fer (sel de mars), deux gros ;
    Safran, macis, de chacun dix-huit grains ;
    Huile de succin, vingt gouttes.
Pulvérisez ce qui doit l'être, et incorporez-le avec suffisante

quantité de sirop d'armoise, pour former une masse qu'on divisera en cent pilules.

La dose sera de quatre, à prendre une ou deux heures après le soupé, de deux jours l'un, pendant un mois ou six semaines.

Remarque. La suppression des règles peut être naturelle ou accidentelle. Cette évacuation périodique se supprime, pour l'ordinaire, naturellement pendant la grossesse, et cesse complètement vers l'âge de 40, 45 ou 50 ans. Voilà donc deux cas de suppression des règles qui n'exigent aucun médicament. Les gens de l'art que les femmes consultent alors, doivent avoir présens à l'esprit les signes de la grossesse et les phénomènes qui annoncent la cessation des règles à l'âge critique ; sans quoi ils s'exposeront à commettre les plus grandes méprises, à provoquer l'avortement dans le premier cas, et à délabrer la santé des femmes dans le second, s'ils s'obstinent à rappeler les règles dont la suppression ou la cessation entre dans les vues de la nature.

Il n'en est pas de même lorsque les règles se suppriment accidentellement, comme cela peut arriver chez les femmes pléthoriques ou très-sanguines, même chez celles qui sont épuisées. Les femmes qui s'exposent à l'impression subite du froid, qui se livrent à la débauche et à l'excès des plaisirs vénériens, qui mènent une vie sédentaire et inactive, qui sont tourmentées d'affections morales ou de quelque maladie, soit aiguë, soit chronique, soit générale, soit utérine, sont exposées au même accident.

Pendant la suppression des règles, les femmes ne rendent pas la moindre goutte de sang par la vulve aux époques ordinaires, ou bien elles en rendent beaucoup moins et avec beaucoup d'irrégularité. Delà peuvent résulter une infinité de maladies ; des fièvres, des inflammations, des affections nerveuses, des hémorragies supplémentaires, provenant de la déviation des règles, par les oreilles, les yeux, les narines, la bouche, la vessie urinaire, le fondement, les plaies, les ulcères, etc.

La suppression accidentelle des règles dure plus ou moins de tems; quelquefois elle cesse d'elle-même et par les seuls efforts de la nature; d'autre fois elle résiste avec opiniâtreté à toutes les ressources de l'art.

Dans le traitement, il faut avoir égard au tempérament individuel de la femme, et aux causes occasionnelles de la suppression des règles. S'agit-il d'une constitution pléthorique ou sanguine, il faut avoir promptement recours à la saignée générale ou locale et aux boissons délayantes; la femme est-elle nerveuse, les anti-spasmodiques sont indiqués préférablement à tout autre moyen; est-elle lymphatique à l'excès, naturellement apathique, les toniques et les excitans sont les meilleurs emménagogues : c'est alors que les pilules ci-dessus peuvent être utiles, tandis qu'elles seraient nuisibles dans les autres cas. L'épuisement de la femme réclame les alimens analeptiques ou restaurans. Qu'on oppose la sobriété aux excès de table, la continence à l'abus des plaisirs vénériens, l'exercice à l'inaction, la distraction aux affections morales, et le remède propre à chaque maladie aiguë ou chronique ; voilà les principes généraux à suivre pour remédier à la suppression des règles. C'est ainsi qu'un bain des pieds a rappelé cette excrétion, lorsqu'un réfroidissement subit l'avait interrompue, et qu'une agréable nouvelle, annoncée avec ménagement, a produit un semblable effet chez une femme plongée dans l'affliction. Nous laissons à penser, maintenant, si la routine suffit, et s'il ne faut pas avoir du tact et de l'expérience pour traiter l'aménorrhée ou suppression des règles.

Il n'y a peut-être pas de maladie où les femmes
courent plus de risques, si elles n'ont pas la précaution de consulter un médecin expérimenté.

Pilules anti-hystériques, ou contre les vapeurs.

Prenez Extrait d'aloès, demi-once ;
  Succin en poudre, deux gros ;
  Castoréum en poudre, un gros et demi ;
  Opium concret, extrait de safran, de chacun demi-gros ;
  Huile de tartre par défaillance ;
Mêlez le tout exactement, et formez-en une masse que vous
diviserez en pilules de six grains chacune.
La dose sera de trois pilules, le soir en se couchant ; et on
pourra la réitérer de douze heures en douze heures, en la
donnant dans quelque véhicule que ce soit. On aura soin
d'attendre trois heures au moins après le repas, pour en faire
usage, et on laissera couler le même intervalle avant de prendre
de la nourriture.

REMARQUE. Ces pilules sont calmantes et anti-spasmodiques. Elles conviennent donc dans les affections
hystériques, pourvu, néanmoins, qu'il n'y ait ni
pléthore, ni excès de forces ; car elles sont composées d'ingrédiens qui augmentent la circulation
du sang ; on voit donc aussi qu'on doit s'abstenir de
ce remède pendant la grossesse et le tems des règles.
Elles ne peuvent guère être utiles qu'aux femmes
excessivement nerveuses, qu'une vie oisive et sédentaire dispose aux attaques de nerfs ou aux convulsions.
Les femmes pauvres et laborieuses sont peu sujettes
à cette maladie, si ce n'est à l'âge critique, lorsqu'elles cessent d'être réglées : encore en sont-elles
rarement affectées à cette époque.

Pilules anti-catarrhales.

Prenez Pilules cochées majeures, demi-once ;
  Pilules de styrax, un gros.

Mêlez le tout exactement, et formez-en des pilules de six grains chacune. On en prendra trois ou quatre à l'heure du sommeil, trois heures après le soupé, dans lequel on se contentera d'un potage, si cela se peut.

REMARQUE. Ces pilules sont purgatives; elles ne conviennent donc qu'aux personnes d'un tempérament très-lymphatique, dont la poitrine s'engorge facilement de mucosités, sur-tout dans les saisons froides et humides, et dans les lieux marécageux qui sont si favorables aux catarrhes. Ces pilules, en excitant la secrétion intestinale, peuvent prévenir l'engorgement et la gêne de la poitrine; mais elles seraient nuisibles dans les catarrhes chroniques et invétérés, dont la cause tiendrait à l'ulcération de la membrane muqueuse des bronches.

Pilules contre le cancer.

Prenez telle quantité de ciguë fraîche qu'il vous plaira; pilez-la, exprimez-en le suc et l'évaporez à un feu doux dans un vaisseau de terre, ayant soin de remuer avec une spatule pour l'empêcher de se brûler. Lorsqu'il aura été réduit à la consistance d'extrait, retirez-le du feu; et avec des feuilles de la même plante, desséchées et mises en poudre, faites-en une masse que vous diviserez en pilules de deux grains chacune.

La dose est d'abord d'une pilule le matin, et une autre le soir. On augmente ensuite d'une pilule à chaque prise, de trois en trois jours, jusqu'à ce qu'on soit arrivé à vingt-quatre ou vingt-cinq par jour. Mais on observe de ne pas augmenter la dose dès qu'on commence à s'apercevoir qu'elles produisent de l'effet, et on continue alors cette dernière dose jusqu'à la guérison.

On peut aussi composer des pilules avec la poudre de ciguë, incorporée avec la gomme adragant. Des praticiens assurent même qu'elles sont plus actives et plus efficaces que les premières; ce qui serait une raison de les donner avec plus de prudence.

Pendant l'administraion des pilules de ciguë, on fomente la tumeur cancéreuse, quand elle est externe, avec la décoction de la même plante, ou bien on la couvre d'un cataplasme fait avec la pulpe de ses feuilles.

A l'égard du régime, on doit en banir tout ce qui peut irriter l'économie animale, comme le vin, les acides, les fruits acerbes, les farineux crus et non fermentés.

On purge le malade tous les dix ou quinze jours avec un minoratif.

REMARQUE. Le cancer est un genre de maladie affreux, occasionné par quelqu'irritation locale, ou par la suppression d'évacuations habituelles; mais on en ignore souvent la cause.

Au début, on s'aperçoit d'une légère ulcération, d'une éruption ou d'une tumeur dure et indolente dans la partie qui doit être le siége du mal. Ensuite on y sent une douleur lancinante, une chaleur âcre et brûlante; mais, au bout de quelque tems, ce n'est plus qu'un ulcère hideux dont les bords sont durs, ridés, gonflés, irréguliers, douloureux, renversés en dehors ou en dedans; le fond en est grisâtre, livide, noir, boursoufllé, raboteux; il en suinte un sang ou une sanie noire, fétide, âcre, qui semble ronger les parties voisines; les veines deviennent variqueuses, et semblent ramper aux environs de la tumeur, en forme de pattes d'écrevisse, ce qui a fait donner à cette maladie le nom qu'elle porte.

Le cancer peut affecter tous les organes en général. On l'observe principalement aux lèvres, à la suite d'une irritation permanente, comme chez les marchands de volaille qui engavent les pigeons; les femmes sont sujettes au cancer des mamelles ou de la matrice vers la cessation des règles. Ce dernier peut être encore déterminé par l'abus des jouissances vénériennes, par une imprudente manœuvre durant l'accouchement, par une inflammation de matrice, par la syphilis, etc. On a eu occasion d'observer aussi le cancer de l'estomac et de l'intestin, chez des individus qui avaient fait un usage excessif de boissons spiritueuses, sur-tout à jeun; qui avaient été dévorés de chagrins cuisans ou d'autres affections morales vives; qui avaient été sujets à une compression habituelle sur le creux de l'estomac ou sur le bas-ventre, comme cela est ordinaire aux tailleurs et aux cordonniers, dont le corps est courbé et pour ainsi dire ployé en deux quand ils travaillent.

Le cancer des organes extérieurs est facile à reconnaître d'après les symptômes généraux que nous avons décrits ci-dessus; mais il n'en est pas de même de celui qui attaque les organes intérieurs, tels que l'estomac, l'intestin, la matrice.

Le cancer de l'estomac s'annonce par des douleurs vives et lancinantes dans cet organe, il y a une tuméfaction qui se manifeste quelquefois à l'extérieur; le malade éprouve des anxiétés; il a des renvois acides; quelques heures après le repas, il vomit pour l'ordinaire les alimens et des matières d'abord visqueuses, puis brunâtres, noirâtres et fétides. La fièvre lente survient, le corps maigrit et la peau se décolore pour prendre une teinte jaunâtre.

Le cancer de l'intestin se distingue par une douleur sourde et gravative dans quelque point du bas-ventre, laquelle revient plus ou moins fréquemment à la suite d'une affection morale ou d'un excès de table. Ensuite cette douleur devient constante, et on sent quelquefois avec la main la partie affectée qui s'est gonflée. Le malade est constipé ou relâché, il vomit ou rejette par le fondement des matières noirâtres; du reste, la fièvre lente, l'amaigrissement et la couleur de la peau, sont les mêmes que dans le cancer de l'estomac.

Lorsque le cancer attaque la matrice, le col de ce viscère est d'abord gonflé, dur et indolent, ensuite sensible et douloureux au toucher. La femme se plaint de pesanteur dans le bassin et de douleurs lancinantes, qui, après avoir laissé des intervalles plus ou moins longs, finissent par devenir constantes et insupportables. Les règles se suppriment ou deviennent irrégulières; il coule, par le vagin, une sanie, et quelquefois du sang noirâtre et fétide; les déjections sont difficiles, douloureuses; il semble qu'il y ait un poids qui comprime le rectum; l'urine ne sort qu'avec douleur; la fièvre lente consume la malade; la peau prend une couleur terreuse.

Lorsque le cancer devient général, c'est-à-dire, que le malade tombe dans ce qu'on appelle *diathèse* ou *cachexie cancéreuse*, il est ordinairement consumé par une fièvre hectique qui arrive fort tard, et qui n'est pas constante; quand elle existe, elle prend la forme d'une fièvre intermittente irrégulière sans frissons; alors, le malade se plaint de douleurs vagues dans les membres, lesquelles semblent quelquefois briser les os. La peau est d'une couleur jaune terne, bien différente du teint blême des phthisiques, et du jaune obscur des fièvres anciennes. Le corps ne parvient pas au dernier degré de maigreur ou de desséchement, à moins qu'on ne périsse d'inanition, comme dans le cancer de l'œsophage ou dans le squirrhe du pylore. Les chairs sont molles, flasques, et plutôt infiltrées que desséchées. Les malades sont en proie à un malaise général, à des douleurs vagues, l'insomnie, quelquefois à des convulsions. Il y en a beaucoup qui meurent de fièvre maligne; on observe quelquefois, mais rarement, la perte de l'odorat, l'inflammation chronique des yeux, et une toux plus ou moins incommode.

Quant au traitement, si le cancer est extérieur, provenant de cause externe, récent, seul, isolé et sans adhérence avec les grands vaisseaux; si, en même tems le malade est jeune et doué d'une bonne santé, il faut essayer d'emporter le mal avec l'instrument tranchant; il est possible, alors, que l'opération soit couronnée de succès. Mait le cancer interne, tel que celui de l'arrière bouche, de l'œsophage, de l'estomac, de la matrice. ne peut être attaqué par aucune opération chirurgicale. Il en est de même du cancer des aisselles ou des aines, à cause des gros vaisseaux qui l'avoisinent. Quand l'opération est impraticable, on doit se borner à l'usage des palliatifs, tels que les mucilagineux, les préparations opiacées, le régime lacté et végétal, les saignées générales ou locales plus ou moins répétées, suivant les circonstances; quelquefois les minoratifs peuvent être indiqués pour débarrasser les premières voies.

Beaucoup de praticiens, d'après Storck, ont accordé une vertu pour ainsi dire anti-cancéreuse à la poudre et à l'extrait de ciguë; mais il s'en faut bien que cette plante soutienne aujourd'hui cette réputation parmi les gens de l'art, éclairés et judicieux. On serait fort embarrassé pour citer un exemple de cancer radicalement guéri par l'usage seul des pilules ci-dessus.

Le traitement de cette maladie peut recevoir quelques modifications à raison du siége qu'elle occupe; ainsi, le cancer de l'utérus est soulagé par des injections narcotiques composées avec l'infusion de belladone, de morelle, où l'on dissout depuis demi-gros jusqu'à un gros d'opium par livre. Les progrès du cancer des voies digestives peuvent être retardés, même arrêtés par des alimens médicamenteux pris en petite quantité et souvent répétés. Les substances sucrées sont les plus propres à remplir cette indication; mais on doit en seconder l'effet à l'aide des bains tièdes et de quelques calmans, si cela est nécessaire.

Article II. — *Des Tablettes.*

On appelle ainsi un médicament de consistance solide et de forme arrondie ou carrée, qui a pour base des poudres aromatiques ou inodores, et pour intermède du sucre et du mucilage.

Pour préparer les tablettes, mêlez d'abord la poudre médicamenteuse avec une certaine quantité de sucre pulvérisé que vous déterminerez d'après l'activité que vous voulez donner au médicament; ajoutez ensuite au mélange de la gomme adragant pour en faire une pâte que vous étendrez, à l'aide d'un rouleau, sur une table de marbre saupoudrée de sucre ou d'amidon, et que vous diviserez en tablettes à l'aide de l'emporte-pièce. Pour les faire sécher, placez-les sur un tamis de crin que vous exposerez à une douce chaleur.

Tablettes martiales.

Prenez Carbonate de fer (safran de mars apéritif), une once;
    Séné, deux gros;
    Cannelle, une once;
    Sucre, cinq onces.

Réduisez toutes ces substances en poudre, chacune séparément; formez-en ensuite un mélange que vous incorporerez avec une suffisante quantité de mucilage de gomme adragant, pour en former une pâte que vous diviserez en trente-deux tablettes. Pour faire cette division avec exactitude, et pour avoir des tablettes carrées, étendez cette pâte dans un châssis carré de carton, et partagez-la avec un compas, en trente-deux parties égales.

La dose est de deux tablettes par jour, dont une le matin, trois heures avant déjeûné, et l'autre trois heures après soupé, pendant quinze ou seize jours.

Pendant l'usage de ce médicament, on se nourrit bien, et l'on mange ordinairement deux potages par jour. On évite le maigre et tout ce qui est indigeste.

Les personnes qui sont dégoûtées de ces tablettes peuvent les incorporer avec du sirop de fleurs de pêcher, ou celui de chicorée composé de rhubarbe, et les prendre en bol dans du pain à chanter.

Remarque. Ces tablettes sont toniques et apéritives ; elles conviennent dans le cas d'atonie ou de relâchement, par exemple, dans la chlorose ou pâles couleurs chez les filles ou femmes naturellement lymphatiques qui vivent sous l'influence de quelque cause débilitante. Elles sont également propres à rappeler l'écoulement des règles, dont la suppression tient à la faiblesse de toute l'économie ou de la matrice en particulier ; mais ce remède serait évidemment plus nuisible qu'utile, si les pâles couleurs et la suppression des règles étaient compliquées de quelque lésion des organes essentiels à la vie ou de quelque affection incurable de la matrice seulement. Enfin les tablettes martiales seraient dangereuses pour les personnes qui auraient la poitrine faible et délicate, qui seraient sujettes à une toux habituelle, au crachement de sang.

Tablettes anti-asthmatiques, ou contre l'asthme.

Prenez Carbonate de chaux en poudre (craie blanche), six gros ;
  Noix muscade en poudre, vingt-quatre grains ;
  Sucre candi, trois onces ;
  Huile de girofle, trois ou quatre gouttes.
Mêlez le tout, et ajoutez-y suffisante quantité de mucilage de gomme adragant pour en former une pâte que vous diviserez en tablettes.
La dose est d'un gros, qu'on répète dans la journée, si cela est nécessaire.

Remarque. Ces tabletes sont toniques et absorbantes. Elles peuvent donc convenir dans l'asthme qui tiendrait à la faiblesse de l'individu ou à l'acidité des premières voies ; mais elles seraient peu avantageuses, même nuisibles, si le vice de la respiration dépendait d'une altération des poumons, du cœur ou des gros vaisseaux contenus dans la poitrine ; par exemple, dans le cas de phthisie ou d'anévrysme.

Tablettes vermifuges purgatives.

Prenez Rhubarbe en poudre, deux gros ;
Poudre de jalap, un gros ;
Coraline, *semen contrà*, de chaque un scrupule ;
Sucre blanc en poudre, trois onces.
Mêlez et ajoutez suffisante quantité de mucilage de gomme adragant, pour en faire une pâte que vous diviserez en tablettes.
La dose est d'un demi-gros pour les enfans, et d'un gros et demi à deux gros pour les adultes.

REMARQUE. Ces tablettes ont les mêmes vertus que les pilules vermifuges décrites plus haut ; elles tuent les vers, comme ces dernières, et les expulsent par la voie des selles.

Tablettes pectorales.

Prenez Racine de guimauve séchée et pulvérisée, une once ;
Sucre blanc en poudre, quatre onces.
Mêlez le tout, et faites-en des tablettes avec suffisante quantité de mucilage de gomme adragant.

REMARQUE. Ces tablettes calment la toux et l'enrouement ; elles conviennent dans tous les catarrhes ou rhumes de poitrine.

Nous ferons observer qu'il y a des pays dont les habitans, même les plus pauvres, sont habitués à boire du vin depuis l'enfance jusqu'à la vieillesse, de telle sorte qu'il est impossible de leur faire prendre quelque remède s'il n'est mêlé avec cette liqueur. Dans ces cas-là tous les bons praticiens recommandent, avec Hippocrate, d'accorder quelque chose à l'habitude, et de donner les remèdes avec un peu de vin ; il faut supposer, néanmoins, qu'il n'y a aucune raison de le défendre comme une fièvre, une inflammation, etc.

MANUEL

DES DAMES DE CHARITÉ.

SECONDE PARTIE.

REMÈDES EXTERNES.

~~~~~~~~~~~~~~~~~~~~~~~~~~

CHAPITRE PREMIER.

FOMENTATIONS et CATAPLASMES.

ARTICLE PREMIER. — *Des Fomentations.*

On donne le nom de *fomentation* à un remède liquide qu'on applique sur une partie du corps à l'aide de compresses qui en sont imbibées. Elle se compose de décoctions de racines et d'herbes qui ont des vertus propres aux parties malades ; on en fait aussi quelquefois avec le vin, l'oxycrat, le lait, etc.

La fomentation doit être considérée comme une
~~~~~~~~~~~~~~~~~~~~~~~~~~

espèce de bain local , qu'on peut préparer à très.
peu de frais , et appliquer sur toutes les parties
du corps , même sur celles où le bain n'est pas
applicable , comme la tête.

Fomentation émolliente contre l'inflammation du bas-ventre.

Prenez Feuilles de mauve , de pariétaire , de violier , de bouillon
    blanc , de chacun une poignée.
Faites-les bouillir dans une pinte et demie de lait , et autant
    d'eau commune , jusqu'à la réduction du tiers.
Trempez-y un morceau de flanelle que vous exprimerez ensuite,
    pour empêcher que le malade n'en soit mouillé , et appli-
    quez-la aussi chaude qu'il sera possible sur la partie affectée;
    ce qu'on réitérera plusieurs fois le jour , en évitant de la
    laisser refroidir.

REMARQUE. L'inflammation du bas-ventre peut
affecter le péritoine ou les organes qu'il renferme.
Elle prend en conséquence différentes dénomina-
tions suivant le siége qu'elle occupe : telles sont
la *péritonite* ou inflammation du péritoine, *l'hé-
patite* ou inflammation du foie, la *gastrite* ou inflammation de l'estomac, *l'entérite* ou inflammation de l'intestin, la *cystite* ou inflammation de
la vessie ; la *métrite* ou inflammation de la matrice.

La péritonite attaque particulièrement les individus pléthoriques et sanguins, les adultes intem-
pérans , qui boivent beaucoup de liqueurs spiritueuses; elle peut-être encore occasionnée par un
accès de colère ou d'une autre passion violente,
par la suppression des hémorroïdes ou de toute
autre évacuation habituelle, par le déplacement de
la goutte, par le séjour d'un lieu froid et humide,
par l'impression subite du froid, lorsque le corps
est échauffé.

La péritonite des femmes nouvellement accouchées peut avoir pour causes des fautes fréquentes contre le régime pendant la grossesse ; un accouchement long et pénible, sur-tout s'il exige l'emploi de la main ou des instrumens ; le défaut de précautions après la délivrance ; un excès de joie ; une contrariété ; la respiration d'un air corrompu, etc.

Cette inflammation débute par une fièvre avec des frissons vagues ou généraux, qui se renouvellent quelquefois pendant les deux ou trois premiers jours, et auxquels succède une chaleur plus ou moins forte. Le malade se plaint d'une douleur si vive dans le ventre, que la plus légère pression, même celles des couvertures devient insupportable ; la respiration un peu profonde, le mouvement du tronc et des membres augmentent les souffrances : on ne peut se coucher que sur le dos. Le ventre est enflé, tendu ; la digestion très-dérangée ; le hoquet, la nausée, le vomissement, aigrissent la douleur ; les selles sont supprimées ou fréquentes et liquides ; le pouls est serré, dur, fréquent, la tête douloureuse, le visage pâle et retiré vers le front, le sommeil agité, la soif plus ou moins vive, la peau sèche ou couverte d'une sueur froide.

Chez les femmes en couche, cette maladie arrive pour l'ordinaire le second ou le troisième jour après la délivrance, quelquefois à une époque plus reculée ; car les nouvelles accouchées y sont sujettes pendant tout le tems de l'allaitement. On observe alors outre les symptômes ci-dessus l'affaissement des mamelles, la suppression du lait et des lochies.

La péritonite suit ordinairement une marche rapide, et se termine dans la première ou seconde semaine par résolution , par suppuration ou par gangrène.

La résolution s'annonce par la diminution et la disparition des symptômes dès le cinquième ou sixième jour ; il s'opère alors quelque crise par les selles , par les urines ou par les sueurs ; en un mot la santé se rétablit complètement.

Quand la suppuration a lieu , le malade se plaint d'un sentiment de pesanteur dans le ventre , passé le huitième ou neuvième jour ; le pouls s'accélère et semble se ramollir ; alors l'issue de la maladie peut être encore heureuse ; car la sérosité mêlée d'albumine en flocons , qui s'est épanchée dans la cavité du péritoine , peut être résorbée en partie , et le reste se changer en brides cellulaires qui forment des adhérences non naturelles.

Dans le cas de gangrène , la chaleur inflammatoire est remplacée par un froid qui amène la cessation subite de la douleur : le malade se livre un moment à l'espérance ; mais bientôt le pouls s'affaiblit et s'entrecoupe ; les traits du visage s'affaisent , et la mort termine la scène.

Le cours de cette maladie peut être plus ou moins modifié , par différentes fièvres primitives avec lesquelles elle se complique assez souvent , sur-tout chez les nouvelles accouchées. Delà les péritonites plus ou moins graves , parmi lesquelles on distingue principalement la bilieuse , la putride et la maligne.

Il y a aussi des individus chez lesquels cette inflammation , à raison de quelques circonstances personnelles ou étrangères , suit une marche plus ou moins lente et plus ou moins obscure ; c'est ce qu'on connaît sous le nom de *péritonite chronique* ; maladie qui succède quelquefois à la péritonite aiguë et dont l'issue peut être également favorable ou funeste.

Quant au traitement , il est le même que celui des maladies aiguës en général. Saignez le malade , s'il est pléthorique ou sanguin , jeune et vigoureux. Est-ce un adulte chez qui les hémorroïdes se sont arrêtées , ou une femme dont les règles se sont supprimées , appliquez des sangsues à l'anus dans le premier cas , et à la vulve dans le second. Prescrivez des boissons délayantes et mucilagineuses, l'eau de veau ou de poulet, le petit-lait émulsionné , etc. ; secondez-en l'effet par quelques lavemens s'il y a constipation. Les bains tièdes sont ici un des moyens les mieux indiqués , et à leur défaut on a recours aux fomentations émollientes, pourvu que le malade puisse les supporter. L'analogie de la péritonite avec la pleurésie a fait penser à l'application d'un vésicatoire sur le ventre, et le succès a quelquefois prouvé la justesse de cette idée.

Chez les femmes en couche , quelques grains d'ipécacuanha , dès le début , ont souvent fait avorter la maladie , en excitant la transpiration insensible. Il faut sur-tout avoir soin d'entretenir une douce chaleur autour de la nouvelle accouchée. Est-elle tourmentée de nausées, de vomissemens, donnez-lui quelque anti-émétique , celui de Rivière, par exemple ; est-elle constipée , fomentez le bas-ventre , recourez aux lavemens. Le dévoiement est-il opiniâtre , tâchez de l'arrêter au moyen de quelques grains de rhubarbe avec un peu d'opium ou de sirop diacode.

La péritonite est donc une des maladies qui exigent le plus de précautions ; et l'on ne doit jamais en entreprendre le traitement que sous la direction d'un homme de l'art bien expérimenté. Nous en dirons autant de l'inflammation du foie, qui se manifeste par des douleurs plus ou moins vives dans l'hypocondre droit , sous les fausses côtes ; de l'inflammation de l'estomac, qui se fait sentir vers l'hypocondre gauche ; de l'inflammation de la vessie et de la matrice , qui produisent des douleurs , l'une superficielle et l'autre profonde vers l'hypogastre. Dans toutes ces maladies du bas-ventre ainsi que dans les coliques violentes , on peut prescrire avec sécurité les fomentations émollientes ci-dessus.

Fomentation contre le rhumatisme.

Prenez Fleurs de passe-roses, séchées à l'ombre, deux pincées.

Faites-les infuser dans un plat de terre vernissé, avec de bon vin rouge qui surnage d'un demi-doigt, et laissez évaporer jusqu'à ce qu'il reste peu de vin.

Bassinez-en la partie , et étendez-en le marc sur une compresse que vous appliquerez, deux fois le jour, sur la partie affectée.

Autre.

Prenez Sommités fleuries de tanaisie , à volonté.

Faites-les digérer avec de l'eau-de-vie dans une bouteille bien fermée que vous exposerez au soleil pendant un mois.

Pour vous en servir , commencez par bien frotter la partie affectée avec un linge sec, afin d'en ouvrir les pores, et de faire mieux pénétrer le remède ; fomentez-la ensuite avec cette eau, et couvrez-la avec une compresse pliée en quatre. On réitérera cette fomentation deux fois le jour, et on se servira toujours de la même compresse.

Remarque. Le rhumatisme n'est autre chose qu'une phlegmasie ou inflammation des muscles ou des membranes fibreuses : ce qui le fait distinguer en *musculaire* et en *fibreux*.

Il attaque les adultes et les vieillards d'un tem-

pérament sanguin et d'une constitution irritable ;
on l'observe le plus fréquemment dans les saisons
froides et humides, où il y a de fréquentes vicissitudes dans l'atmosphère. Il peut être déterminé
par un excès de travail, ou par l'oisiveté, par
l'abus des liqueurs spiritueuses et l'intempérance,
par une habitation malsaine, comme dans une
maison nouvellement bâtie ; par la suppression
des hémorroïdes ou d'une autre évacuation habituelle, par l'impression du froid ou de l'humidité
prolongée, lorsque le corps est échauffé.

Le rhumatisme musculaire débute ordinairement
par un frisson, auquel succèdent du malaise et de la
chaleur ; le pouls est dur et fréquent ; il y a un
redoublement le soir et ensuite une douleur dé-
chirante, fixe ou vague, qui a son siége dans les
muscles, et parcourt successivement avec la plus
grande rapidité les différentes parties du corps ;
la tête est douloureuse, le visage animé, la peau
sèche, l'urine rouge, le sommeil agité. La partie
offensée ne peut supporter la plus légère pression ;
le mouvement en est souvent impossible, à cause
de la douleur et de la tension ; on y aperçoit
rarement de l'enflure et de la rougeur.

Cette maladie peut se terminer par résolution
dans la première semaine : ce qu'indiquent une sueur
générale, une urine briquetée, des éruptions cutanées, l'enlèvement de l'épiderme. Quand elle
dure plus longtems, elle peut se prolonger jusqu'à six semaines ou deux mois, et se terminer
par un épanchement de matière gélatineuse dans
les interstices des muscles, quelquefois, mais rarement par suppuration.

Le rhumatisme peut aussi passer à l'état chronique, et alors la couleur de la partie affectée
est moins vive ; elle se renouvelle à des époques

irrégulières, le plus souvent quand le tems change, sans être précédée ni accompagnée de fièvre. Le malade ne se plaint que d'un sentiment de froid et de chaleur, et d'une plus ou moins grande faiblesse dans les mouvemens.

On ne saurait déterminer la durée du rhumatisme chronique; il finit quelquefois par amener la paralysie.

Cette maladie se fixe souvent dans une partie du corps d'où elle emprunte sa dénomination particulière : ainsi on l'appelle *pleurodynie*, *torticolis*, *lumbago*, *sciatique*, etc., quand elle attaque les muscles de la poitrine, ceux du cou, des lombes ou des hanches.

Le début du rhumatisme fibreux est également marqué par un frisson suivi de douleurs aiguës et déchirantes, qui se propagent dans le trajet des tissus fibreux, arrêtent le mouvement des parties affectées, et passent rapidement d'un endroit à l'autre. La fièvre est alors plus ou moins violente; Les parties voisines sont gonflées, le visage animé, la bouche sèche, la tête douloureuse, le sommeil agité, les secrétions dérangées.

Ce genre de rhumatisme ne dure que l'espace d'une semaine ou se prolonge jusqu'à une quinzaine, un mois, quelquefois deux. Le gonflement de la partie se résout pour l'ordinaire, et ne suppure jamais, ni ne passe à l'état de gangrène : telle est la marche du rhumatisme fibreux aigu.

Le rhumatisme fibreux chronique, au contraire, n'est point accompagné de fièvre, et la douleur en est moins aiguë ou plus supportable; mais le malade peut à peine se mouvoir, à cause de la roideur des articulations. Cette maladie, toujours plus opiniâtre à mesure qu'elle s'invétère, se réveille de tems en tems, et prend un caractère inflammatoire. Enfin de fréquentes récidives, jointes à la faiblesse de l'âge et souvent à des écarts de régime où à un mauvais traitement, entraînent la paralysie, l'ankilose et l'immobilité des membres affectés.

Le traitement du rhumatisme soit musculaire, soit fibreux, en général, varie suivant qu'il est aigu ou chronique. Dans le premiers cas, on saigne le malade, s'il est pléthorique ou sanguin ; on le purge ou on l'émétise, si les premières voies ne sont pas libres ; ensuite on prescrit une diète plus ou moins sévère, le repos du lit, et quelques boissons délayantes, telles que le petit-lait, l'eau de veau, etc. ; enfin on abandonne la maladie à la nature qui tend à la résoudre.

Dans le second cas, ou lorsque le rhumatisme est chronique, on tâche de seconder les efforts de la nature, par des remèdes plus ou moins actifs : ces remèdes se donnent à l'intérieur ou s'appliquent à l'extérieur.

Les premiers ont pour but de porter à la peau et de rappeller la transpiration insensible : tels sont la teinture volatile de gayac, qu'on prépare en faisant macérer, pendant six jours, dans un vase bien fermé, quatre onces de résine de gayac dans une livre et demie d'alcool d'ammoniaque, et en l'aromatisant ensuite avec une très-petite portion d'huile volatile. L'alcool ci-dessus est un mélange d'ammoniaque pur avec le double de son poids d'alcool. Ce sudorifique se donne depuis une demi-once jusqu'à six gros aux adultes, à la dose de trois gros aux femmes et aux jeunes gens de quinze ans, et à celle de deux gros aux enfans de dix ans. On le prend quelquefois tous les soirs cinq ou six jours de suite ; dans certains cas, matin et soir, tous les deux jours ; le plus ordinairement le soir, de deux jours l'un. On fait prendre ensuite une tasse d'infusion de sauge ou de menthe, toutes les demi-heures. Des praticiens, tels que Quarin, recommandent aussi la décoction de salsepareille, de squine, etc., le sulfure d'antimoine et le soufre sublimé.

Les remèdes externes employés contre le rhumatisme chronique sont les fomentations spiritueuses ci-dessus, les linimens avec le camphre, l'éther et l'opium, les vésicatoires, le moxa, les bains sulfureux, les bains de vapeurs, les frictions sèches, ou avec la teinture de cantharides, le liniment volatil ou ammoniacal, etc.

Fomentation contre l'érysipèle.

Prenez Fleurs de sureau, une poignée.
Faites-les infuser dans deux livres d'eau, et fomentez la partie affectée plusieurs fois le jour.

REMARQUE. L'érysipèle est une phlegmasie ou inflammation de la peau, à laquelle sont sujettes les personnes d'un tempérament bilieux, les femmes pendant l'écoulement des règles, dans la grossesse et vers l'âge de retour. On l'observe ordinairement le printemps et l'automne, sur-tout si l'on se refroidit subitement après s'être longtems exposé à l'ardeur du soleil. Elle peut être causée aussi par la suppression des hémorroïdes ou d'une saignée habituelle, par l'abus des liqueurs, par un violent chagrin.

Au début, le malade se plaint de lassitudes, dont il ne peut assigner la cause ; il bâille fréquemment, et sent quelques frissons vagues, avec des envies de vomir ; son pouls est dur et fréquent.

Du second au troisième jour , la peau, dans quelque partie du corps , le plus souvent au visage ou aux membres , présente un léger gonflement dont le contour est irrégulier ; la couleur en est d'un rouge vif, et disparaît par la pression , pour reparaître aussitôt ; on y sent une chaleur âcre, brûlante.

Les jours suivans , les symptômes augmentent , l'inflammation passe souvent d'une partie à l'autre , et finit par se fixer jusqu'au huitième ou neuvième jour. A cette époque la fièvre s'appaise , l'enflure diminue et la douleur disparaît ; enfin la peau devient moins rouge et se dépouille de l'épiderme du dixième au quinzième jour.

Il y a des individus chez lesquels cette maladie se termine par gangrène ou par ulcération ; chez quelques-uns, elle revient plusieurs fois dans l'année à des époques réglées ; enfin, chez d'autres, elle se complique avec des fièvres plus ou moins graves, telles que l'inflammatoire, la bilieuse, l'adynamique ou putride, et l'ataxique ou maligne.

Rien de plus simple que le traitement de cette affection cutanée. Les boisssons délayantes suffisent quand elle n'est point compliquée ; dans le cas contraire, on varie les médicamens suivant les complications ; l'embarras des premières voies réclame les vomitifs ou les purgatifs ; on oppose les rafraîchissans, même la saignée s'il le faut, à la fièvre inflammatoire, les toniques à la fièvre putride. les excitans et les anti-spasmodiques à la fièvre ataxique ou maligne, etc. Point de corps gras ni d'astringens sur la peau ; ils gênent la transpiration insensible, augmentent l'inflammation et favorisent la gangrène. La fomentation ci-dessus est la seule qu'une saine pratique puisse tolérer, parce qu'elle n'a aucun de ces inconvéniens. Si l'on manque de fleur de sureau, on peut la remplacer avec un peu de vin tiède coupé avec de l'eau dans le commencement, et pur vers la fin.

Fomentation contre le saignement de nez.

Prenez Vinaigre, huit onces ;
    Acétate de plomb, trois gros.
Mêlez le tout ensemble, et trempez-y à froid des tentes de linge que vous introduirez dans le nez.
On versera aussi peu-à-peu de l'eau froide sur la tête, et on y appliquera des compresses trempées dans cette eau, qui seront renouvelées de tems en tems.

Remarque. Le saignement de nez est actif ou passif.

Le premier est fréquent chez les jeunes gens pubères, d'un tempérament nerveux et sanguin, accoutumés à la bonne chère et aux liqueurs spiritueuses. Il peut être déterminé aussi par une vie trop sédentaire ou trop exercée, par l'influence trop prolongée des rayons solaires, par l'habitude de gratter l'intérieur des narines.

L'hémorragie active du nez s'annonce toujours par quelques signes précurseurs ; les pieds et les mains sont refroidis ; on sent de la chaleur, de la tension et de la démangeaison dans les narines ; la tête est plus lourde qu'à l'ordinaire ; les yeux sont rouges, éblouis ; tous les objets semblent tournoyer ; on est accablé ; le visage se gonfle, s'anime et prend de l'éclat ; les tempes battent avec plus ou moins de force et de vîtesse ; l'urine est pâle et limpide, le ventre resserré.

Après ce prélude, il coule par l'une des narines ou par toutes les deux un sang vermeil et très-disposé à se cailler.

Lorsque le saignement actif du nez est modéré, il produit un sentiment de bien aise dans tout le corps ;

il en est de même, lorsqu'il accompagne la crise de quelque maladie aiguë.

Lorsqu'au contraire il est excessif, il en résulte une faiblesse plus ou moins considérable, l'infiltration générale, quelquefois des convulsions, etc.

Cette hémorragie ne peut s'arrêter ou être supprimée trop vîte, sans entraîner des accidens ; tels que des pesanteurs de tête, des douleurs dans les membres, dans les reins, dans les articulations. Chez les hypocondriaques et les hystériques, on observe alors des affections nerveuses, des serremens de poitrine, le refroidissement des extrémités, la rougeur du visage, quelquefois le découragement, le désespoir.

L'hémorragie passive du nez diffère beaucoup de la précédente. On ne l'observe que chez les individus affaiblis, comme chez les scorbutiques, et, quand elle arrive, le sang coule sans aucun tumulte ou orage précurseur ; enfin, au lieu de soulager les malades, elle ne fait qu'augmenter leur faiblesse antérieure.

Dans le traitement vous n'avez rien à faire, si le saignement actif du nez est modéré, et vous pourriez causer des maux incalculables si vous l'arrêtiez quand il est critique. Ce n'est donc que l'hémorragie excessive qui exige des précautions et des soins. Il faut tâcher, alors, d'empêcher le sang de se porter avec trop de force vers les narines, et, pour cela, exposez le malade à un courant d'air frais, relâchez ses vêtemens, tenez-lui la tête et le tronc élevés ; tamponnez ou comprimez la narine d'où le sang coule ; arrosez d'eau fraîche, d'oxycrat ou de vinaigre pur les tempes, les ailes du nez, la nuque, l'intervalle des cuisses ; appliquez-y des compresses trempées dans ces liquides. Le saignement de nez une fois arrêté, prévenez-en le retour en diminuant

la quantité du sang par l'ouverture de la veine, si le
malade est jeune et vigoureux ; prescrivez le régime
végétal, des boissons rafraîchissantes, un exercice
modéré ; tenez le ventre libre au moyen de la crème
de tartre ou de la pulpe de tamarins.

L'hémorragie du nez est-elle passive, fortifiez l'individu dont la faiblesse est la principale cause du
mal. Mais si le sang coule avec excès, recourez aux
astringens tant externes qu'internes ; employez alors
les fomentations ci-dessus ; acidulez la boisson avec
le vinaigre ou avec l'acide sulfurique, à la dose de
vingt-cinq ou trente gouttes par livre. Vous pouvez
aussi y dissoudre cinq ou six grains et jusqu'à un
scrupule d'alun.

Fomentation contre l'enflure des jambes et les tumeurs œdémateuses.

Prenez Sommités de lavande, d'origan, d'absinthe, de thym,
    de sauge, d'hysope, de romarin, de chacune demi-
    poignée.

Versez sur le tout deux pintes d'eau bouillante, et laissez in-
    fuser pendant deux heures dans un vaisseau couvert.

Ajoutez à la colature une livre de vin rouge.

Bassinez ensuite la partie chaudement et appliquez-y le marc.

Réitérez ce remède plusieurs jours de suite, si cela est nécessaire.

Nous observerons que la camomille romaine et le mélilot pour-
    raient remplacer chacune des plantes ci-dessus, si on ne pou-
    vait pas se les procurer.

Remarque. Cette fomentation est aromatique et
tonique ; elle rétablit le ton des solides, accélère la
circulation de la lymphe, et en prévient la stagnation
et l'épanchement. Mais elle ne peut guère opérer la
résolution de l'œdème ou enflure des jambes, lorsqu'elle dépend de l'hydropisie du bas-ventre. Celle
qui tient seulement à l'atonie ou faiblesse des solides,
est la seule qui cède aux fomentations aromatiques.

(259)

Fomentation contre les entorses, ou foulures.

Prenez Eau-de-vie, une livre.
    Dissolvez-y :
    Camphre, demi-once.
Trempez des compresses dans cette dissolution, et appliquez-les sur les articulations qui ont été foulées.

REMARQUE. Dans une foulure ou entorse, les tendons et les ligamens qui entourent les articulations, peuvent être très-douloureux, même enflammés ou simplement contus et relâchés. Dans le premier cas, l'eau-de-vie camphrée serait un irritant qui aggraverait les accidens au lieu de les diminuer; les cataplasmes émolliens et anodins seraient alors plus convenables. Mais quand il ne reste plus que de la faiblesse avec un peu d'enflure dans l'articulation, les fomentations ci-dessus peuvent produire les plus grands avantages en rétablissant le ton des parties.

L'eau-de-vie camphrée convient encore dans beaucoup d'autres cas, tels que les contusions menacées de gangrène, les engelures, et généralement toutes les fois qu'il s'agit de fortifier quelque partie et d'en calmer en même tems l'excès de sensibilité.

Au défaut d'eau-de-vie camphrée, on pourrait encore se servir d'une dissolution de boule de mars ou de Nancy. Pour préparer cette dernière, on fait légèrement chauffer dans un vase de fer, pendant plusieurs semaines, de la limaille de fer, avec le double de son poids de tartrate acidule de potasse (crème de tartre) et de l'eau-de-vie; on remue de tems en tems avec une spatule, et on ajoute de nouvelle eau-de-vie pour remplacer celle qui s'évapore; enfin, on réduit le tout en une pâte tenace qu'on divise en boules de différentes grosseurs et qu'on fait sécher.

Fomentation pour appaiser les douleurs de ventre après l'accouchement.

Prenez Sommités de camomille romaine, de mélilot, de chacune une poignée ;
    Semence de fenugrec, deux gros.

Faites bouillir le tout dans quatre livres d'eau commune, que vous réduirez à trois.

Trempez-y ensuite un morceau de flanelle que vous exprimerez bien, et que vous étendrez sur le bas-ventre, le plus chaudement qu'il sera possible, en ayant soin de réitérer cette fomentation toutes les fois qu'elle se refroidira.

REMARQUE. Les douleurs ou tranchées que la femme éprouve après l'accouchement, proviennent des efforts que la matrice fait pour achever de se dégorger, ou pour chasser les caillots qui se forment dans sa cavité. Dans le premier cas, les tranchées ne sont pas continues, mais laissent des intervalles qui deviennent de plus en plus longs, et pendant lesquels la femme se sent mouillée. Dans le second, chaque douleur ou contraction de la matrice, est accompagnée d'un écoulement de sang par la vulve, quelquefois de l'expulsion d'un caillot, après laquelle la femme éprouve du soulagement. Ces douleurs se manifestent pour l'ordinaire dans les vingt-quatre heures qui suivent l'accouchement, et leur durée varie depuis un ou deux jours jusqu'à trois ou quatre. La femme n'en est presque jamais tourmentée après un long et pénible accouchement, soit parce que la matrice a eu le tems de se dégorger pendant le travail, soit parce que le col en est trop relâché pour s'opposer à l'issue des caillots. Voilà sans doute pourquoi la femme en est exempte après un premier accouchement.

Quand un caillot retenu dans la matrice donne lieu à des tranchées, il faut l'en extraire ou en favoriser du moins l'expulsion. On débouche pour cela l'orifice ; on porte même le doigt indicateur ou la main entière dans la matrice, s'il est nécessaire : c'est ce qui est du ressort de l'accoucheur.

Mais les tranchées qui tiennent aux contractions de la matrice, ne s'appaisent guère qu'après la fièvre de lait. Elles sont d'autant plus aiguës que la femme est plus sensible ; c'est, en quelque sorte, une continuation de l'accouchement ; on peut même dire que ces douleurs sont nécessaires pour que la matrice revienne à son volume ordinaire : quand elles deviennent insupportables, on les modère en faisant usage de la fomentation ci-dessus. Mais comme les femmes nerveuses et sujettes aux vapeurs n'en pourraient peut-être supporter l'odeur sans être incommodées, on aurait recours, alors, aux fomentations émollientes ; quelquefois on est obligé d'employer la saignée, sur-tout lorsque la femme est d'un tempérament sanguin.

Un des moyens les plus propres à prévenir ou à calmer les tranchées des nouvelles accouchées, c'est le bandage médiocrement serré dont on entoure le ventre après la délivrance : aussi les accoucheurs ne manquent-ils jamais de l'appliquer

Fomentation contre la gangrène.

Prenez Quinquina grossièrement concassé, deux onces.

Faites-le bouillir dans quatre livres de gros vin rouge jusqu'à la réduction d'un quart ou d'un tiers.

Passez ensuite par un linge avec une forte expression, et trempez dans ce vin des compresses que vous appliquerez chaudes sur la partie gangrenée ou menacée de gangrène. Vous aurez soin de les renouveler toutes les trois heures, en les mouillant avec le même vin, si elles sont sèches.

On mettra à part une certaine quantité de cette décoction, pour en faire prendre un petit verre chaud au malade, pendant qu'on bassinera la plaie.

Remarque. La gangrène n'est autre chose que la mortification des parties molles du corps; elle est complète ou incomplète. Dans le premier cas, la partie affectée ne conserve plus de mouvement, de sentiment ni de chaleur; elle est noirâtre ou livide, molle, froide, et d'une odeur cadavereuse; elle se décompose ou tombe en pourriture, ce qui annonce que la vie en est détruite, et ne résiste plus à l'action des lois chimiques. C'est cet état qu'on appelle *sphacèle*.

Lorsqu'au contraire la mortification n'est qu'incomplète, la partie affectée conserve encore un peu de sentiment, de mouvement et de chaleur; la vie n'en est pas tout-à-fait détruite, et la pourriture n'est que superficielle ou bornée à la peau et au tissu cellulaire; c'est ce qu'on nomme *gangrène simple*.

Les parties molles du corps sont d'autant plus disposées à la gangrène que l'individu est plus faible; voilà pourquoi on l'observe plus fréquemment chez les vieillards et chez les personnes d'un tempérament lymphatique. Elle peut être produite par toutes les causes capables de diminuer ou de détruire l'énergie vitale des organes, par de fortes contusions, par les fractures comminutives des membres, où les os et les chairs sont pour ainsi dire broyés, comme on l'observe dans les plaies d'armes à feu. La gangrène est encore une des terminaisons de l'inflammation, quand les forces vitales ont été si exaltées dans cette maladie, qu'elles retombent ensuite dans l'inertie et l'affaissement.

Lorsqu'une partie extérieure du corps, un membre, par exemple, est menacé de gangrène, il faut recourir à la fomentation ci-dessus; si l'on ne peut se procurer du quinquina à cause de sa cherté ou à cause de l'éloignement des villes, on le remplace avec deux poignées de feuilles de persicaire qu'on fait bouillir dans la même quantité de vin. On fait prendre en même tems, à l'intérieur, le bol de quinquina, ou quelques cuillerées de vin généreux. Lorsque ces remèdes n'arrêtent point les progrès de la gangrène, et que le malade éprouve des faiblesses fréquentes, on fait de profondes scarifications sur la partie affectée, et on continue toujours la même fomentation, ou celle d'eau-de-vie camphrée à laquelle on ajoute du muriate d'ammoniaque (sel ammoniac) dont on mouille les compresses qu'on applique sur les scarifications. Si, malgré ces remèdes, la gangrène fait encore des progrès et s'empare du corps des muscles, c'en est fait; il n'y a plus d'espoir de l'arrêter; le sphacèle est décidé, et la seule ressource pour sauver le malade est de faire l'amputation du membre.

Dans les maladies de long cours, dans les fièvres putrides ou malignes, on observe souvent que la gangrène survient aux fesses et aux parties sur lesquelles le malade est habituellement couché. Pour la prévenir, on y fait des fomentations avec le vin rouge, l'eau-de-vie camphrée, la solution de sel ammoniac, la décoction de quinquina, de camomille romaine.

Fomentation contre les gerçures et excoriations des enfans à la mamelle.

Prenez Lait de vache, demi-livre.
Faites-le tiédir, et fomentez-en les parties excoriées plusieurs fois le jour

Quand l'inflammation et la douleur seront calmées, on se servira de la fomentation suivante.

Prenez Eau de plantain, quatre onces.
 Ajoutez-y :
  Eau de chaux, une once.

Remarque. Les gerçures et excoriations s'observent dans les endroits où la peau forme des plis et des rides profondes, au cou, aux aines, entre les cuisses, aux fesses. Les enfans y sont d'autant plus sujets qu'ils sont plus potelés et plus gras, sur-tout quand on n'a pas soin de les tenir propres.

La peau devient d'abord rouge, et paraît légèrement enflammée; il y a quelquefois de la démengeaison; enfin, elle se fendille et offre des excoriations plus ou moins étendues, d'où s'écoule une humeur qui forme des croûtes en se desséchant.

On prévient cette ulcération en tenant les enfans bien propres. Si cela ne suffit pas, on saupoudre les parties qui commencent de rougir avec de l'amidon ou de la poudre de lycopode. Les lotions adoucissantes avec le lait tiède ou avec une décoction de racine de guimauve, peuvent également calmer l'irritation de la peau. La sciure ou le bois vermoulu dont on se sert à la campagne, peut avoir des inconvéniens, à cause des échardes qui s'y trouvent mêlées, si l'on n'a eu soin de la bien tamiser.

Pour favoriser la cicatrisation des gerçures, on ne doit jamais employer l'eau végéto-minérale ou autres préparations de plomb, parce qu'elles pourraient causer des convulsions, la paralysie ou la colique de plomb. Les lotions avec l'eau de plantain et un peu d'eau de chaux, remplissent le même but et ne sont point dangereuses.

Pour préparer l'eau de chaux, on éteint demi-livre de chaux vive avec quatre livres d'eau chaude dans une terrine. On laisse reposer le tout pendant vingt-quatre heures, puis on verse l'eau en inclinant le vase, et on la garde pour l'usage.

Fomentation contre la contusion de l'œil.

Prenez Feuilles d'hysope, trois pincées.

Enfermez-les dans un nouet, et faites-les bouillir dans une livre de bon vin rouge, jusqu'à la réduction de moitié.

Fomentez ensuite l'œil avec le vin tiède, et appliquez dessus le nouet en cataplasme, que vous maintiendrez avec une compresse et quelques tours de bande; ce qui se répétera trois fois le jour jusqu'à la guérison.

REMARQUE. La contusion est simple et légère ou compliquée d'inflammation. Dans le premier cas, la fomentation est très-utile pour résoudre le sang extravasé entre les lames de la conjonctive ou de la cornée, et pour rendre le ton et la force vitale aux parties contuses. Dans le second cas, il faut commencer par modérer la douleur et l'inflammation au moyen des saignés générales et locales, des fomentations et cataplasmes émolliens, de la diète et des boissons délayantes. Quand on a réduit la contusion à son état de simplicité, on a recours à la fomentation ci-dessus.

ARTICLE II.—*Des Cataplasmes.*

Ce sont des remèdes externes dont la consistance est celle d'une bouillie épaisse, qu'on étend sur un linge, et qu'on applique sur quelque partie déterminée du corps.

Les cataplasmes se composent de farines ou de poudres végétales qu'on délaye dans l'eau, le lait, le vin, le vinaigre. On y ajoute quelquefois des corps gras, comme du sain-doux, du suif, de l'huile; d'autres fois ils ne sont formés que de fruits et de racines bulbeuses qu'on réduit en pulpe après les avoir fait cuire sous la cendre.

Ces remèdes se dessèchent par la chaleur animale des parties sur lesquelles on les applique; alors, ils s'attachent à la peau, et y agissent même comme des corps contondans. Voilà pourquoi on doit recommander de les renouveller avant leur dessication.

Cataplasme émollient.

Prenez Mie de pain blanc bien émiettée, trois onces.
Délayez-la dans une livre de lait de vache nouvellement trait, que vous ferez chauffer, et faites-en une bouillie que vous étendrez sur un linge pour l'appliquer ensuite sur la partie malade, et que vous renouvellerez quatre ou cinq fois en vingt-quatre heures.

Autre.

Prenez Racine de guimauve, deux onces.
Faites-la bouillir un quart d'heure dans trois livres d'eau, et prenez ensuite :
 De cette décoction, une livre.
  Délayez-y :
 Farine de graine de lin, trois onces.
Pour un cataplasme.

REMARQUE. Les cataplasmes émolliens sont utiles dans le commencement des tumeurs inflammatoires, pour relâcher et ramollir les parties dont la tension et la dureté sont plus ou moins considérables.

Cataplasme maturatif.

Prenez deux oignons de lis cuits sous la cendre.
 Feuilles d'oseille, deux poignées;
 Sain-doux, suffisante quantité.
Faites cuire le tout jusqu'à la consistance d'une bouillie, ou d'un cataplasme.

REMARQUE. Ce cataplasme convient dans la seconde période des tumeurs inflammatoires, lorsqu'elles tendent à la suppuration ; il favorise la maturation des abcès ou dépôts. On le renouvelle toutes les trois ou quatre heures, pour en prévenir la dessication.

Cataplasme anodin.

Prenez Racine de guimauve, une once ;
  Têtes de pavot, quatre.
Faites bouillir dans trois livres d'eau, et réduisez à deux livres.
  Prenez ensuite :
  De cette décoction, une livre.
  Délayez-y, sur le feu :
  Farine de graine de lin, trois onces.

REMARQUE. Les cataplasmes anodins sont utiles lorsque la douleur inflammatoire est trop aiguë ; ils la diminuent ou la rendent plus supportable, en modérant la sensibilité des parties affectées.

Dans ces cas-là, on peut obtenir le même succès, en versant une ou deux onces de sirop diacode, ou bien un gros d'extrait muqueux d'opium, sur le cataplasme émollient ci-dessus. Il ne faut pas néanmoins trop insister alors sur les narcotiques, qui pourraient détruire la sensibilité de la partie et déterminer la gangrène. Il faut toujours consulter un praticien éclairé, avant d'employer de tels médicamens.

Cataplasme résolutif.

Prenez Racines de bryone, d'arum, de chacune une once.
Faites bouillir dans deux livres d'eau.
Lorsque les racines commencent à se dissoudre, et à se réduire
  en pulpe, ajoutez-y :
  Farines d'orge, de fèves, de chacune deux onces.
Pour un cataplasme.

REMARQUE. Les cataplasmes résolutifs, sont utiles

pour résoudre les tumeurs ou engorgemens qui ne sont plus douloureux ; mais il faut bien se garder de les appliquer sur une partie dont l'inflammation ne serait pas encore terminée ; car ils réveilleraient la douleur et les autres symptômes, au lieu de favoriser la résolution.

On peut rendre les cataplasmes plus actifs, en les arrosant avec une infusion de quelque plante labiée, comme la mélisse, le thim, la menthe, etc. ; avec celle de camomille romaine ; avec le vin, le vinaigre, l'eau-de-vie camphrée, en les saupoudrant de safran, de muriate d'ammoniaque (sel ammoniaque); en y faisant entrer des roses de Provins, des feuilles de rhue, de sabine, d'absinthe, etc. Il faut proportionner l'activité de ces topiques au but qu'on se propose, et pour cela il faut avoir recours aux conseils d'un homme de l'art éclairé.

Cataplasme contre la pleurésie.

Prenez Gros vin rouge, demi-livre ;
> Tabac à mâcher, deux onces ; ou tabac ordinaire, quatre onces.

Faites infuser pendant deux heures sur les cendres chaudes, dans un pot de terre neuf qui tienne un peu plus de demi-livre.

Ensuite retirez le pot, et ajoutez-y la grosseur d'un œuf de poix de Bourgogne, ou, à son défaut, de poix noire coupée par morceaux : remettez le tout sur les cendres chaudes, pendant demi-heure, en remuant toujours avec un petit bâton.

Pour faire usage de ce cataplasme, étendez-le sur de la filasse, et appliquez-le sur le côté douloureux, en l'assujétissant avec une compresse et une serviette. Laissez-le vingt-quatre heures.

Autre.

Prenez Poivre long et gingembre pulvérisés, de chacun demi-once ;

Blanc d'œuf, suffisante quantité.

Mêlez les poudres avec le blanc d'œufs, pour un cataplasme que vous étendrez sur de la filasse ou sur des étoupes, et appliquerez sur le côté douloureux.

Remarque. Les deux cataplasmes ci-dessus sont composés de substances âcres, stimulantes. Ils peuvent donc irriter le côté de la poitrine sur lequel on les applique, et détourner ou soutirer en totalité ou en partie la douleur pleurétique. Ils agissent alors à la manière des vésicatoires, mais plus foiblement. On doit donc accorder la préférence à ces derniers, qu'on fait précéder de l'application de quelques sangsues, toutes les fois qu'on peut se procurer de la poudre de cantharides : il faut consulter ce que nous avons dit de la pleurésie.

Cataplasme contre l'esquinancie.

Prenez Bec-de-grue (herbe à Robert), une poignée ;
    Eau commune, vinaigre, de chaque trois cuillerées.
Faites chauffer le tout ensemble sur un plat de terre, et froissez l'herbe jusqu'à ce qu'elle soit suffisamment imbibée.
Pour un cataplasme qu'on appliquera chaudement sur la gorge, et qu'on maintiendra par une compresse assujétie de quelques tours de bande.
On la réitérera huit heures après, s'il est nécessaire.

Remarque. Ce cataplasme est légèrement stimulant. Il peut donc être utile au commencement de l'esquinancie en excitant l'action de la peau et en attirant au dehors l'irritation qui est au dedans. Voyez ce que nous avons dit à l'article de l'esquinancie.

Cataplasme contre la rétention d'urine.

Prenez Oignons blancs, trois ;
      Jaunes d'œuf, trois.

Hachez les oignons, et mêlez-les avec les jaunes d'œufs.

Faites cuire le tout dans une poêle ou sur une pelle chaude jusqu'à consistance de cataplasme, que vous mettrez entre deux linges, pour l'appliquer chaudement sur la région de la vessie.

On peut le réitérer trois ou quatre heures après, s'il est nécessaire.

REMARQUE. La rétention d'urine peut être déterminée par un grand nombre de causes ; telles que des obstacles qui se rencontrent dans les uretères, la faiblesse ou la paralysie de la vessie chez les veillards, chez les individus atteints de fièvres putrides et malignes ; la présence d'un calcul qui bouche le canal de l'urètre ; l'inflammation du col de la vessie, de la prostratre ; le spasme du sphincter de la vessie ; le développement de la matrice pendant la grossesse ou par l'effet d'une maladie qui affecte cet organe ; l'obstruction de l'urètre par un boursoufflement de la membrane muqueuse qui tapisse ce canal, etc. Or, chacune de ces causes exige un traitement particulier qu'il n'appartient qu'à un homme de l'artexpérimenté de déterminer ; on ferait donc une grande méprise, en appliquant le cataplasme ci-dessus dans tous les cas de rétention d'urine : il ne convient que lorsque cette maladie tient à l'inflammation ou au spasme de la vessie. Il peut agir alors par sa qualité relâchante, et rétablir la liberté des voies urinaires qu'un excès de tension rendait imperméables.

Cataplasme contre l'œdème, ou enflure des jambes.

Prenez Feuilles d'hyèble, deux poignées.

Enveloppez-les dans du papier mouillé, et mortifiez-les sous les cendres chaudes.

Pilez-les ensuite en les arrosant d'eau-de-vie, et faites-en un ca—taplasme que vous appliquerez sur la partie affectée, et que vous renouvellerez deux fois le jour.

REMARQUE. L'œdème est une tumeur molle qui cède à la pression du doigt, et se rétablit ensuite avec lenteur ; elle est froide, indolente, blanchâtre, et affecte principalement les jambes. Il y a des cas où tout le corps devient œdémateux ; c'est ce qu'on nomme l'*eucophlegmatie*.

L'œdème des jambes est idiopathique ou symptômatique. Dans le premier cas, la cause de cette enflure affecte les jambes elles-mêmes, comme chez les personnes qui restent longtems debout. Dans le second cas, l'œdème dépend de quelque autre affection ; telle que la phthisie, l'hydropisie, la faiblesse qui accompagne la convalescence d'une longue maladie : on observe aussi que les jambes s'enflent chez les femmes pendant la grossesse.

L'œdème idiopathique est rarement dangereux. Cette tumeur se dissipe ordinairement par le repos, et par la position horisontale des jambes. Après une maladie aiguë, le retour de la santé en amène la guérison ; il en est de même après la grossesse. Dans tous ces cas-là, on peut appliquer avec avantage le cataplasme ci-dessus sur les jambes ; comme il est tonique et excitant, il contribue à dissiper la faiblesse de ces membres et a résoudre l'œdème ; mais on n'en retirera point le même avantage lorsque l'œdème dépendra de l'hydropisie ou de la phthisie. L'enflure des jambes et des pieds indique alors que ces maladies sont arrivées à leur dernière période , et qu'elles n'offrent plus aucune ressource.

Cataplasme contre l'engorgement inflammatoire des mamelles.

Prenez Feuilles de pariétaire , une poignée.

Pilez-les en y mêlant peu-à-peu deux onces de mie de pain bien fraisée.

Ajoutez-y suffisante quantité d'huile de lis ou de camomille, et faites-en un cataplasme que vous renouvellerez , s'il est nécessaire.

Remarque. L'engorgement inflammatoire du sein est assez fréquent chez les nouvelles accouchées. La sensibilité propre des mamelles et leur conformation , les disposent naturellement à cette maladie , sur-tout lorsque les femmes ne nourrissent point ; on peut en attribuer la cause occasionnelle à l'impression subite du froid pendant le tems des couches , lorsque la fièvre de lait commence, à l'application de substances froides , astringentes ou acides sur les mamelles , à la compression de ces organes par des vêtemens trop serrés , à l'irritation du mamelon par la succion , aux affections morales , à un accès de colère , etc.

Cette maladie débute ordinairement par des frissons vagues et par une démangeaison , passe successivement au prurit , à la chaleur et à la douleur la plus aiguë , les mamelles s'engorgent et deviennent rénitentes ; elles prennent une couleur rouge comme dans le phlegmon , et une forme qui varie suivant le siége du mal ; elles sont arrondies et égales , quand le tissu cellulaire qui entoure les glandes , est seulement enflammé ; inégales au contraire , et comme bosselées , quand les glandes elles-mêmes participent à l'état inflam-

matoire le volume en est quelquefois si considérable, que le gonflement et la tension se propagent
jusqu'aux aisselles et aux col. L'engorgement peut
passer d'une mamelle à l'autre, ou les occuper
toutes les deux en même tems.

Il se termine par résolution en peu de tems,
le plus souvent par suppuration, mais plus lentement;
celle-ci s'annonce par des frissons vagues, par des
battemens dans la tumeur, et enfin par la fluc-
tation du pus; quelquefois la mamelle devient
très-dure, et passe à l'état de squirrhe, qui peut
dégénérer en cancer dans la suite.

Dans le traitement, il faut toujours viser à obtenir la résolution, si cela est possible, parce que
c'est la terminaison la plus bénigne. L'allaitement
contribue beaucoup à opérer le dégorgement de
la mamelle; mais la douleur permet rarement d'y
avoir recours, au moins du côté affecté; on appliquera donc sur cet organe de larges cataplasmes
émolliens, composés comme ci-dessus ou autrement.
On y dirigera la vapeur de la décoction de guimauve
ou simplement de l'eau chaude; s'il y a de la
fièvre, et que l'inflammation soit violente, on les
combat par la saignée générale ou locale, par la
diète plus ou moins sévère et le repos dans le
lit. Si la tumeur vient à se résoudre, on coopère
à cette terminaison, en rendant les cataplasmes
plus actifs. On les arrose pour cela avec du vin
rouge, avec une infusion de plantes aromatiques,
ou avec une dissolution de muriate d'ammoniaque
(sel d'ammoniaque).

Lorsque la suppuration a lieu, on insiste sur
les cataplasmes émolliens, et on les rend plus ma-
turatifs, en y ajoutant un oignon cuit sous la
cendre, ou en les appliquant par-dessus un petit
linge enduit d'onguent de la mère. On attend avec

patience que le pus soit bien formé et qu'il se fasse jour lui-même au dehors , à moins que le tissu cellulaire n'en soit infiltré : dans ce dernier cas , une petite ouverture peut empêcher ce fluide de former des fusées à travers la mamelle , ce qui en produirait la complette désorganisation.

L'abcès une fois ouvert, on continue encore l'application des cataplasmes émolliens , si c'est nécessaire , pour appaiser le reste de la douleur ; on le déterge ensuite et on en favorise la cicatrisation d'après les règles de l'art ; on introduit une petite bandelette de linge dans l'ouverture , pour l'empêcher de se fermer trop promptement ; ensuite , vers la fin , on peut faire sur la mamelle quelques lotions avec la lessive de cendres de sarment , dont nous avons eu occasion d'observer de merveilleux effets : cette maladie exige les soins d'un médecin et d'un chirurgien éclairés.

Cataplasme pour prévenir l'avortement.

Prenez Racines de chardon Roland, lavées et concassées, deux poignées.

Vin rouge, quantité suffisante.

Faites bouillir les racines dans le vin rouge, pour les réduire à la consistance d'un cataplasme que vous appliquerez chaud sur la région de la matrice, en le couvrant d'un linge plié en quatre.

Ce cataplasme sera renouvelé huit heures après, et répété autant de fois qu'il sera nécessaire pour arrêter l'hémorragie ou perte utérine.

REMARQUE. Ce cataplasme est tonique et astringent ; il peut donc être utile, pour arrêter ou modérer la perte utérine qui précède l'avortement, quand elle dépend de l'atonie et du relachement de la matrice. Mais il y a une infinité d'autres cas où il ne produirait aucun bien, par exemple, si la perte de sang dépendait de l'implantation du placinta sur le col utérin, ou d'un coup, d'une chute sur le bas-ventre. (Voyez ce que nous avons dit de l'avortement.)

Cataplasme contre l'écoulement immodéré des règles.

Prenez Feuilles de plantain, deux poignées.
Arrosez-les de vinaigre, en les pilant dans un mortier.
Faites-les cuire dans un poêlon en consistance de cataplasme, que vous appliquerez le plus chaud possible sur le pubis.

REMARQUE. Ce cataplasme est astringent ; il peut donc convenir pour arrêter ou modérer les hémorragies trop abondantes de la matrice, lorsqu'elles tiennent à un relâchement de cet organe ; mais il serait dangereux, si on l'employait contre le flux excessif des règles qui dépendrait de la pléthore, ou de toute autre cause excitante. (Consultez ce que nous avons dit sur l'écoulement immodéré des règles.)

Cataplasme contre les loupes.

Prenez Feuilles de grande bardane, une poignée.
Faites-les bouillir dans une livre d'urine, que vous réduirez à moitié.
Passez par un linge, et dissolvez dans cette urine, sur un petit feu :
    Muriate de soude (sel commun), une once.
Réduisez le tout en consistance de miel épais, et étendez une portion de ce melange sur des étoupes ou sur une compresse, pour un cataplasme qui sera renouvelé soir et matin.

Autre.

Prenez Œufs frais, N°. 6 ;
    Vinaigre, suffisante quantité.
Cassez les œufs avec leurs coquilles dans le vinaigre ; battez le

tout et le laissez reposer un jour pour donner le tems aux coquilles de se dissoudre. Rejetez la pellicule qui se forme au-dessus, et mettez le reste sur un petit feu jusqu'à ce qu'il ait acquis la consistance de miel épais ; étendez une partie de ce mélange sur de l'étoupe ou sur de la charpie, et appliquez-la chaude sur la loupe. On renouvellera tous les jours ce cataplasme jusqu'à la guérison ; et avant de l'appliquer, on aura soin de bien manier la loupe pour la ramollir.

Remarque. On donne le nom de *loupes* à des tumeurs plus ou moins volumineuses et enkistées dans le tissu cellulaire ; elles sont particulièrement situées au front ou sur le cuir chevelu. On leur donne le nom de *méliceris*, quand la matière contenue dans leur kyste ressemble à du miel ; celui *d'athérome*, quand elle est molle comme de la bouillie ; et celui de *stéatome*, quand elle imite la consistance du suif.

On est quelquefois parvenu à résoudre des loupes par l'application de remèdes excitans, tels que les fumigations avec le vinaigre, des fomentations avec une forte dissolution de muriate d'ammoniaque (sel ammoniac), des sachets remplis de sel volatil et pénétrant, des cataplasmes composés comme ci-dessus, etc. Ces topiques excitent les propriétés vitales de la peau qui recouvre les loupes ; elle rougit, s'enflamme, s'amincit et s'ulcère ; il en résulte en même tems un travail dans ces tumeurs ; le kiste qui les enveloppe s'enflamme et se vide par l'effet de la suppuration ; il s'y forme une cicatrice solide qui en atteste la complette guérison.

Mais la meilleure manière de traiter les loupes est d'en faire l'extirpation. Pour cela, on incise la peau, après l'avoir tendue préalablement, avec un bistouri droit ou convexe ; si elle roule et se meut sur la tumeur, on y fait un pli dont on confie l'une des extrémités à un aide, et on le coupe dans toute sa hauteur , en évitant d'ouvrir le kiste. Il faut que la longueur de la plaie égale celle de la loupe : par ce moyen on fait sortir la tumeur à travers l'ouverture de la peau , on la saisit avec une érigne , on la dissèque de toutes parts et on l'enlève toute entière. Le kiste a-t-il été ouvert par mégarde , on le laisse se vider ; on en dissèque ensuite une portion qu'on saisit avec les doigts ou la pince , et on achève de le décoller. Après l'opération , on rapproche les lèvres de l'incision ; on y applique de la charpie et des compresses qu'on soutient de quelques tours de bande , et on obtient la cicatrice en peu de tems. Le kiste reste-t-il adhérent en tout ou en partie , provoquez-en l'inflammation et la suppuration , au moyen de la charpie que vous introduirez , sèche , ou imbibée d'alcool plus ou moins étendu d'une dissolution de potasse caustique , etc. Enfin la peau qui recouvre la loupe , est-elle désorganisée , vous comprenez la tumeur entre deux incisions semi-lunaires , et vous en opérez la séparation totale , en disséquant sous le kiste. Il en résulte une plaie avec perte de substance que vous cicatrisez , suivant les préceptes de l'art. On voit donc qu'en général il y aurait de l'imprudence à entreprendre la guérison des loupes sans consulter un chirurgien instruit et exercé ; mais il ne faut point écouter ceux qui conseillent de cautériser ces tumeurs , parce que les caustiques pourraient les faire dégénérer en ulcères de très-mauvaise nature , peut-être en cancers.

Cataplasme contre la goutte remontée.

Prenez Racines de raifort sauvage , d'ail , sommités de rue , fiente de pigeon , de chacun une once.
Pilez le tout dans un mortier , en l'arrosant de vinaigre.

Ajoutez-y, vers la fin :

Moutarde bien piquante, une once.

Pour un cataplasme qu'on appliquera sous la plante des pieds, et qu'on renouvellera dès qu'il sera sec.

Si l'on manque de moutarde préparée, on prendra :

Vieux levain, deux onces ;

Graine de sénevé, une once.

On pile la graine de sénevé, en l'arrosant de vinaigre ; on y ajoute le levain, et on achève le cataplasme comme ci-dessus.

Autre Cataplasme contre la goutte soit remontée, soit fixée aux membres inférieurs. (Le fameux remède de Pradier.)

Prenez Farine de graine de lin, six livres.

Délayez dans suffisante quantité d'eau, et faites deux cataplasmes qui puissent envelopper les deux jambes, depuis la pointe des pieds jusqu'au dessous des genoux.

Étendez sur une serviette chacun de ces cataplasmes bien chaud, et d'un demi-pouce d'épaisseur environ : versez-y ensuite deux onces de la teinture tonique et excitante ci-dessous, que vous agiterez bien pour y mêler le précipité jaune qu'elle contient, et que vous étendrez avec le dos d'une cuiller, de manière qu'elle soit également répartie sur toute la surface du cataplasme, sans néanmoins en imbiber l'épaisseur entière.

Cela fait, passez le cataplasme sous le membre affecté, et recouvrez-l'en complettement ; enveloppez le tout avec des flanelles ou du tafetas gommé, pour en conserver la chaleur, et assujétissez l'appareil avec des bandes. Renouvelez ce cataplasme au bout de vingt-quatre heures, ou de douze, s'il est nécessaire.

Voici maintenant la teinture dont vous arroserez le cataplasme.

Prenez Baume de la Mecque, ou à son défaut, térébenthine de Venise, six gros,

Safran, quatre gros ;

Quinquina rouge, salsepareille, sauge, de chacun une once ;

Alcohol, trois livres.

Dissolvez à part le baume de la Mecque dans le tiers de l'alcohol ;
faites macérer les autres substances dans le reste de ce liquide ,
pendant quarante-huit heures.
Filtrez et mêlez ensemble ces deux liqueurs.
Vous pouvez préparer d'avance cette teinture pour l'employer
au besoin. Quand vous voudrez vous en servir , vous en mê-
lerez une ou deux onces avec le double ou le triple d'eau de
chaux , et vous étendrez ce mélange sur la surface des cataplasmes qui doivent envelopper les jambes.

Remarque. La goutte a beaucoup d'analogie avec
le rhumatisme ; les nosologistes la considèrent aujourd'hui comme une phlegmasie des articulations ;
on l'observe le plus fréquemment chez les personnes
qui s'adonnent à la bonne chère, qui recherchent les
mets succulens et abusent des liqueurs fermentées.
Elle peut encore être produite par l'excès des plaisirs
vénériens ; voilà aussi pourquoi quelques auteurs
l'appellent *fille de Bacchus et de Vénus ;* ajoutez à
toutes ces causes les veilles prolongées, la suppression
d'une hémorragie habituelle, telle que les hémorroïdes , ou l'écoulement des règles ; la cessation des
travaux habituels, la faiblesse qui résulte d'une évacuation excessive, l'impression brusque du froid sur
les membres inférieurs, etc.

On distingue deux variétés de goutte , l'une *régulière* et l'autre *irrégulière.* La première commence le
soir ou dans la nuit ; on sent alors à la partie affectée,
qui est ordinairement l'articulation du gros orteil,
un frisson auquel succèdent une douleur plus ou
moins aiguë et une chaleur plus ou moins forte ; ensuite, l'articulation se gonfle et devient rouge, ce
qui diminue insensiblement la douleur. Mais elle se
renouvelle le soir pendant plusieurs jours, jusqu'à
ce qu'elle se dissipe peu-à-peu avec les autres symptômes inflammatoires. Vers la terminaison de l'accès,
la transpiration insensible est plus ou moins abondante, et l'urine dépose une matière semblable à de

la brique pilée. Enfin, le malade recouvre la liberté de ses facultés morales et physiques.

Les premiers accès de la goutte sont ordinairement modérés, durent peu, et laissent des intervalles fort longs, quelquefois de deux ou trois ans. Ils n'affectent alors qu'un seul pied dont les articulations, après l'accès, conservent la même souplesse et la même vigueur qu'auparavant. Mais à mesure que cette maladie s'invétère, les accès en deviennent plus longs et plus violens, et se réitèrent deux ou trois fois l'année, même plusieurs fois dans le cours de l'automne, de l'hiver et du printems. Ils attaquent alors les deux pieds en même tems ou l'un après l'autre ; ils se déplacent ensuite, et vont se fixer aux diverses articulations des membres supérieurs. Enfin, la fréquence des récidives affaiblit les articulations et en rend le mouvement plus difficile ; il s'y forme des nœuds ou concrétions composées d'une matière qui ressemble à du tuf. La maladie passe alors à l'état de goutte *chronique passive* ou *atonique*.

La goutte irrégulière est ainsi appelée à cause des écarts et des vicissitudes qu'on observe dans sa marche. Elle affecte les articulations avec moins de violence que la goutte régulière ; mais souvent elle les abandonne tout-à-coup pour se porter à la tête, à la poitrine ou au ventre. Delà des vertiges, de violens maux de tête, le penchant au sommeil, un état comateux, l'apoplexie, la paralysie, des convulsions, le délire, etc. ; la difficulté de respirer, la suffocation, des palpitations, des syncopes, une toux plus ou moins opiniâtre, la phthisie, de fortes douleurs d'estomac, des angoisses, des nausées, des vomissemens, des coliques, etc.

La goutte régulière est très-facile à traiter. Durant l'accès, entretenez une douce température et une légère moiteur sur l'articulation malade ; pour cela, enveloppez-là de flanelle et de tafetas gommé. La peau de lièvre ou de cigne est également recommandée, mais elle est moins utile. Le goutteux doit observer une diète plus ou moins sévère ; on le met à l'usage de quelque boisson aqueuse, propre à favoriser la transpiration insensible, telle qu'une infusion de bourrache, de fleurs de sureau, de feuilles ou fleurs d'oranger, et, dans l'intervalle des accès, la raison et l'expérience proscrivent la nourriture animale, et prêchent en faveur de la diète végétale. On a vu des goutteux guérir radicalement en ne vivant que de lait, de légumes et de fruits ; mais, où sont les individus qui veulent se soumettre à un pareil régime de vie ? Cependant, il n'y en a pas de plus anti-goutteux ; et, si les malades l'observaient exactement, ils n'auraient aucun besoin de médecins pour se débarrasser d'un mal qui fait le tourment de leur vie, et les conduit presque toujours au tombeau.

Le traitement de la goutte irrégulière exige de la prudence et de l'habileté. Lorsqu'elle vient à se déplacer dans le cours d'un accès, et qu'elle se fixe sur quelqu'organe intérieur, comme le cerveau, les poumons, l'estomac ou l'intestin, il faut tâcher de la rappeler le plus promptement possible à son siége primitif. Appliquez pour cela des rubéfians sur les pieds et le bas des jambes, des synapismes plus ou moins actifs ; employez les bains de pieds avec l'eau de goudron, qu'on prépare en étendant quatre onces d'acide muriatique dans suffisante quantité d'eau ; c'est ici que conviennent le cataplasme ci-dessus contre la goute remontée et celui de Pradier. Ces topiques, qui sont tous plus ou moins excitans, ont été souvent employés avec succès pour combattre l'accès de goutte, même avant qu'elle se fut déplacée. Mais il n'appartient qu'à un médecin prudent et exercé de les manier, et d'en tirer tout l'avantage qu'on peut en attendre. Il y a des circonstances relatives à l'âge, au tempérament, au sexe, etc., qui méritent d'être considérées, et que le vulgaire ne saurait apprécier.

Cataplasme contre les vers.

Prenez Feuilles d'absinthe, une poignée ;
    Gousses d'ail, trois.
Faites bouillir le tout dans du lait jusqu'à consistance de cataplasme que vous appliquerez sur le nombril, en l'assujétissant avec une compresse et une serviette.

REMARQUE. Ce cataplasme peut avoir réussi quelquefois contre les vers de l'intestin ; mais il est bien plus sûr d'y joindre quelqu'un des remèdes vermifuges qu'on donne à l'intérieur, tels que les purgatifs, les bols ou tisanes anthelmintiques. (Voyez ce que nous avons dit en parlant des vers.)

CHAPITRE II.

Des Linimens.

On donne ce nom à des médicamens gras, dont la consistance égale celle d'une huile épaisse ; ils sont appliqués en onction ou en friction sur la surface du corps.

Liniment contre le rhumatisme.

Prenez Huiles de camomille, de millepertuis, alcohol camphré, de chacun demi-once.

Mêlez le tout et faites-en une onction sur la partie affectée, que vous couvrirez ensuite d'un linge bien chaud plié en quatre.

Autre.

Prenez un verre d'urine d'une personne saine.
Faites-la chauffer, et faites-y fondre du suif de chandelle, pour un liniment clair dont vous frotterez la partie malade.

REMARQUE. Ces deux linimens sont actifs ; ils excitent les propriétés vitales des parties malades, et y produisent une augmentation de secrétion ; ils ne conviennent donc que dans le rhumatisme chronique, sur-tout si le tissu cellulaire de la partie est un peu infiltré. Mais ils seraient nuisibles dans le rhumatisme aigu qui est toujours accompagné de rougeur, de chaleur, de douleur et de fièvre. C'est alors le cas de recourir aux cataplasmes émolliens avec la mauve, la guimauve, le séneçon, la pariétaire, la graine de lin, etc.

Liniment contre la paralysie.

Prenez Huile d'amandes douces, deux onces ;
    Ammoniaque liquide (alkali volatil), deux gros.
Mêlez ; pour un liniment.

Autre.

Prenez Huile de camomille, une once.
    — de térébenthine, demi-once ;
    Alcohol camphré, demi-once ;
    Ammoniaque liquide, un gros.
Mêlez ; pour un liniment dont on frottera la partie affectée.

REMARQUE. La paralysie est une maladie nerveuse dont le principal caractère est la perte du mouvement volontaire. Elle est presque toujours l'effet

de la vieillesse, qui amène la décadence de l'économie animale. Cependant, elle peut être déterminée aussi par un état de pléthore ou par une surabondance de fluides qui se dirigent vers la tête et y
compriment l'origine des nerfs. On l'a vue survenir
plusieurs fois après l'omission d'une saignée habituelle, et la suppression prématurée d'un cautère ou
d'un vésicatoire, etc. C'est encore la fin à laquelle
tendent les ivrognes dont le corps s'affaiblit et se
délabre insensiblement par l'abus des liqueurs fermentées; ajoutez à toutes ces causes la respiration
des vapeurs métalliques, les affections morales, un
chagrin profond, la terreur, sur-tout durant l'écoulement des règles, les lésions du cerveau, de l'épine
du dos, des nerfs ou des muscles, par des coups,
des chutes, en un mot, par l'effet de quelque violence externe.

Dans la paralysie, le mouvement volontaire est
aboli ou diminué; il y a en même tems perte ou
diminution de la sensibilité. Les chairs de la partie
affectée sont relâchées, tremblantes ou dans l'état de
rigidité.

Cette maladie peut n'attaquer qu'un côté du corps,
et c'est le plus souvent le gauche; on lui donne alors
le nom d'*hémiplégie*. Quand elle se fixe sur les
membres inférieurs, on la nomme *paraplégie*;
enfin, lorsqu'elle se borne à quelques muscles, elle
prend le nom de la partie à laquelle ils appartiennent, comme dans la paralysie du visage, du
bras, etc.

La paralysie est toujours une affection des plus
graves; elle est pour l'ordinaire de longue durée et
guérit difficilement, même quand elle est légère;
celle qui est forte est rarement curable.

Le traitement de cette maladie doit être dirigé
par un homme de l'art expérimenté. Il est rare que

la saignée y soit indiquée, à moins que le sujet ne soit pléthorique ou sanguin, et que la paralysie ne provienne de quelque violence externe ; hormis ce cas, cette évacuation serait plus nuisible qu'utile, parce qu'elle augmenterait la faiblesse et le relâchement de la partie affectée. On commencera donc par évacuer les premières voies, si cela est nécessaire, au moyen des vomitifs et des purgatifs, on passera ensuite à l'usage des toniques et des excitans, tels que la tisane d'arnica, de valérianne, de camomille romaine, etc.; on prescrira en même tems quelque potion où l'on fera entrer la teinture de musc, l'acétate d'ammoniaque (esprit de Mindirérus), etc. A l'extérieur, on administrera les eaux salines chaudes en bains et en douches, l'électricité, les frictions avec la teinture de cantharides ou l'un des linimens ci-dessus, les vésicatoires, le moxa. Si la saison était favorable, on pourrait aussi envoyer le malade aux eaux minérales sulfureuses de Vichy, de Bagnères, d'Aix-la-Chapelle, etc. L'effet de ces eaux, naturellement excitantes, joint au changement de climat et à l'influence du voyage, ne contribueraient pas peu à rétablir le mouvement et la sensibilité dans les parties du corps où la paralysie aurait fixé son siége.

Il est bon d'observer qu'avant d'employer les linimens ci-dessus, on doit d'abord frotter auprès du feu la partie affectée avec un linge sec, afin que l'onction en soit plus pénétrante; s'il survient un érysipèle, comme cela arrive quelquefois, on diminue la dose de l'ammoniaque, et on augmente celle de l'huile d'amandes douces ou autres ingrédiens. Les parties paralysées doivent être enveloppées de peau de lièvre ou d'agneau dont la fourrure soit en dedans, afin qu'elles ne soient point exposées à l'impression du froid.

Il arrive souvent que la paralysie succède à l'apoplexie ; alors, après avoir remédié à l'attaque et aux accidens de cette dernière maladie, on prescrira les tisanes sudorifiques qu'on rendra laxatives, et on continuera le traitement comme ci-dessus

Liniment contre les contusions et douleurs provenant de coups ou de chutes.

Prenez Huiles rosat, de laurier, de chaque une once.
Mélez et ajoutez-y suffisante quantité d'esprit-de-vin.
Pour un liniment dont on frottera la partie trois fois le jour, en la couvrant d'un papier brouillard et d'une compresse pliée en quatre.

REMARQUE. Ce liniment est excitant ; il ne convient donc ni dans les contusions, ni dans les douleurs compliquées d'inflammation.

Liniment contre les hémorroïdes gonflées et douloureuses.

Prenez Sain-doux, une once ;
    Carbonate de chaux, demi-gros.
Mélez le tout exactement, et faites-en une onction sur les hémorroïdes le soir en vous couchant ; ce qui se répétera pendant quelques jours.

Autre.

Prenez Huile d'olives, quantité suffisante,
Pour remplir à moitié une bouteille, que vous acheverez de remplir de fleurs de bouillon blanc.
Exposez la bouteille bien bouchée au soleil, jusqu'à ce que le tout ait acquis une consistance de bouillie, pour vous en servir en liniment.

REMARQUE. On comprend sous le nom d'*hémorroïdes*, deux genres de maladies, savoir. le *flux hémorroïdal* et les *tumeurs hémorroïdales*, dont nous allons donner une courte description.

1°. Le flux hémorroïdal est plus fréquent chez les adultes et les vieillards que chez les jeunes gens ; c'est une sorte d'évacuation qui semble entraîner au dehors le superflu des sucs nutritifs accumulés par la bonne chère et l'oisiveté. L'abus des purgatifs, sur-tout aloëtiques, un accès de colère, une affection morale, la tristesse habituelle, la mélancolie, l'hypocondrie, sont encore les causes ordinaires de cette hémorragie.

Elle s'annonce par un sentiment de pesanteur douloureuse dans le dos et les lombes, par de légers frissons et une pâleur générale ; ce qui indique toujours une inégale distribution des fluides.

À ces signes avant-coureurs succède l'écoulement par l'anus d'un sang vermeil, noir, liquide ou coagulé, qui reparaît quelquefois périodiquement tous les mois et devient alors nécessaire à la santé. Cela est si vrai qu'il s'arrête de lui-même, quand l'équilibre est rétabli dans l'économie, et que, si on le supprime trop tôt, il détermine les plus violens orages ; tels que des convulsions, des spasmes, des anxiétés, des coliques atroces, des vertiges, de violens maux tête, l'apoplexie, etc. En un mot il en est du flux hémorroïdal comme de toute hémorragie habituelle.

Dans le traitement, ayez soin de faire attention à l'âge et au tempérament du malade, à la quantité de sang qu'il perd et à la manière dont il se trouve après cette déplétion. S'agit-il d'un individu pléthorique et sanguin ; défendez-lui toute sorte d'excitans et sur-tout l'usage du café et des liqueurs ; conseillez-lui de vivre de végétaux et de lait, afin de prévenir la surabondance des sucs nutritifs et les désordres qui en résulteraient ; qu'il joigne à ce régime un exercice modéré, dont le propre est d'entretenir la liberté des secrétions et des excrétions. Le flux hémorroïdal est-il excessif; placez le malade dans une position horisontale et loin de la chaleur; donnez-lui à boire quelque rafraîchissant, de l'oxycrat, de l'eau avec un sirop acidule, tel que celui de groseilles; tenez-lui le ventre libre avec quelque laxatif, comme la crème de tartre, le jus de pruneaux, la pulpe de tamarins; appliquez-lui des compresses trempées dans l'eau froide sur l'intérieur des cuisses et le périnée, sur les lombes et les aines. Il peut arriver que cet écoulement se supprime, après avoir pris une marche périodique et habituelle; appliquez alors quelques sangsues à l'anus; placez le malade sur un baquet d'eau chaude de manière que le fondement puisse en recevoir la vapeur. Si ces moyens ne rappellent pas le sang, administrez une ou deux pilules purgatives avec l'aloës, substance qui passe pour avoir la vertu de provoquer le flux hémorroïdal.

2°. Les tumeurs hémorroïdales sont ainsi appelées, parce qu'on les regarde assez ordinairement comme une dilatation variqueuse des veines qui portent le même nom. Mais il s'en faut bien que cette opinion soit exacte, et nous en appellons pour cela au jugement des médecins qui ont eu occasion de disséquer ces sortes de tumeurs. Quoi qu'il en soit, elles tiennent souvent à une disposition héréditaire, sur-tout chez les individus sanguins, bilieux, mélancoliques; une constipation opiniâtre, la chute réitérée et permanente d fondement, l'équitation longtems prolongée, l grossesse, l'accouchement, une tumeur de la ves sie, de la matrice ou du vagin; en un mot tou ce qui peut longtems comprimer ou irriter l'anu et le rectum, et y gêner la progression des fluides doit être mis au nombre des causes qui détermine les tumeurs hémorroïdales ; on peut y ajouter la bonne chère, l'abus des liqueurs, l'usage des purgatifs âcres, sur-tout aloétiques, l'habitude de rester longtems debout, les affections morales tristes, etc.

Les tumeurs hémorroïdales sont lisses, arrondies, rénitentes, rouges, violettes, plus ou moins douloureuses ; elles sont externes ou internes, suivant qu'elles ont leur siége au pourtour de l'anus ou à la partie inférieure du rectum. Celles-ci se reconnaissent à un bourrelet ou série d'éminences qu'on sent avec le doigt introduit dans l'anus, et qu'on ne peut écarter les unes des autres sans exciter les plus vives douleurs ; les efforts pour aller à la garde-robe les rendent souvent visibles au dehors, en produisant en quelque sorte le renversement du rectum.

On divise encore les hémorroïdes en fluentes et non fluentes ou aveugles ; les premières rendent plus ou moins de sang, dont l'écoulement est presque toujours précédé ou suivi, rarement accompagné de mucosité blanchâtre ; les secondes sont plus douloureuses, et ordinairement sujettes à s'enflammer.

Les hémorroïdes peuvent être locales ou constitutionnelles. Dans le premier cas, elles n'influent pas sur le reste de l'économie, par exemple chez les femmes enceintes ou nouvellement accouchées, après une constipation opiniâtre, etc. Dans le second cas, les tumeurs s'annoncent, comme le flux hémorroïdal, par des lassitudes, des pesanteurs de tête, des flatuosités et des maux d'estomac ; par la tristesse, la constipation, la démangeaison ou la chaleur de l'anus, quelquefois par de légers frissons, par un sentiment de pesanteur dans le dos et les lombes, par l'engourdissement des membres inférieurs. Après ce prélude, les hémorroïdes se manifestent et sont suivies d'un écoulement de sang pur ou mêlé de mucosités. Mais à mesure que le système hémorroïdal se dégorge, le calme renaît dans l'économie, la douleur s'appaise, les tumeurs se flétrissent; on éprouve un sentiment de bien-aise universel, et on jouit d'une santé parfaite jusqu'à une nouvelle crise.

Cependant les tumeurs qui disparaîtraient trop promptement et avant l'issue des fluides qui les produisent, seraient suivies d'accidens aussi orageux et aussi redoutables que la suppression prématurée du flux hémorroïdal ou de toute hémorragie active.

Voulez-vous être à l'abri des hémorroïdes, quoique issu de parens qui ont été tourmentés de cette maladie; voulez-vous en retarder les atteintes, les rendre presque insensibles, les guérir même radicalement et pour toujours, recourez aux salutaires préceptes de l'hygiène : vivez de végétaux, de légumes, de fruits acidules; renoncez au café, à l'excès du vin, aux liqueurs spiritueuses, aux boissons qui fermentent ou qui s'aigrissent; livrez-vous à l'exercice, sans vous fatiguer; bannissez de votre couche tout ce qui sent la mollesse; évitez les siéges rembourrés et échauffans; ayez toujours le ventre libre, et éloignez de votre âme tout ce qui peut en troubler la sérénité et l'affecter vivement. L'ivresse de la joie, ainsi que l'abattement de la tristesse, sont également propres à déranger la progression des fluides et à déterminer des congestions partielles.

Dans le traitement des hémorroïdes, ne supprimez jamais l'écoulement de sang ou de mucosité qui suit l'apparition des tumeurs, à moins qu'il ne soit excessif, et que le malade n'en soit trop affaibli. Dans ce dernier cas, sur-tout s'il y a déja des signes de débilité locale ou générale, ayez recours à des topiques astringens, tels que des compresses trempées dans une décoction de roses de provins avec de gros vin rouge ; mais si les tumeurs disparaissent tout-a-coup, et avant d'avoir parcouru leurs périodes, ce qu'on reconnaît aux accidens qui surviennent, appliquez sur-le-champ des sangsues à l'anus et faites asseoir le malade sur un bain de vapeurs. Il arrive souvent que la douleur causée par le bourrelet hémorroïdal est des plus vives, insupportable : on y fait alors des onctions avec les linimens ci-dessus, avec l'onguent populéum, l'huile de jusquiame, etc. ; on y applique des cataplasmes saupoudrés de camphre, de safran.

Liniment contre le scorbut.

Prenez Sang-dragon, plantain, corail rouge préparé, graine d'écarlate, alun de roche, de chacun deux gros.

Pulvérisez le tout, et mêlez-le avec trois onces de miel rosat clarifié.

Faites-le cuire ensuite jusqu'à consistance d'électuaire liquide. On l'étendra sur de petits morceaux de toile claire et fine, qu'on appliquera sur les gencives, le soir en se couchant, pendant quelque tems.

REMARQUE. Ce liniment est tonique et astringent ; il resserre les gencives et raffermit les dents.

Liniment contre les entorses et les foulures.

Prenez Huile de lin, trois onces ;
  Cire jaune, une once ;
  Sang-dragon, un gros et demi ;
  Camphre, alun, de chacun deux gros ;
  Laudanum solide, trente grains.
Faites fondre la cire dans l'huile de lin, à un petit feu, et faites une poudre du sang-dragon et de l'alun, que vous incorporerez dans la cire et l'huile à demi-refroidies : ajoutez-y ensuite le laudanum et le camphre dissous auparavant dans un peu d'esprit-de-vin.

Remarque. L'entorse est ainsi appelée à cause d'une violence exercée sur les articulations, qui sont pour ainsi dire tordues : c'est une espèce de luxation imparfaite occasionnée par un coup, une chute, une forte tension, etc.

Cet accident consiste dans une déviation brusque et plus ou moins considérable des surfaces articulaires, et dans le froissement, quelquefois la déchirure des capsules et des ligamens : delà un engorgement prompt, une douleur plus ou moins aiguë, et la difficulté absolue du mouvement.

L'observation atteste que l'entorse arrive le plus communément aux articulations angulaires du coude, du poignet, du genou et du pied ; quelquefois à celles de la colonne vertébrale, ainsi qu'à celles du sacrum avec les os des haches.

L'inflammation qui succède à une entorse peut se terminer par résolution, quand elle est légère ; mais elle peut aussi devenir chronique, sur-tout chez les individus disposés aux scrophules, et alors il y reste un engorgement plus ou moins douloureux, qui dégénère en carie et en abcès fistuleux, et qui finit tôt ou tard par amener la consomption et la mort du malade, à moins que l'amputation n'arrête les progrès de l'épuisement.

Les entorses de la colonne vertébrale et des os du bassin, au moins quand elles sont très-fortes, cèdent rarement aux secours de l'art, même les mieux administrés, et sont presque toujours mortelles.

Quant au traitement, recommandez la prompte immersion de la partie dans l'eau froide ; appliquez-y des compresses trempées dans l'eau à la glace, dans l'oxycrat. Ces topiques sont évidemment répercussifs, et conviennent dans les douze ou quinze premières heures, pour prévenir l'engorgement inflammatoire qui succède à l'entorse. Passez ensuite aux saignées générales et locales, aux émolliens et aux moyens dont l'usage sera subordonné à l'irritation inflammatoire : ne négligez pas sur-tout de faire observer le repos le plus absolu et le régime diététique.

Lorsqu'à l'aide de ce traitement, vous aurez calmé la douleur, vous entreprendrez de dissiper l'engorgement qui restera, par les frictions simples ou médicamenteuses, avec le liniment ci-dessus, le baume opodeldok, l'eau-de vie camphrée, etc. ; par les douches résolutives et les bandages compressifs dont vous entourerez l'articulation affectée pendant plus ou moins de tems, après la cessation des accidens inflammatoires.

On voit roder encore, dans quelques contrées éloignées des grandes villes, des empiriques qui se qualifient du titre de *rhabilleurs* ou de *renoueurs*, et qui se vantent de guérir promptement les entorses les plus violentes : ils les traitent comme de vraies luxations ; c'est-à-dire, en faisant faire aux membres des mouvemens plus ou moins étendus, qui ne font qu'augmenter le désordre des articulations. Ils causent des douleurs, des tourmens inouis ; mais le ton d'assurance qu'ils prennent étourdit les malades, et leur inspire une confiance dont ils sont presque toujours victimes. Nous croyons devoir avertir ici les habitans des campagnes, et les personnes charitables qui leur donnent des soins, de ne s'en rapporter, pour la guérison des entorses , qu'aux chirurgiens les plus instruits. S'ils se livrent entre les mains des charlatans, ils risquent souvent d'être estropiés pour le reste de leur vie.

Liniment contre le rachitis.

Prenez Moelle de bœuf, urine d'une personne saine, vin rouge,
de chacun deux onces.
Faites cuire le tout à un feu très-lent jusqu'à l'évaporation de
presque toute l'humidité.
Coulez, et ajoutez à ce mélange chaud :
Huile essentielle de lavande, de noix muscade, de girofle,
de chacun demi-gros ;
Blanc de baleine, deux gros ;
Camphre dissous dans l'esprit-de-vin, un gros.
Mêlez le tout ensemble, pour un liniment dont on frottera
l'épine du dos, dans toute sa longueur.

Remarque. Le rachitis est ainsi appelé à cause
de la déviation de l'épine du dos, qui en est le principal symptôme.

Cette maladie affecte ordinairement l'enfance dans
le premier septenaire de la vie, c'est-à-dire, depuis l'âge de six mois jusqu'à celui de sept ans.
Une habitation humide et mal saine, un coup, une
chute sur le dos, une dentition orageuse, la suppression d'une maladie cutanée, comme de la gale,
de la rougeole, etc , l'abus de l'onanisme, la cas-
tration, et sur - tout une disposition héréditaire
transmise par des parens goutteux, scrophuleux,
scorbutiques ou souillés de maladies vénériennes,
contribuent beaucoup au développement de celle
que nous allons décrire.

Voici à quels signes on la reconnaît. Au début,
la digestion se dérange ; bientôt le corps maigrit ; la
peau devient aride ; le ventre se gonfle ; les membres
perdent leur force accoutumée ; les os longs se
raccourcissent, se ramollissent et se courbent en
sens divers ; leurs jointures offrent des nœuds ou
tubercules plus ou moins saillans ; l'épine du dos se
tord et se déjette ; la poitrine et le bassin deviennent

plus ou moins uniformes ; les facultés intellectuelles se développent de bonne heure ou sont remplacées par la plus lourde stupidité ; enfin , l'individu se dessèche à un tel point qu'il ne paraît plus avoir que la peau et les os : la fièvre lente le dévore, et le dévoiement le plus opiniâtre achève de l'épuiser. Souvent le crâne, la poitrine et le ventre se remplissent de liquide avant la mort ; la plupart des enfans noués périssent hydropiques.

D'après ce tableau, on jugera facilement que cette maladie est dangereuse et offre peu de ressources , du moins à une période avancée ; cependant, comme il y a eu quelques malades qui ont échappé à la mort dont ils étaient menacés , l'humanité exige qu'on essaye d'obtenir le même succès pour tous. En conséquence, il ne faut rien négliger de ce que l'hygiène et la thérapeutique peuvent offrir de salutaire. Souvent des soins bien administrés secondent merveilleusement la nature, et lui donnent la force de résister aux plus violentes secousses; la puberté a produit quelquefois d'heureuses révolutions et guéri les rachitiques les plus difformes. Pour favoriser une telle crise, qu'on leur donne des alimens légers et faciles à digérer; qu'on les mette à l'usage du vin pur ou de la bonne bière; qu'on les garantisse des injures de l'air, en les couvrant de vêtemens chauds ; qu'on leur choisisse un appartement dans la partie la plus élevée des maisons , du côté du levant , du midi ou du nord, et jamais vers le couchant; que leur lit , au lieu de duvet ou de laine , ne soit composé que de plantes aromatiques desséchées; qu'on leur fasse prendre un exercice proportionné à la force et aux progrès de l'âge ; qu'on leur frotte le ventre, les membres et l'épine du dos, au soleil ou auprès d'un feu clairet, avec des brosses ou avec des flanelles imprégnées du liniment ci-dessus, de baume nerval ou simplement de vapeurs aromatiques. Il convient aussi quelquefois de donner comme un coup de fouet à toute l'économie, en brûlant et en irritant la peau ou le tissu cellulaire sous-cutané, au moyen du moxa, du cautère et du vésicatoire. A l'intérieur, on donnera du sirop anti-scorbutique, de l'élixir amer de Peyrilhe et du sirop de Belet, qui ont la propriété d'exciter la circulation de la lymphe. On pourra recourir au bain froid, comme cela s'est pratiqué avec succès en Angleterre; mais il faut s'en rapporter là-dessus à un médecin éclairé, sans lequel il serait imprudent d'entreprendre le traitement d'une maladie aussi grave. C'est à lui seul qu'il appartient de régler l'administration des médicamens, tant externes qu'internes, afin que, s'ils ne sont pas salutaires, ils ne soient pas non plus nuisibles. Si l'enfant rachitique a besoin d'être purgé, on se sert pour cela de quelque sirop amer, tel que celui de chicorée ou de pommes, auquel on ajoutera quelques grains de rhubarbe en poudre et autant de crème de tartre. Lorsque l'usage trop longtems continué des remèdes a causé de l'irritation ou un mouvement de fièvre, on les suspend, et on les remplace avec l'eau de veau ou de poulet, à laquelle on ajoute, vers la fin de l'ébullition, quelques feuilles de chicorée sauvage, de bourrache et de cerfeuil.

Liniment contre la gale du nez des enfans.

Prenez Beurre frais, une once.
Faites-le fondre ; et après l'avoir écumé, jettez-le dans l'eau froide : servez-vous-en pour mettre dans le nez ; ce qu'on réitérera deux fois le jour, jusqu'à parfaite guérison.

Autre.

Prenez Adipocire (blanc de baleine), un gros.
Dissolvez-le dans un peu d'huile rosat ; pour un liniment qui sera employé comme ci-dessus.

Remarque. L'espèce de gale qui vient au nez, ainsi qu'aux autres parties du visage, chez les enfans, tient presque toujours au travail de la dentition, pendant lequel il y a plus ou moins d'irritation ou d'échauffement dans l'économie : voilà pourquoi on donne à ces éruptions le nom de *feux de dents*. Quelques médecins les confondent avec les *achores* ou avec la *croûte laiteuse*.

Le traitement se borne ici à fort peu de chose, quand cette maladie est simple ou qu'elle dépend de la dentition, la nature seule en opère presque toujours la guérison ; on peut cependant faire usage des linimens ci-dessus, en même-tems qu'on donne quelque rafraîchissant au petit malade, ou qu'on rend le lait de la nourrice plus doux en l'assujétissant à un régime convenable.

Lorsque les gales du nez ou du visage dépendent de quelque vice ou virus héréditaire, tels que les scrophules, les dartres, la syphilis, on tâche de le déraciner par les moyens les plus efficaces dont un médecin versé dans la pratique doit régler l'usage.

Liniment contre la vermine et les différens insectes qui attaquent le corps humain.

Prenez Huile de lavande, une once ;
    — d'amandes douces, demi-once.
Mêlez ; pour un liniment dont on imbibera une feuille de papier brouillard qu'on appliquera sur les endroits attaqués de vermine, le soir, en se couchant.

Remarque. La vermine est presque toujours compagne de l'enfance, sur-tout quand on néglige les soins de propreté nécessaires à cet âge. On observe néanmoins des individus dont la tête fourmille de poux, malgré toute espèce de précaution : peut-être ces insectes ne sont-ils alors que l'effet d'une crise

salutaire que la nature excite chez les enfans afin
de les rendre plus sains.

Les poux et la vermine, en général, ne peuvent
se multiplier sans produire un état d'irritation qui
trouble le repos et le sommeil; l'enfant devient pâle,
maigre, languissant; les glandes du cou se gonflent,
et la peau s'excorie à la longue; il en coule un fluide
séreux ou puriforme, qui se dessèche par le contact
de l'air : delà des croutes que les malades enlèvent
en grattant, et qui s'entremêlent avec la chevelure.

Voulez-vous préserver les enfans de toute vermine et de tout insecte dégoûtant, ou les empêcher
au moins d'en être incommodés, tenez-les dans
un état de grande propreté; changez-les souvent de
linge ; passez-leur chaque jour le peigne et la brosse
sur la tête; lavez-leur de tems en tems le corps
tout entier avec de l'eau tiède, où vous aurez laissé
infuser une demi-poignée de lavande. Cette plante
est un vrai poison pour les insectes qui s'attachent
au corps humain. Les poux se multiplient-ils au
point de rendre les enfans malades, de leur causer
de la fièvre, coupez les cheveux et n'en laissez que
pour garantir la tête de l'impression du froid. Si
vous n'avez alors que les insectes à combattre, vous
pouvez employer quelque pommade mercurielle :
le précipité rouge, la poudre de staphysaigre ou des
capucins, et mieux encore le liniment ci-dessus,
dont vous oindrez les dents du peigne ou les soies
de la brosse. Mais si le cuir chevelu est déja ul-
céré et que les glandes du cou soient engorgées, il
serait dangereux de raser la tête, au moins en
hiver, et d'employer les mercuriaux pour faire périr
la vermine : on aurait à craindre alors des maux
d'yeux ou d'oreilles plus ou moins rebelles, des
douleurs de tête et mille autres accidens. La prudence
exige donc qu'on diminue seulement la quantité

d'insectes, et qu'on attende un tems plus favorable pour les détruire entièrement.

Liniment contre la chute ou le relâchement de la luette.

Prenez Noix de galle, alun, poivre, de chacun un scrupule.
Réduisez le tout en poudre, et mêlez-le avec un peu de blanc d'œuf, pour en toucher la luette avec le manche d'une cuiller, deux ou trois fois le jour.

REMARQUE. On dit que la luette est relâchée quand elle est beaucoup plus longue qu'à l'ordinaire, qu'elle irrite la base de la langue, et qu'elle excite une toux incommode ou un mouvement continuel de déglutition. Cela s'observe communément chez les personnes très-lymphatiques, lorsqu'elles sont affectées d'inflammation de la gorge, maladie où le voile du palais et la luette acquièrent presque toujours de la rougeur et du gonflement.

Pour traiter le relâchement de la luette, ayez soin d'examiner l'état où se trouve l'individu. Si l'inflammation du gosier n'est pas encore terminée, prescrivez quelque gargarisme adoucissant, tel que celui que nous décrirons plus bas ; si au contraire il n'y a qu'une simple chute de la luette, sans douleur ni irritation, comme cela arrive quelquefois dans les saisons humides, ayez recours au liniment ci-dessus, qui est astringent, tonique et résolutif; mais lorsque le gonflement œdemateux de l'organe résiste à ce remède, retranchez-en une portion avec des ciseaux mousses. Vous le pouvez sans danger; et si le sang coule après cette opération, arrêtez-le par l'usage de l'oxycrat en gargarisme.

Liniment contre le panaris.

Prenez un Jaune d'œuf frais ;
    Muriate de soude (sel commun), la moitié d'un dé à coudre.

Pulvérisez le sel, et faites-le fondre dans le jaune d'œuf, en agitant ces deux ingrédiens jusqu'à ce qu'ils soient bien mêlés.

Remarque. Le panaris n'est qu'un phlegmon de l'extrémité des doigts : il peut être déterminé par un coup et sur-tout par une piqûre plus ou moins profonde, qui se borne quelquefois à la peau ou au tissu cellulaire sous-cutané, d'autrefois s'étend jusqu'au périoste et à l'os. Il peut arriver aussi que ces causes se compliquent avec une affection scrophuleuse ; ce qui doit nécessairement influer sur la marche et la terminaison de la maladie.

Au début, le tissu cellulaire sous-cutané n'est qu'irrité ; bientôt après l'inflammation se déclare ; la partie devient rouge et se gonfle ; les artères digitales battent avec force ; la tension de la peau est extrême, la douleur aiguë, pertérébrante, atroce.

A ces symptômes, qui ne sont que locaux, succèdent une fièvre générale, une agitation violente, l'insomnie, des convulsions, le délire, la fureur, le désespoir.

Si l'inflammation n'est point arrêtée ou modérée, la peau, tendue outre mesure, se crève, ou bien l'enflure gagne rapidement la paume de la main, l'avant-bras, le bras, l'aisselle, l'épaule, même les parties latérales de la poitrine : delà d'énormes abcès dans l'interstice des muscles qui sont comme disséqués et isolés par la destruction du tissu cellulaire ; delà l'exfoliation des tendons et l'immobilité incurable du doigt, de la main, etc. ; delà, enfin, quelquefois une épouvantable gangrène, qui se propage comme l'inflammation et fait périr le malade.

Ces accidens ne proviennent point de la compression des tendons, comme quelques praticiens l'avaient imaginé ; ils ne sont dus qu'à celle des nerfs entre les os qui résistent et les tégumens que l'enflure du tissu cellulaire en écarte avec peine.

C'est donc une terrible maladie que le panaris, puisque dans l'état modéré il peut produire des douleurs insupportables, et dans sa violence la mutilation ou la mort.

Nous avons déja fait observer que cette espèce d'inflammation pouvait être l'effet d'une piqûre, d'un coup ou d'une disposition intérieure, causes qu'on ne peut jamais prévoir; par conséquent, le panaris n'est point au nombre des maladies qu'on puisse prévenir par quelques précautions antérieures : toutes les ressources de l'art se bornent ici à l'étouffer aussitôt qu'il se déclare, ou à le faire avorter lorsqu'il est déja développé; car que de ravages ne produirait-il pas s'il était abandonné à lui-même ou traité comme le phlegmon ordinaire!

Voulez-vous donc étouffer ce mal affreux dans son origine; commencez par détruire la douleur, qui en est le premier symptôme, et pour cela, suspendez la sensibilité dans la partie irritée, ou du-moins empêchez-la d'augmenter et de déterminer l'inflammation. Hâtez-vous de plonger le doigt, même toute la main et l'avant-bras dans une décoction de racine de guimauve et de têtes de pavot, où vous dissoudrez depuis deux gros jusqu'à demi-once d'extrait muqueux d'opium par pinte, ou bien entourez-les de compresses trempées dans la même dissolution. Le sujet est-il jeune, vigoureux, sanguin, recourez encore à la saignée, soit locale, soit générale, qui devient alors indispensable. Passez ensuite à l'application de ce qu'on appelle communément *répercussifs* ou *réfrigérans*. Fomentez les parties affectées avec l'eau végéto-minérale ; appliquez-y de la glace pilée ou de l'eau très-froide; et pour prolonger longtems, au moins plusieurs heures, l'action de ces topiques, renouvelez-les à mesure que la température s'en élève. Voilà le seul moyen de jeter le doigt, menacé de panaris, dans la stupeur, d'en émousser la sensibilité, d'en assoupir par conséquent la douleur, qui n'est autre chose que l'exaltation de cette propriété vitale ; en un mot, d'y tuer l'inflammation avant qu'elle ait fait des progrès.

Mais vous ne serez pas toujours appelé au commencement de cette maladie pour l'attaquer à propos, par les narcotiques et les réfrigérans. Qui sait même si ces remèdes n'échoueront pas contre la violence du mal ? Vous serez donc quelquefois réduit à combattre l'inflammation phlegmoneuse du doigt, lorsqu'elle se sera développée et manifestée par la rougeur, la tension, la chaleur et la douleur. Or, quel traitement adopterez-vous alors ? Vous bornerez-vous à l'emploi des émolliens et des suppuratifs ? Observerez-vous patiemment la marche et les périodes de la maladie ? Gardez-vous-en bien ; la nature vous indique une toute autre méthode. N'avons-nous pas dit que la peau, à force de se distendre, finissait par se rompre ? Eh bien ! imitez cette voie brusque et perturbatrice ; incisez ou cautérisez le panaris avant qu'il suppure ; par là vous allez débrider le doigt démesurément gonflé et en quelque sorte étranglé par son enveloppe cutanée : vous allez dégorger la tumeur et modérer la violence des symptômes ; en un mot, faire avorter un phlegmon dont le cours pourrait avoir les suites les plus affreuses.

L'incision a cela d'avantageux qu'elle soulage plus promptement : d'ailleurs, vous pouvez la faire aussi profonde que vous jugez à propos, pénétrer même jusqu'à l'os, si la violence du mal l'exige. Cette opération n'a rien de dangereux, quand on incise au devant ou sur les côtés de la première phalange. Mais vous risquerez d'atteindre la gaîne ligamen-

teuse du tendon fléchisseur, si vous fendez au-
devant de la seconde ou de la première phalange ;
vous mettrez donc cet organe à nu et en contact
avec l'air extérieur ; vous détruirez le mouvement du
doigt et le malade sera estropié pour toujours.
Tâchez donc de prévenir de tels désordres : il ne
vous est permis d'ouvrir la gaîne du tendon que
lorsque le pus, après avoir traversé les fibres, remplit la coulisse et menace de se propager le long
de la corde tendineuse jusqu'à l'avant-bras. Cette
ouverture est alors un mal nécessaire et inévitable,
que vous auriez néanmoins pu prévenir, si l'on vous
eût appelé avant que le panaris fût entièrement deve-
loppé, pour faire une incision.

Lorsque cette maladie est négligée au commencement, il se forme des abcès plus ou moins douloureux à la paume de la main et à l'avant-bras.
Figurez-vous alors les nerfs comprimés par la tumeur phlegmoneuse, qui ne peut soulever l'aponévrose palmaire ou le ligament annulaire du carpe,
et vous aurez une idée des tourmens que le malade
doit souffrir. Quelques auteurs donnent ici le pré-
cepte d'inciser cette aponévrose et ce ligament ; mais
ne vous en rapportez pas à eux, si vous voulez conserver le mouvement et l'usage de la main ; suivez
plutôt la pratique des chirurgiens modernes, qui se
contentent de faire deux incisions, l'une au-dessus
et l'autre au-dessous du poignet, pour dégorger le
pus accumulé sous le ligament annulaire et l'aponévrose de la main.

Des chirurgiens recommandables ont proposé de
cautériser le panaris pour le faire avorter, en dé-
truisant tout-à-coup la sensibilité du nerf qui a
été blessé. Si vous préférez cette méthode à l'incision, appliquez le caustique sur la pulpe de la première phalange, à la surface de la peau, ou au fond

d'une petite incision préliminaire : vous n'aurez point à craindre alors d'atteindre la gaîne tendineuse, puisqu'elle n'enveloppe point les fléchisseurs en cet endroit. C'est à la cautérisation qu'on doit rapporter l'immersion du doigt dans l'eau bouillante, et peut-être aussi le liniment salin ci-dessus ; deux moyens qu'on dit être souverains contre le panaris.

Mais que vous incisiez ou cautérisiez la tumeur, couvrez ensuite le doigt, et même la main, de cataplasmes émolliens et anodins, et continuez-les jusqu'à la chute complette des accidens inflammatoires. N'imitez point alors l'exemple de quelques gens de l'art qui conseillent des topiques irritans, tels que des baumes, des digestifs, des teintures, etc. ; vous manqueriez certainement votre but, et vous aggraveriez le mal au lieu de le calmer.

Puisque le panaris est essentiellement inflammatoire, il doit être accompagné d'une fièvre plus ou moins aiguë : vous la combattrez par les débilitans. Vous mettrez le malade à une diète plus ou moins sévère et aux boissons rafraîchissantes ; vous le saignerez, si cela est nécessaire, et vous lui tiendrez le ventre libre par un ou deux lavemens chaque jour. S'il existe quelque disposition intérieure, telle que le vice scrophuleux ou scorbutique, etc., attaquez-les par les remèdes convenables.

Tel est le traitement le plus rationnel du panaris : il est toujours efficace, à moins que cette maladie ne se propage au loin dans le bras, et ne se complique avec d'autres affections intérieures, qui la rendent, sinon mortelle, du moins très-dangereuse.

On connaît encore une espèce de panaris qu'on nomme *tourniole*. C'est une inflammation peu violente qui se borne à la face dorsale des doigts. Elle pourrait néanmoins entraîner la chute de l'ongle dont elle entoure la racine, si l'on ne l'éventait de bonne heure par une incision.

Cette courte dissertation sur le panaris n'a d'autre but que d'en prouver la gravité, et sur-tout la nécessité de recourir le plus tôt possible à un chirurgien instruit, pour lui confier le traitement de ce redoutable phlegmon.

CHAPITRE III.

COLLYRES et GARGARISMES.

ARTICLE PREMIER. — *Des Collyres.*

ON donne ce nom aux médicamens liquides qu'on emploie contre les maladies des yeux ; on les applique en bain, en fomentation ou en injection ; ils ont pour excipiens l'eau ou l'alcohol affaibli.

Collyre rafraîchissant.

Prenez Eaux de plantain, de morelle, de chacune une once ;
    Oxide de zinc en poudre, vingt grains ;
    Acétate de plomb (sel de saturne), douze grains.
Mêlez le tout pour un collyre, qu'on fera tiédir, et dont on bassinera les yeux trois ou quatre fois le jour.

REMARQUE. Ce collyre convient dans la rougeur des yeux avec ulcères et démangeaison des paupières ; dans les ophtalmies chroniques et invétérées, accompagnées de larmoiement et de disposition à la fistule. Dans ces cas-là, il faut modérer l'irritation des yeux, et donner du ton aux paupières et à la conjonctive ; c'est ce que fait le collyre ci-dessus, qui est en même tems rafraîchissant, calmant et astringent.

Collyre détersif.

Prenez Eaux d'euphraise, de fenouil, de chacune une once ;
 Oxide de zinc (tuthie préparée), dix-huit grains ;
 Sulfate de zinc (vitriol blanc), quatre grains.
Mêlez le tout, pour un collyre dont on laissera tomber quelques gouttes dans l'œil, deux ou trois fois le jour.

Remarque. Ce collyre convient dans les mêmes cas que le précédent ; mais, comme il est plus détersif, il doit être préféré, lorsque les yeux sont chassieux, ou que les bords des paupières sont collés par l'humeur épaissie des larmes. Il les nettoie et les dessèche promptement.

Collyre contre l'ophtalmie aiguë, ou inflammation des yeux.

Prenez Racine de guimauve, une once.
Faites bouillir dans une pinte d'eau, et réduisez d'un quart environ.
Pour bassiner les yeux plusieurs fois le jour, ou pour y tremper des compresses qu'on appliquera sur les yeux malades.

Remarque. L'ophtalmie n'est autre chose qu'une inflammation de la conjonctive ou membrane muqueuse, qui, après avoir tapissé l'intérieur des paupières, se réfléchit sur le globe de l'œil.

Cette maladie peut être occasionnée par tout ce qui irrite la conjonctive, tel qu'une violence externe, un coup, une chûte, une piqûre, le renversement des cils, un corps étranger, un éclat de verre , une paillette de fer , la vapeur des acides ou de l'ammoniaque , la fumée , l'impression forte des rayons solaires , la chaleur qui sort d'un fourneau ardent, une lumière trop vive, un objet qui réfléchit le blanc, le vent du nord ; la lecture trop prolongée des livres ou écritures en petits caractères ; ajoutez à ces causes la suppression des hémorroïdes , des règles , des fleurs blanches , d'une gonorrhée , d'une saignée , ou de toute autre évacuation habituelle ; la rentrée d'une dartre , de la rougeole , de la scarlatine , etc.

On expliquera donc facilement pourquoi l'ophtalmie attaque souvent certains artisans : le verrier, le vitrier , le forgeron , le serrurier , le meûnier , le boulanger, l'amidonier, le vidangeur, etc. ; pourquoi elle règne quelquefois épidémiquement dans certaines saisons et dans certaines contrées.

Au début, le malade sent de la démangeaison dans l'œil ; puis de la chaleur, de la tension et une douleur piquante ; la conjonctive devient rouge et se gonfle.

Les jours suivans, augmentation des symptômes ; l'œil est inondé de larmes et d'une matière mucososéreuse, d'abord limpide et incolore, ensuite opaque, épaisse et d'un blanc-jaunâtre. Les paupières se ferment avec peine.

Si l'inflammation est violente, outre les symptômes ci-dessus , il y a de la fièvre , de l'insomnie , une grande douleur de tête ; l'œil ne peut soutenir la plus faible lumière ; la conjonctive se gonfle , et dépasse le niveau de la cornée transparente qui paraît enfoncée dans un creux ; les paupières sont plus ou moins renversées.

L'ophtalmie aiguë se termine par résolution, après la première ou seconde semaine ; elle peut aussi passer à l'état chronique, ce qui entraîne quelquefois l'ulcération du bord libre des paupières, le larmoiement continuel, etc.

Pour traiter cette maladie, placez d'abord l'individu dans un lieu obscur ; faites-lui garder le repos, et donnez-lui quelque boisson délayante, telle qu'une décoction d'orge mondée avec du sirop de framboises ou de groseilles. Si les symptômes sont très-violens, recourez aux topiques émolliens, tels que le collyre ci-dessus, le cataplasme de mie de pain et de lait, celui de pulpe de pomme délayée dans du lait, et légèrement saupoudrée de safran. Saignez le malade du bras, quand il est pléthorique et robuste ; appliquez-lui des sangsues près des yeux, aux tempes, aux paupières, et sur-tout à l'anus ou à la vulve, lorsque les hémorroïdes ou les règles se sont arrêtées.

Ce traitement convient pendant que l'ophtalmie est encore dans sa période d'accroissement ; mais si elle est dans son déclin, on emploie les toniques, comme les collyres astringens et détersifs ci-dessus.

L'ophtalmie chronique qui tient au seul relâchement de la conjonctive, guérit par l'usage des collyres toniques et un peu astringens. Mais si elle est entretenue par quelque affection interne, comme le syphilis ou les scrophules, on doit les combattre par des remèdes analogues à cette cause. L'ophtalmie rebelle à tous les remèdes ci-dessus, cède quelquefois à l'application d'un vésicatoire ou d'un séton à la nuque, d'un cautère au bras, etc. ; mais on n'a jamais recours à ces moyens sans consulter les gens de l'art les plus habiles.

Collyre contre les taies des yeux.

Prenez Sulfate de zinc (couperose blanche), un scrupule ;
Oxide de cuivre vert (vert-de-gris), huit grains.

Versez sur le tout trois livres d'eau chaude, et gardez la liqueur pour l'usage.

On en fait tomber, deux ou trois fois le jour, quelques gouttes dans l'œil malade, ayant soin de remuer la bouteille auparavant.

Autre.

Prenez Eau de roses, quatre onces.
    Dissolvez-y :
        Muriate d'ammoniaque (sel ammoniac), quantité suffisante.

La dose de ce sel doit être de deux scrupules, ou d'un gros ; il faut seulement que la langue en sente l'impression.

Versez ensuite cette liqueur dans un vaisseau de cuivre, et l'y laissez jusqu'à ce qu'elle ait pris une légère couleur bleue ; retirez-la alors, et gardez-la dans une bouteille pour l'usage.

Quand on veut s'en servir, on en laisse tomber quelques gouttes dans l'œil, deux ou trois fois le jour, et on continue jusqu'à ce que la tache soit dissipée : si elle est trop irritante, et qu'elle cause trop de cuisson, on y ajoute un peu d'eau rose, pour en modérer l'activité.

Remarque. La taie consiste dans un épanchement de lymphe opaque entre les lames de la cornée ; elle succède à une ophtalmie ou inflammation aiguë de cette membrane muqueuse. Cette espèce de tache est d'abord d'un blanc laiteux, et ensuite d'un blanc de perle, ce qui trouble et obscurcit la vue. Elle s'efface d'elle-même à mesure que l'inflammation de l'œil disparaît, et si elle subsiste après cette maladie, elle se dissipe insensiblement, ou bien elle résiste à tous les remèdes. Chez les enfans, elle se résout spontanément, parce que les absorbans jouissent de toute leur énergie à cet âge. En général, les collyres résolutifs ci-dessus ne conviennent que lorsque la taie est récente ; quand au contraire elle est invétérée, la cornée ne reprend jamais sa transparence, quoique la lymphe épanchée entre ses lames soit résorbée.

Collyre contre l'ulcère de la cornée.

Prenez Eau de roses, une livre ;
  Acétate de plomb, douze grains.
Mêlez-les, et faites-en couler quelques gouttes dans l'œil, deux fois le jour ; trempez-y aussi une compresse que vous appliquerez dessus, et que vous renouvellerez deux ou trois fois dans les vingt-quatre heures, en vous servant toujours du même linge.

Remarque. Il se forme quelquefois de petits abcès entre les lames de la cornée. Alors la collection du liquide peut être si considérable, et l'énergie des absorbans si faible, que la résolution soit impossible. Delà l'érosion des lames de la cornée derrière et devant l'abcès ; delà un ulcère lent à se cicatriser, parce qu'il est toujours mouillé par les larmes. Les collyres résolutifs conviennent dans ce cas-là , et de célèbres praticiens ont même beaucoup vanté l'utilité des caustiques , pour accélérer la cure de ces ulcérations.

Collyre contre la faiblesse des yeux.

Prenez Eau de roses, six onces ;
  Sulfate de zinc , six grains ;
  Esprit-de-vin camphré, trois ou quatre gouttes.
Baignez souvent les yeux avec cette dissolution, et faites-en tomber quelques gouttes entre le globe de l'œil et les paupières.

Remarque. La faiblesse des yeux peut être l'effet de l'âge, et alors elle est incurable. Elle peut être aussi déterminée par un trop grand exercice de ces organes, ce qui n'exige que le repos et l'usage de quelque collyre tonique, tel que celui qu'on compose avec cinq ou six onces d'eau fraîche et autant de gouttes d'esprit-de-vin. Enfin , la faiblesse des yeux peut être la suite d'une inflammation aiguë ou chronique , et alors il faut avoir recours au collyre ci-dessus , ou à quelques-uns des précédens.

ARTICLE II. — *Des Gargarismes.*

On donne ce nom à des médicamens liquides qu'on introduit dans l'arrière-bouche , et qu'on y agite en divers sens par l'action de la langue et de l'air expiré avec un certain degré de force. Lorsqu'ils n'agissent que sur la membrane muqueuse qui tapisse la bouche, on les nomme *collutoires.* Ils peuvent avoir pour excipiens l'eau, l'alcool, l'acide acétique ou vinaigre radical.

Gargarisme rafraîchissant et un peu astringent.

Prenez Orge entier , deux pincées.
Faites-les bouillir dans trois livres d'eau commune, que vous
    réduirez à une livre.
        Coulez, et ajoutez :
    Sirop de mûres, une once et demie ;
    Nitrate mêlé de sulfate de potasse (cryştal minéral),
        un gros.
Pour un gargarisme dont on se servira plusieurs fois le jour.

Remarque. Ce gargarisme convient dans les maux de gorge , accompagnés d'un sentiment d'ardeur au gosier , mais sans fièvre.

Gargarisme contre les ophthes ou ulcères de la bouche.

Prenez Figues grasses, six.
Faites-les bouillir dans une livre de lait et autant d'eau com-
    mune, que vous réduirez à une livre.
Pour un gargarisme dont on se servira plusieurs fois le jour.
On peut y ajouter une once de miel commun ou de miel rosat,
    si on veut le rendre plus détersif.

Remarque. Les aphthes, ou fièvre aphtheuse, ne sont autre chose qu'une inflammation de la membrane muqueuse qui tapisse la bouche et les premières voies de la digestion. Ils attaquent le plus communément les enfans et les vieillards, ainsi que les adultes qui vivent d'alimens mal-sains. On les observe dans les lieux froids et humides, pendant les saisons chaudes et pluvieuses, dans les appartemens où l'air ne se renouvelle point.

Chez les adultes, les aphthes se manifestent par des tubercules superficiels, ronds, isolés ou réunis, ouverts à leur centre, transparens ou blancs, et plus ou moins opaques, quelquefois d'un jaune foncé ou livide et noir, principalement quand ils se compliquent avec quelque fièvre de mauvais caractère. Ces tubercules ont un cours plus ou moins long, après lequel ils tombent par parcelles, et se reproduisent ailleurs.

Chez les enfans, les aphthes portent le nom de *muguet*. Ils s'annoncent en général par des nausées et des vomissemens, par l'abattement des forces et la faiblesse du pouls, par la difficulté de respirer, par le mouvement convulsif du visage, sur-tout des lèvres, par un sommeil comateux.

Après ces signes avant-coureurs, si le *muguet* est bénin, on aperçoit dans la bouche des boutons blancs, superficiels, isolés, sans rougeur ni chaleur inflammatoire, sans gêne dans la déglutition, sans dérangement du sommeil; il n'y a qu'un peu de diarrhée. Quelques jours après, les boutons deviennent un peu jaunes, tombent en desquamation, et disparaissent du dixième au onzième jour.

Le muguet malin diffère beaucoup du précédent. Il se manifeste par de petites pustules très-nombreuses, très-rapprochées les unes des autres, sur les lèvres et dans l'intérieur de la bouche, où elles se renouvellent à mesure qu'elles tombent. Dans cette espèce de maladie , l'enfant tette avec beaucoup de difficulté , soit parce qu'il ne peut saisir le mammelon , soit parce qu'il a la déglutition très-gênée ; sa bouche est brûlante , et distille une salive des plus âcres ; elle se recouvre d'une escarre épaisse, d'abord blanche et ensuite jaunâtre, dont la chûte laisse voir des ulcères gangreneux ; les selles sont continuellement liquides et verdâtres ; l'anus est d'un rouge vif, excorié , gangrené ; le sommeil est profond , quelquefois nul ; le petit malade souffre d'une manière atroce ; il est dans une violente et continuelle agitation.

Le traitement des aphthes chez les adultes est fort simple. Ils guérissent par l'usage du gargarisme ci-dessus et de quelque boisson rafraîchissante , telle qu'une décoction d'orge acidulée avec le sirop de vinaigre ou de groseilles. S'ils se compliquent avec la fièvre adynamique ou putride , et qu'il y ait à craindre des escarres gangreneuses , il faut avoir recours aux toniques , à la décoction de quinquina , au vin généreux, aux gargarismes anti-septiques avec quelque acide minéral , aux potions composées avec les eaux distillées aromatiques , le sirop de quinquina et le borate sursaturé de soude , substance saline dont on a beaucoup vanté la propriété.

Chez les enfans , si les aphthes sont benins , prescrivez des alimens de bonne qualité , et de l'eau d'orge acidulée pour boisson ; recommandez le gargarisme ci-dessus, ou bien touchez cinq ou six fois le jour les aphthes avec un pinceau trempé dans une décoction d'orge édulcorée avec le miel rosat , et acidulée avec quelques gouttes d'acide sulfurique.

Les aphthes malins se traitent à-peu-près de la même manière. Y a-t-il de la faiblesse , on la combat à l'aide du vin , des potions cordiales , etc. La

gangrène est-elle à craindre , on prescrit des gargarismes et des collutoires composés de six onces d'eau
de chaux , et de deux onces de miel rosat, ou de
quatre onces de décoction de guimauve , d'une ou
deux onces de sirop de quinquina, et de huit ou dix
gouttes d'acide sulfurique.

Gargarisme contre la paralysie de la langue et du gosier.

Prenez Feuilles de mélisse, de bétoine, de romarin, de chacune
    une poignée;
    Fleurs d'œillet, deux pincées.
Faites infuser le tout sur les cendres chaudes, avec trois livres
    de bon vin rouge, dans un vaisseau fermé, pour un garga-
    risme qu'on répétera plusieurs fois dans la journée.

REMARQUE. La paralysie de la langue suppose toujours un état de faiblesse ou de relâchement, soit
dans toute l'économie , soit dans les muscles qui
meuvent cet organe. Il peut arriver aussi que cela
tienne à une affection nerveuse ; par exemple lorsque
les nerfs recurrens ont été coupés , liés ou comprimés. Enfin , la paralysie des organes de la voix peut
être déterminée par l'abus des liqueurs alcooliques,
par la suppression d'une hémorrhagie habituelle,
par la présence des vers dans l'intestin , par l'éruption orageuse des règles, par un coup , une chûte
sur la tête, etc.

Dans tous les cas, il est impossible d'articuler et
de rendre des sons ; l'aphonie ou perte de la parole
est complette.

Pour traiter cette maladie , on en recherche d'a-
bord la cause, ce qui n'est pas toujours sans difficulté. La faiblesse générale ou particelle exige l'emploi
des toniques et des excitans , tels que le gargarisme
ci-dessus, conjointement avec des remèdes analogues
pris à l'intérieur. L'application d'un moxa ou d'un

vésicatoire sur la partie antérieure ou latérale du cou, a produit quelquefois des effets surprenans ; la vapeur de l'éther, les frictions avec le liniment ammoniacal, camphré ou opiacé sur la partie antérieure du cou, a également réussi dans d'autres circonstances. Ces sortes de maladies ne peuvent être traitées que par d'habiles médecins.

Gargarisme contre le scorbut.

Prenez Feuilles de ronces, d'aigremoine, de chacun une poignée.
Faites-les bouillir dans deux livres d'eau commune, que vous réduirez à une livre.
Ajoutez-y, un moment avant de retirer le vaisseau du feu :
Feuilles de coch·éaria, une poignée.
Passez le tout avec expression, et ajoutez-y :
Miel rosat, une once.
Pour un gagarisme à répéter plusieurs fois le jour.

REMARQUE. Ce gargarisme est aromatique, âcre et astringent ; il a la propriété de fortifier et de raffermir les gencives qui sont molles, fongueuses et saignantes dans le scorbut.

Gargarisme contre l'inflammation des amygdales.

Prenez Roses rouges, demi-poignée.
Faites–les bouillir légèrement dans trois livres de lait, que vous réduirez à une livre.
Coulez la liqueur ; pour un gargarisme qui sera répété plusieurs fois le jour.

REMARQUE. Ce gargarisme est adoucissant et un peu astringent. Il convient donc dans l'inflammation des amygdales, soit pour modérer l'irritation de ces organes, soit pour en prévenir le relâchement excessif.

Gargarisme contre l'esquinancie.

Prenez Navets de moyenne grandeur, carottes, de chacun huit.
Faites-les bouillir, après les avoir lavés et ratissés, dans six
livres d'eau, que vous réduirez à la moitié.
Passez ensuite, et ajoutez :
Tartrate de potasse (sel végétal), une once.
Le malade se gargarisera plusieurs fois le jour, avec cette dé-
coction tiède, dont le marc sera appliqué entre deux linges,
autour de la gorge, le plus chaudement qu'il sera possible.

REMARQUE. Ce gargarisme est excitant à cause du
sel qu'il tient en dissolution ; il ne convient donc
point dans l'esquinancie aiguë qu'il aggraverait.
Mais il peut être utile lorsque les symptômes inflammatoires sont appaisés, pour empêcher cette
maladie de passer à l'état chronique. Il contribue à
rétablir alors le ton des membranes muqueuses et
des glandes que l'inflammation a laissées dans un
état de relâchement.

CHAPITRE IV.

DES ONGUENS, DES POMMADES, DES EMPLATRES.

ARTICLE PREMIER. — *Des Onguens.*

Ces médicamens sont ainsi appelés, parce qu'ils
servent à oindre certaines parties du corps. On
les applique principalement sur les plaies et les

ulcères, ou bien on en frotte la peau, quand ils doivent être absorbés. On les compose avec l'huile, la graisse, le beurre, le jaune d'œuf, etc., où l'on incorpore des résines, des gommes-résines, des térébenthines, des oxides métalliques, etc. Ils ont à-peu-près la consistance de la graisse, et se fondent à la chaleur de la peau.

Pour préparer les onguens, on pulvérise, on fond, ou on fait digérer les substances médicamenteuses suivant les circonstances.

Onguent contre le rhumatisme, la sciatique, etc.

Prenez Savon noir, quatre onces.

Faites-le fondre sur une assiette, en y mêlant un bon verre d'eau-de-vie.

Remuez le tout sur un feu doux, jusqu'à ce qu'il soit réduit en consistance d'onguent.

Frottez la partie douloureuse aussi chaudement qu'il est possible, et appliquez par-dessus le linge qui a servi à faire la friction, en le maintenant avec une bande.

Remarque. Cet onguent est actif et pénétrant. Il ne convient donc pas dans le rhumatisme aigu ou accompagné de fièvre ; il augmenterait la douleur au lieu de l'appaiser. Mais il n'en sera pas de même dans le rhumatisme chronique ou sans fièvre. Alors l'irritation causée par ce médicament sur la peau, y attirera en quelque sorte la fluxion qui tend à se fixer sur les muscles et les autres tissus fibreux ; par conséquent la douleur rhumatismale sera détournée de son siége, ou disséminée sur une plus grande étendue ; elle perdra donc de sa vivacité, et finira par s'évanouir.

Avant d'employer cet onguent, consultez un homme de l'art, instruit. Il n'y a que lui qui puisse déterminer l'époque où le rhumatisme cesse d'être aigu, et devient chronique.

Survient-il par hasard un érysipèle sur la partie qu'on a frottée avec ce médicament, suspendez-en l'usage, et bassinez l'endroit affecté avec une infusion de fleurs de sureau dans l'eau ou dans le lait ; recommandez ensuite les frictions, et faites-les plus légères. Vous pouvez aussi diminuer l'activité de l'onguent, en mêlant l'eau-de-vie avec un quart de vin, ou un peu d'eau commune.

Onguent contre la gale et les dartres.

Prenez Beurre, ou graisse de porc récente, une livre ;
    Carbonate de plomb (céruse), demi-livre ;
    Sublimé corrosif, six gros.

Nettoyez et lavez la graisse plusieurs fois dans l'eau.

Fondez-la ensuite à un feu lent, dans un pot de terre vernissé. Réduisez, à part, la céruse avec le sublimé en poudre subtile, et mêlez-les peu-à-peu avec la graisse, à l'aide d'un bistortier ; agitez le tout jusqu'à ce que les ingrédiens soient bien unis, et conservez l'onguent pour le besoin.

Pour en faire usage, on en frottera, trois ou quatre fois avant de se coucher, les endroits où la gale se manifeste, excepté la tête et la poitrine.

REMARQUE. Avant d'employer cet onguent, il est nécessaire de préparer le malade, sur-tout quand la gale et les dartres sont invétérées. On le saigne, s'il est pléthorique et robuste ; on le purge, si les premières voies ne sont pas libres ; on le baigne et on le met à l'usage des bouillons ou des apozèmes que nous avons déja décrits. Mais ce concours des remèdes internes avec les externes ne peut être réglé que par un médecin éclairé, à qui il faut s'adresser.

La même préparation serait nécessaire, si l'on voulait traiter la gale avec une ceinture mercurielle. Pour composer cette ceinture, on agite longtems du mercure cru avec du blanc d'œuf dans un mortier de marbre, jusqu'à ce qu'ils s'élèvent tous les deux en écume. On y trempe ensuite des ceintures de coton, qu'on fait sécher, et qu'on porte sur les reins jusqu'à parfaite guérison.

Nous observerons que pour faire usage de cette ceinture, il faut choisir l'été, saison où la peau transpire avec facilité. Si l'on attendait l'hiver, on s'exposerait à des accidens graves, tels que la bouffissure universelle, l'oppression, des érysipèles, etc. Ils seraient produits par la gêne de la transpiration et par le reflux du mercure dans le torrent de la circulation.

Autre Onguent contre la gale.

Prenez Soufre en poudre, une once ;
    Muriate d'ammoniaque (sel ammoniac), deux gros ;
    Sain-doux, deux onces.
Mêlez ; pour un onguent.

Remarque. Ceux qui préfèrent le soufre, malgré son odeur désagréable, et qui soupçonnent l'usage du sublimé corrosif, à l'extérieur, peuvent se frotter avec cet onguent, dont l'efficacité est reconnue. On en continue l'usage jusqu'à une complette guérison. On se prépare aux frictions par la saignée et la purgation, et si la gale est opiniâtre, on fait usage intérieurement de la tisane de patience et du bol contre cette maladie. La quantité d'onguent prescrite dans la formule ci-dessus, ne sert que pour quatre frictions qu'on fait devant un feu clair, et chaque fois sur la moitié du corps.

Onguent pour faciliter la dentition des enfans.

Prenez Beurre frais, miel commun, de chacun parties égales.
Mêlez, pour en frotter les gencives plusieurs fois le jour.

Remarque. La dentition est toujours l'ouvrage de

la nature; mais elle peut'être plus ou moins difficile, et plus ou moins orageuse, suivant une infinité de circonstances : telles que le tempérament de
l'individu, la saison, les écarts de régime, et les
fautes journellement commises par rapport à l'édu-
cation physique des enfans. On peut ajouter à ces
causes le germe des maladies héréditaires qu'on apporte en naissant, celles qui sont propres au premier âge, la petite-vérole, la rougeole, la scarlatine, le carreau, et sur-tout la présence des vers
dans l'intestin. Enfin la pousse simultanée de toutes
les dents ou de plusieurs d'entr'elles, peut encore
occasionner de grandes souffrances.

Les accidens qui troublent la dentition peuvent se
manifester dans la bouche et les parties voisines, ou
dans toute l'économie.

Le premier ordre comprend la démangeaison, la
chaleur, la douleur, la sécheresse, l'inflammation
des gencives, la salivation, la soif, l'éruption des
aphthes, la rougeur des joues, le mal d'oreilles,
l'éternuement, la sensibilité des yeux, le larmoiement, l'affection des glandes maxillaires et des parotides, le serrement des mâchoires, la difficulté ou
l'impossibilité de la succion.

Au second ordre se rapportent la fièvre, les convulsions, l'épilepsie, les tranchées, la constipation
ou la diarrhée, l'insomnie, la toux, l'oppression,
le vomissement, la somnolence, l'apoplexie.

L'hygiène indique les meilleurs moyens de prévenir ces accidens. Qu'on fasse respirer le grand air
à l'enfant, si la saison le permet ; qu'on le plonge
de tems en tems dans un bain tiède, et qu'on lui
frotte le corps entier, les environs de la tête, et
sur-tout les gencives, dont l'onguent ci-dessus ra-
mollira le tissu. Qu'on lui donne pour hochet un
morceau de racine de guimauve, un bâton de ré-

glisse trempée dans de l'orge miellée, ou une croûte de pain bien cuit, et non ces instrumens de métal, de verre ou d'ivoire que le luxe a inventés; qu'on règle la quantité et la qualité de ses alimens; qu'on lui tienne le ventre libre; qu'on lui prescrive des exercices relatifs à son âge; qu'on écarte tout ce qui pourrait l'affecter au moral; s'il n'est point encore sevré, qu'on surveille sa nourrice, et qu'on lui interdise tout ce qui pourrait donner des qualités nuisibles à son lait.

Quant aux moyens thérapeutiques, ils peuvent être nécessaires aux enfans pendant la dentition; mais ne les donnez jamais qu'à propos, si vous ne voulez pas troubler l'ouvrage de la nature. La saignée générale ou locale, et les délayans conviennent à celui que sa constitution pléthorique et sanguine dispose aux accidens inflammatoires. Celui qui est naturellement faible, se trouvera bien des toniques, de quelques cuillerées de bon vin, d'une panade aromatisée avec un peu de cannelle ou de girofle. Enfin les calmans, l'eau de fleurs de tilleul et d'oranger, l'héther, le sirop diacode, etc. ne pourront être que salutaires à celui dont la sensibilité et la mobilité font redouter des affections nerveuses. Alors les sangsues et les vésicatoires derrière les oreilles servent à prévenir ou à combattre la congestion des fluides, qui menacent le cerveau, sur-tout lorsqu'il existe quelque signe antérieur de pléthore.

Si tous ces remèdes administrés sous la surveillance d'un homme de l'art, ne produisent point l'effet qu'on desire, il faut se décider à fendre la gencive, plutôt que de laisser périr l'enfant. Dans un cas désespéré, ne vaut-il pas mieux recourir à un remède même douteux, que de ne rien tenter pour le salut ou le soulagement du malade?

Cependant la section de la gencive ne saurait toujours suffire , pour soulager les douleurs causées par la dentition. Il peut arriver , par exemple, que les canines soient précédées par les petites molaires , ou les secondes petites molaires par les premières grosses molaires. Alors la base de la dent qui sort ne peut s'enchâsser entre les couronnes de celles qui l'ont dévancée , sans les écarter ou les déjeter en dehors ou en dedans ; ce qui produit nécessairement de grandes douleurs ; des praticiens conseillent alors de faire arracher la dent qui gêne , pour favoriser l'éruption de celle qui pousse.

Onguent contre la brûlure.

Prenez Huile d'olives très-fine, une once et demie ;
    Cire vierge, une once ;
    Jaunes d'œufs durcis sous la cendre , deux ,
Faites fondre la cire à un feu doux ; ajoutez-y ensuite l'huile et les jaunes d'œufs, en remuant jusqu'à ce que le tout ait acquis la consistance d'un onguent qu'on gardera pour l'usage.
Pour s'en servir, on en étend une couche mince sur un linge ou sur du papier brouillard, et on l'applique à froid sur la partie brûlée ; ce qu'on répète plusieurs fois le jour, jusqu'à la guérison.

REMARQUE. La brûlure n'est qu'une inflammation produite par l'action du feu ou des caustiques ; d'où il résulte qu'elle est toujours d'autant plus profonde et plus vive, que le corps chaud contient plus de calorique : voilà aussi pourquoi les métaux en fusion produisent des lésions plus graves que les huiles bouillantes , et que celles-ci brûlent plus profondément que l'eau en ébullition.

L'inflammation par brûlure est toujours très-douloureuse, parce qu'elle attaque la peau, qui est d'une sensibilité extrême. Elle peut être superficielle, et alors ce n'est qu'un léger érysipèle , qui se termine par résolution ou par une simple chute de l'épiderme. Quand elle pénètre dans le tissu de la peau proprement dite, l'inflammation est plus forte et se termine par suppuration ou ulcération ; elle ne diffère pas alors du phlegmon. Enfin, la brûlure très-profonde et très-étendue désorganise les tissus, qu'elle atteint les premiers, et enflamme vivement les parties sous-jacentes ; elle forme alors des phlyctaines, des escarres ; c'est une sorte de gangrène, qui consume avec rapidité tout ce qui ne peut repousser l'action du calorique.

Le traitement varie ici suivant le degré de la maladie. La brûlure est-elle superficielle, tenez la partie dans de l'eau à la glace pendant plusieurs heures. Appliquez-y des réfrigérens et des répercussifs, de l'oxycrat, de l'encre, de la boue des couteliers, de l'acétate de plomb liquide ou eau végéto-minérale. Vous empêcherez ainsi l'inflammation de se développer ; vous la ferez avorter. Si ces moyens sont inefficaces, et que les symptômes inflammatoires se déclarent, ayez recours aux anti-phlogistiques ou rafraîchissans, tant externes qu'internes. Enfin, quand il y a des escarres, et que la brûlure est très-violente ou très-étendue, insistez longtems sur les mêmes remèdes ; saignez le malade ; mettez-le à une diète sévère et à l'usage d'une boisson rafraîchissante ; recouvrez la partie de topiques émolliens, tels que l'onguent ci-dessus, le cérat de Galien, etc. ; mais gardez-vous bien d'enlever l'épiderme, quand il s'est formé des phlyctaines ou des cloches ; donnez issue à la sérosité qu'elles contiennent, pour l'empêcher de produire des croûtes en s'épaississant ; car vous mettriez la peau à nu et vous causeriez des souffrances horribles. Attendez donc qu'il tombe de lui-même, et qu'une nouvelle enveloppe mette les papilles nerveuses à couvert. Gardez-vous aussi d'emporter les escarres ; elles se détacheront par la suppuration des parties sous-jacentes, et seront remplacées par une cicatrice d'autant plus ou moins solide, qu'elle sera plus circonscrite ou plus étendue.

Onguent contre les tumeurs scrophuleuses, ou humeurs froides.

Prenez Vieux oing de porc, miel blanc, bonne huile d'olives, farine de seigle tamisée, de chacun trois onces ;
Jaunes d'œufs frais, trois.

Nettoyez l'oing, et pilez-le ensuite dans un mortier de pierre ou de marbre, en y ajoutant successivement le miel, les jaunes d'œufs, l'un après l'autre, et l'huile d'olives. Tout étant bien mêlé, incorporez-y, peu-à-peu, et en remuant toujours, la farine de seigle, et gardez cet onguent pour l'usage, dans un pot de faïence.

Remarque. Cet onguent convient contre les tumeurs scrophuleuses et les engorgemens lymphatiques, lorsqu'ils sont douloureux et accompagnés d'inflammation : on s'en sert aussi pour le gonflement des articulations menacées d'ankilose ; mais alors on emploie en même tems les bains et les fomentations aromatiques sur la partie.

Onguent émollient et excitant.

Prenez bonne Huile d'olives, quatre livres ;
Oxide de plomb rouge (minium), carbonate de plomb (céruse), cire vierge, de chacun une livre ;
Térébenthine bien claire, six onces.

Mettez l'huile, le minium et la céruse dans une bassine sur le feu ; lorsqu'ils sont cuits en consistance d'onguent, ôtez la bassine, et ajoutez-y la térébenthine, en remuant toujours avec une spatule de bois : remettez la bassine sur le feu ; et quelques momens après, ajoutez-y la cire, et faites cuire le tout à la consistance requise ; ensuite mettez l'onguent refroidir, en remuant toujours jusqu'à la fin.

Remarque. Cet onguent convient dans les conges-

tions lymphatiques, telles que les loupes, les anky-
loses, les tumeurs scrophuleuses des pieds et des
mains : on y laisse l'emplâtre formé avec l'onguent
pendant huit ou quinze jours, afin que la tumeur
ait le tems de se résoudre.

On l'applique encore sur les tumeurs des mamelles, causées par la suppression du lait; sur les
panaris, les clous et les maux d'aventure : il favorise
alors la suppuration et aide à cicatriser les abcès qui
en résultent.

Il réussit également contre les *fourchés* ou abcès
qui viennent aux mains et entre les doigts des gens
de travail. On en garnit les mains dessus, dedans,
entre les doigts, par-tout où il y a de l'enflure, et on
y laisse les emplâtres quatre ou six jours, tant qu'il
y a de l'onguent. Si les trous sont profonds, on
les panse pendant quelques jours avec le baume vert
de Metz, ou de *madame de Feuillet*, étendu sur de
la charpie, afin de déterger les ulcères.

Pour faire usage de cet onguent, on le ramollit
dans de l'eau bien chaude, ou sur un feu doux dans
un vaisseau de terre , et on l'étend sur du linge
avec une spatule de fer.

Onguent ou baume d'Arcæus.

Prenez Gomme élémi, trois livres;

    Suif de mouton, sain-doux, de chacun deux livres;

    Huile de millepertuis, une livre ;

    Térébenthine, trois livres;

    Orcanette, demi-poignée.

Fondez ou liquéfiez toutes ces drogues ensemble sur un feu médiocre ; passez ensuite par un linge pour en séparer les im-
puretés qui se trouvent dans la gomme élémi ; laissez refroidir la colature, et gardez-la dans un pot pour le besoin.

REMARQUE. Ce baume est émollient et excitant ; il
est très-employé en chirurgie pour le pansement des

ulcères , pour favoriser la suppuration des abcès nouvellement ouverts et consolider les plaies , surtout celles de la tête , pour les piqûres , les contusions , les dislocations , etc.

Onguent de la mer , onguent brun.

Prenez Beurre frais, graisse de porc, suif de mouton, cire jaune, de chacun une livre.
Fondez le tout dans une bassine sur le feu , et mêlez-y ensuite :
Litharge d'or en poudre , une livre ;
Huile d'olives , deux livres.
Remuez toujours avec une grande spatule de bois.

Remarque. Cet onguent est excitant. Il ramollit les duretés et favorise la suppuration des abcès. On en fait un très-grand usage.

Onguent de styrax.

Prenez bonne Huile de noix, styrax liquide et pur, de chacun cinq onces ;
Colophane , sept onces et demie ;
Gomme élémi, cire neuve jaune, de chacune trois onces six gros.
Mettez d'abord la colophane, la gomme élémi et la cire jaune dans une bassine sur le feu ; et lorsque ces matières seront fondues, ajoutez-y le styrax et l'huile de noix. Faites cuire ensuite le tout en consistance d'onguent, en remuant toujours avec une spatule de bois.
Quand l'onguent est cuit, retirez-le du feu, passez-le au travers d'un linge , et continuez de le remuer jusqu'à ce qu'il soit entièrement refroidi.

Remarque. Cet onguent est excitant , résolutif. Il dissipe les grandes contusions , les échymoses , arrête les progrès de la gangrène , résout les duretés scorbutiques des jambes et des joues , prévient l'ankilose des articulations , etc. On peut augmenter l'action de cet onguent, en y ajoutant un peu de soufre.

Onguent vésicatoire perpétuel.

Prenez Onguent basilicum ou suppuratif, demi-livre ;
    Cire neuve jaune, six gros.
Fondez-les dans une terrine vernissée, sur un petit feu.
Retirez ensuite votre terrine, et lorque la matière sera à moitie refroidie, ajoutez à ce mélange :
    Cantharides, une once ;
    Euphorbe, deux gros ;
    Poivre long, un gros ;
    Graine de moutarde, demi-once.
Le tout réduit en poudre subtile. Remuez ce mélange jusqu'à ce que les ingrédiens soient bien incorporés, et gardez l'onguent pour l'usage, dans un pot de faïence.

REMARQUE. Cet onguent est utile dans les ophtalmies chroniques ou fluxions des yeux, accompagnées des douleurs opiniâtres. Avant de s'en servir, on commence par appliquer sur la nuque un emplâtre vésicatoire simple de grandeur convenable.

Après l'avoir levé, au bout de vingt-quatre heures, on perce la vessie, et on coupe les peaux mortes d'alentour.

On met ensuite à la place du vésicatoire une suffisante quantité de l'onguent ci-dessus, étendu sur un linge, et épais comme une pièce de douze sols ; on le couvre d'une compresse de toile fine en plusieurs doubles.

Le malade doit être pansé de cette manière deux fois le jour en été, et une fois le jour en hiver, jusqu'à ce qu'on l'ait soulagé. On a soin d'essuyer chaque fois la plaie avec un linge blanc ; et lorsqu'on veut la dessécher après l'usage des vésicatoires, on emploie l'onguent blanc de Rhazis pendant quelques jours.

Si l'onguent vésicatoire cause trop de douleurs à chaque pansement, on y ajoute un peu d'onguent rosat pour en modérer l'activité.

Onguent digestif simple.

Prenez Térébenthine claire, onguent basilicum, de chacun demi-once;
    Miel rosat, deux gros;
    Huile de millepertuis, un gros;
    Jaune d'œuf, un.
Mêlez le tout ensemble; pour un onguent.

REMARQUE. Cet onguent est excitant et actif, il nettoie et déterge les plaies dont il favorise la suppuration; il est d'un très-grand usage. On l'étend sur des plumaceaux qu'on applique sur les plaies.

Onguent basilicum, ou suppuratif.

Prenez Cire jaune, suif de mouton, résine, poix noire, de chacun quatre onces;
    Huile commune, une livre quatre onces.
Coupez par morceaux la cire et le suif; concassez la résine et la poix noire; fondez le tout dans l'huile, sur un feu médiocre; coulez ensuite, et mêlez-y la térébenthine pour faire un onguent que vous garderez pour l'usage.

REMARQUE. Cet onguent est composé d'ingrédiens actifs et excitans; il entretient la suppuration des plaies, et avance celle des tumeurs qui ne peuvent se résoudre. Il est d'un usage très-commun en chirurgie.

Onguent rosat, adoucissant.

Prenez Graisse de porc récente, deux livres;
    Roses rouges, roses pâles, de chacune une livre.

Nettoyez la graisse ; lavez-la plusieurs fois dans l'eau, et mette
la dans un pot de terre ; mêlez-y ensuite les roses rouges e
pâles, récemment cueillies, séparées de leurs onglets et de
leurs calices, et triturées dans un mortier de marbre ; couvrez le pot, et exposez-le au soleil pendant quatre jours,
en remuant de tems en tems la matière avec une spatule
de bois. Faites cuire ensuite l'infusion pendant une ou deux
heures sur un très-petit feu ; coulez-la, et exprimez fortement le marc ; mettez dans l'onguent coulé autant de nouvelles roses qu'auparavant ; laissez encore digérer la matière
pendant quatre jours ; coulez-la avec expression, et vous aurez
l'onguent rosat dont vous séparerez les fèces, et que vous
garderez pour l'usage.

Voulez-vous lui donner une couleur rouge, faites-y tremper
à chaud, pendant cinq heures, une once de racines d'orcanette.

Remarque. Cet onguent est adoucissant ; on l'applique sur les parties enflammées, sur les hémorrhoïdes douloureuses. On le mêle encore avec l'onguent vésicatoire pour en modérer l'activité, lorsqu'on
veut en continuer l'usage quelque tems.

Onguent blanc de Rhasis.

Prenez Huile rosat, ou bonne huile commune, une livre ;
    Cire blanche, céruse de Venise, de chacun quatre onces.
Mêlez le tout ; pour un onguent que vous préparerez suivant
l'art.

Rompez la cire blanche en petits morceaux ; fondez-la par un feu
lent dans l'huile de roses ; mêlez-y ensuite la céruse avec un
bistortier, après l'avoir réduite en poudre subtile ; agitez
l'onguent jusqu'à ce que tout soit bien uni, et gardez-le pour
l'usage.

Remarque. Cet onguent est dessicatif ; il dessèche
et guérit les légères brûlures, les écorchures et autres
plaies de peu d'importance.

(330)

Onguent égyptiac.

Prenez Miel blanc, quatre onces;
    Bon Vinaigre, sept onces;
    Oxide de cuivre (vert-de-gris), cinq onces.
Pulvérisez le vert-de-gris, et faites-le cuire avec le miel et le
    vinaigre jusqu'à consistance d'onguent.

REMARQUE. Cet onguent est actif, même un peu
caustique. Il consume et déterge les chairs baveuses
et la pourriture. On s'en sert pour l'ordinaire dans
les pansemens, lorsque les plaies et les ulcères sont
sordides, et que les chairs qui renaissent sont de
mauvaise qualité.

Onguent vulnéraire.

Prenez Huile d'olives, trois livres;
    Eau-rose, demi-livre;
    Cire neuve, demi-livre;
    Térébenthine de Venise, une livre;
    Santal rouge en poudre, deux onces.
Faites bouillir le tout dans un pot de terre neuf, avec une
    livre et demie de vin rouge; après demi-heure d'ébullition,
    ôtez le pot du feu, et laissez-le refroidir; séparez ensuite
    l'onguent d'avec le vin et la poudre, qui restent au fond
    du pot.

REMARQUE. Cet onguent est indiqué dans les mé-
moires de l'Académie des Sciences, année 1702,
pag. 207. On s'en sert pour toutes sortes de plaies
extérieures ou pénétrantes, pour les ulcères gangreneux ou avec carie, pour les rhumatismes, pour les
douleurs en général. On l'a conseillé aussi pour la
pleurésie, la colique, les maux de tête, etc. Dans
ces derniers cas, on en oint la partie à chaud, et on
la recouvre de papier brouillard; on en prend même
deux gros par la bouche : enfin on l'emploie dans

les fièvres malignes et contre la morsure des animaux venimeux.

Quand les plaies pénètrent dans les cavités , on y seringue de cet onguent , et on en fait prendre à l'intérieur avec le bouillon , ou quelque tisane vulnéraire

Nous ferons observer que cet onguent peut bien être utile et salutaire à l'extérieur; mais nous croyons qu'il faut le donner à l'intérieur avec le plus grand ménagement , de crainte qu'il ne produise quelque accident.

Onguent contre les dartres rongeantes.

Prenez Onguent blanc de Rhasis, deux onces ;
　　Muriate de mercure doux (précipité blanc), deux gros.
Mêlez le tout pour former un onguent dont on frottera les dartres six jours de suite , le soir en se couchant. Si les dartres ne se dissipent point , substituez au sel mercurial ci-dessus une égale dose d'oxide de mercure rouge (précipité rouge).

REMARQUE. Le docteur Alibert a décrit sept espèces de dartres , dont quelques-unes admettent plusieurs variétés.

1°. La *dartre furfuracée* , ou *farineuse* , ainsi appelée , parce que l'épiderme s'enlève par petites écailles semblables à de la farine ou à du son. Elle occupe une ou plusieurs parties de la peau, de laquelle les écailles se détachent avec facilité, ou à laquelle elles sont très-adhérentes. Tantôt elle passe d'un endroit à l'autre , tantôt elle forme sur la peau des plaques arrondies, dont les bords sont plus rudes et plus élevés que le centre , ce qui la fait diviser en *furfuracée volante* et en *furfuracée arrondie.*

2°. La *dartre écailleuse,* qui fait tomber l'épiderme en écailles plus larges que dans l'espèce précédente.

Elle occupe quelquefois les oreilles, le nez, la bouche, les organes génitaux, où elle exhale une humeur ichoreuse, plus ou moins abondante, et semblable à des gouttes de rosée : ce qui la fait appeler *dartre écailleuse humide*. D'autres fois elle se fixe sur le tissu graisseux des joues, en cercles concentriques et recouverts d'écailles sèches, qui tombent et se renouvellent successivement : elle prend alors le nom *d'écailleuse orbiculaire*. Enfin on l'observe dans le creux des mains, où l'épiderme s'enlève circulairement, ou par points orbiculaires, qui blanchissent et s'agrandissent du centre à la circonférence, jusqu'à ce que les mains soient entièrement dépouillées ; alors l'épiderme se régénère, et l'affection dartreuse cesse. Cette variété se nomme *écailleuse centrifuge*. Il y a aussi des cas où les écailles sont dures et blanchâtres comme des lichens : ce qui constitue une quatrième variété, désignée sous le nom *d'écailleuse lichénoïde*.

3°. La *dartre croûteuse* ou *crustacée*, dont le suintement forme des croûtes jaunes, grises, blanchâtres ou verdâtres, variées, analogues à l'érysipèle ; elle se fixe ordinairement au milieu d'une ou des deux joues, où elle présente l'aspect du miel desséché : ce qui lui a mérité le nom de *crustacée flavescente*. Quelquefois elle occupe les ailes du nez où elle s'alonge en forme de stalactites, et on la nomme alors *crustacée stalactifère*. On l'observe aussi sur les mains, au-dessus du genou et sur le visage, où elle s'élève en croûtes d'un gris-verdâtre, semblables à des mousses, et entourées d'une aréole rouge. C'est la *crustacée musciforme*.

4°. La dartre rongeante consiste en pustules ou ulcères rougeâtres, d'où suinte un pus ichoreux et fétide, qui corrode la peau, les muscles, les cartilages, même les os. Elle est idiopathique, ou causée par quelque vice du corps, tel que les scropules et la syphillis ; ce qui la fait diviser en trois variétés.

5°. La *dartre pustuleuse*, ainsi appelée à cause des pustules plus ou moins volumineuses, et plus ou moins rapprochées, dont la matière forme, en se desséchant, des écailles et de légères croûtes qui sont communément remplacées par des taches rougeâtres. Elle occupe tantôt le menton, où elle porte le nom de *mentagre* ; tantôt le nez, le haut des joues, les pommettes, le front, particulièrement chez les ivrognes et les buveurs d'eau-de-vie ou de liqueurs, et on la nomme alors *couperose*. On l'a observée aussi sous la forme de petits boutons blanchâtres et luisans comme des grains de millet : c'est la *dartre miliaire*. Enfin elle se répand çà et là sur la peau en boutons plus gros que ceux des variétés précédentes, et très-opiniâtres, qui laissent des traces d'un rouge sale ; on désigne cette variété sous le nom de *pustuleuse disséminée*.

6°. La *dartre phlycténoïde*, ainsi nommée parce qu'elle produit des phlyctaines de formes et de grandeurs variées, pleines d'une sérosité ichoreuse, qui laissent après la dessication des écailles rougeâtres, analogues à celles de l'érysipèle. Ces phlyctaines ou vésicules se touchent et se confondent : ce qui constitue la *phlycténoïde confluente* ; ou bien elles forment une espèce de ceinture qui entoure la poitrine ou l'abdomen : ce qui la fait appeler *phlycténoïde en zone*.

7°. La *dartre érythémoïde*, qui produit des élevures rouges et enflammées, par le gonflement du tissu cutané : elle se termine à la longue par une légère exfoliation de l'épiderme.

Les dartres attaquent ceux qui y sont naturellement disposés, et dont la peau est très-délicate et très-sensible ; elles sont l'effet des mauvais alimens, du mauvais lait qu'on suce au berceau ; elles peuvent aussi être déterminées par la suppression de quelque évacuation habituelle, des hémorroïdes, des règles, de la transpiration insensible, etc. , par le déplacement de la goutte, par l'onanisme, par le virus syphilitique, par le vice scorbutique, scrophuleux, psorique. Elles règnent plus fréquemment en été et dans les pays chauds, qu'en hiver et dans les climats froids.

On reconnaît en général les dartres à la dispotion qu'elles ont à se propager ou à s'étendre, comme en rampant, sur diverses parties de la peau, et à la facilité qu'elles ont de se reproduire sur de nouvelles régions du corps , après avoir quitté leur siége primitif.

Les affections dartreuses sont constamment accompagnées de démangeaisons et de cuissons plus ou moins incommodes , qui reviennent par intervalles. Mais elles n'excitent presque jamais de fièvre, et ne dérangent point les fonctions.

Quand les dartres s'invétèrent , et qu'elles font de grands progrès , elles finissent par attaquer la constitution de l'individu. Alors arrivent la maigreur, la douleur du ventre , l'engorgement ou obstruction incurable du foie , de la rate et autres viscères abdominaux, l'infiltration ou l'émaciation des membres inférieurs, la fièvre hectique , la mort.

Le traitement des dartres exige de la prudence et de la circonspection ; il y aurait même du danger à les guérir promptement, quand elles sont très-anciennes, et que le malade y est en quelque sorte habitué. Elles pourraient alors rentrer dans la poitrine ou le ventre , et y déterminer des lésions très-difficiles à réparer , peut-être mortelles.

Les remèdes anti-dartreux se divisent en internes

et en externes. Les premiers sont les chicoracées, la saponaire, le cresson, la fumeterre, la patience, la douce-amère, la squine, qu'on prend en décoction édulcorée avec le sirop des cinq racines. On fait aussi usage à l'intérieur de pilules mercurielles ou soufrées. Les remèdes externes sont les bains émolliens, les bains sulfureux, les lotions de même nature, les linimens, onguens ou pommades soufrées, les préparations mercurielles, comme dans la formule ci-dessus, sur-tout les fumigations soufrées, inventées et mises en vogue par le docteur Galès, à Paris.

Ces médicamens doivent être employés conjointement avec le régime végétal qui en favorise beaucoup l'action. On doit éviter principalement tous les échauffans ou excitans, comme le café, les liqueurs, les salaisons.

Il est des malades pléthoriques et sanguins ; d'autres ont les premières voies embarrassées, en mauvais état. Il convient alors de saigner les premiers, et de purger ou de faire vomir les seconds, pour les préparer au traitement. De même ceux qui ont la poitrine faible et délicate doivent être mis à un régime adoucissant ; le lait, sur-tout celui d'ânesse, est ce qu'on peut prescrire de plus salutaire en pareil cas.

Onguent contre les poux de la tête et du pubis.

Prenez Oxide de mercure noir (éthiops minéral), ou oxide de mercure rouge (précipité rouge), une partie ;
    Axonge, six ou huit parties.
Incorporez l'un ou l'autre de ces oxides avec la graisse, et faites-en un onguent dont vous frotterez les endroits où sont les poux.

Article II. — *Des Pommades.*

Les pommades ne sont que des onguens fait avec propreté, qu'on rend plus agréables en y ajoutant des arômes, et en leur donnant quelque couleur. Il y en a où l'on fait entrer des pommes, et c'est delà que ces médicamens tirent leur dénomination.

Pommade épispastique, ou de cantharides.

Prenez Axonge, une livre ;
  Poudre de cantharides, une once ;
  Feuilles de morelle, quantité suffisante.
Faites cuire l'axonge avec les feuilles de morelle, pour la colorer en vert ; passez et ajoutez-y les cantharides ; puis faites infuser au bain-marie.

Remarque. Cette pommade est excitante ; elle stimule la peau et les parties molles sur lesquelles on l'applique. On s'en sert ordinairement pour panser les plaies des vésicatoires, quand on veut en provoquer et entretenir la suppuration.

Pommade de garou.

Prenez Axonge ou graisse de porc, une livre ;
  Écorce de garou, deux onces.
Faites digérer au bain-marie, et passez avec expression à travers un linge.

Remarque. Cette pommade sert aux mêmes usages que précédente.

Pommade pour les lèvres.

Prenez Cire jaune, deux onces et demie ;
  Huile d'amandes douces, quatre onces.

(537)

Faites fondre la cire dans l'huile ; laissez refroidir ce mélange ,
il acquiert alors une consistance considérable. Pour le ramollir ,
râclez-le légèrement avec une spatule, et mettez-le à mesure
dans un mortier de marbre ; ensuite agitez-le dans le mortier
avec un pilon de bois, pour en faire disparaître les grumeaux.
On obtient ainsi une pommade jaune qu'on serre dans un pot.

On peut y ajouter le suc exprimé d'une ou deux grappes de
raisin, qu'on mêle avec l'huile et la cire, et dont on fait
évaporer l'humidité à une douce chaleur. On passe ensuite
la pommade à travers un linge fin, et on la coule dans des
cartes pour en former des tablettes qu'on conserve ainsi sans
les ramollir.

Si l'on desire que cette pommade soit rouge, on y ajoute un
ou deux gros d'écorce de racine d'orcanette. On peut aussi
l'aromatiser avec quelques gouttes d'une huile essentielle
agréable, telle que celle de jasmin, de lavande, etc.

Remarque. Cette pommade est adoucissante. Elle
est bonne pour les gerçures des lèvres, pour les cre-
vasses des mains et du sein.

Pommade pour la teigne.

Prenez Charbon de bois pulvérisé, une once ;
  Fleurs de soufre , deux onces ;
  Cérat, cinq onces.
Mêlez exactement; pour en faire une pommade dont on frotte
le cuir chevelu.

Remarque. La teigne est ainsi nommée , par analogie avec l'insecte qui ronge les étoffes. Elle affecte
ordinairement les enfans qui croupissent dans la
malpropreté, et ne vivent que de farineux. On pré-
sume aussi qu'elle est héréditaire ; mais est-elle contagieuse ? On a observé qu'elle succédait fréquemment à des affections morales, à la syphilis , aux
écrouelles.

On distingue cinq espèces de teigne, 1°. La *teigne
faveuse*, ainsi appelée, parce qu'il en suinte une
matière purulente, qui forme, en se desséchant,

22

des croûtes jaunâtres, arrondies et creusées en godet. Elle occupe le cuir chevelu, les tempes, le front, les épaules, etc., où elle se manifeste par de petites pustules accompagnées de démangeaison; elle occasionne fréquemment la chûte des cheveux.

2º. La *teigne granulée* ou *rugueuse*, qu'on appelle ainsi, parce qu'elle offre des grains irréguliers, inégaux, bosselés, grisâtres, qui sentent le beurre rance, et produisent une grande démangeaison. Ces tubercules ont leur siége à la partie supérieure et postérieure de la tête. Quand on les enlève, on voit au-dessous de petits abcès blanchâtres, dont la suppuration les avait formés en se desséchant.

3º. La *teigne furfuracée* ou *porrigineuse*, ainsi nommée, parce qu'elle se présente sous forme d'écailles semblables à du son, et appliquées les unes sur les autres. On l'observe sur le cuir chevelu, sur le front, etc.. Elle débute par une légère desquamation de l'épiderme, accompagnée de prurit, d'où suinte une matière ichoreuse qui se dessèche, et laisse en tombant la peau lisse et couleur de rose.

4º. La *teigne amiantacée*, caractérisée par de petites écailles très-fines, de couleur argentine et nacrée, qui tombent le long des cheveux, comme de l'amiante. Cette espèce de teigne occupe le sommet de la tête.

5º. La *teigne muqueuse*, qui affecte le cuir chevelu, le front, les tempes, les oreilles, et quelquefois le tronc, les bras et les cuisses, principalement chez les scrophuleux, dans les deux premières années après la naissance. Elle est caractérisée par des vésicules qui s'ulcèrent, et rendent une humeur tenace, semblable à du miel corrompu, et d'une odeur de lait aigri. Cette humeur forme, en se desséchant, des croûtes cendrées, jaunâtres ou verdâtres.

La teigne, en général, est ordinairement précédée de démangeaison, de chaleur, de rougeur et de gonflement au cuir chevelu ; les glandes lymphatiques du cou sont presque toujours affectées ; la tête est douloureuse. Si l'on néglige cette maladie, la sanie qui suinte des ulcères ronge les cheveux, attaque la peau et les eaux du crâne, et peut occasionner l'engorgement des glandes de l'occiput, du cou, des épaules, etc.

Les enfans peuvent avoir la teigne avec la gale, les dartres, les scrophules, le scorbut, la syphilis, etc.

Le traitement de cette maladie est quelquefois des plus faciles, et se borne à des soins de propreté ; d'autres fois tous les remèdes échouent, et la guérison arrive naturellement à l'époque de la puberté.

Murray vante beaucoup les cataplasmes de ciguë, et les lotions avec la décoction de cette plante, sur les parties affectées d'ulcères teigneux. Mais l'expérience n'en a pas confirmé l'efficacité.

L'emplâtre de poix de Bourgogne, qu'on applique tous les deux ou trois jours, réussit presque constamment ; mais c'est un moyen très-douloureux ; il arrache les cheveux et la peau.

On a donc cherché des topiques plus doux, et on a observé que la teigne furfuracée cédait à l'application d'un onguent mercuriel composé avec une partie de mercure doux, et huit parties d'onguent rosat. On prend gros comme un pois de cet onguent, et on en frotte une fois le jour les parties affectées pendant une semaine, et deux fois le jour, dans les cas les plus invétérés. On continue ce remède quinze jours ou trois semaines après la guérison. Le malade ne doit vivre que de végétaux.

Mais on a observé aussi que les autres espèces de teigne étaient rebelles à ce médicament, tandis qu'elles cédaient à des lotions avec une décoction de tabac , à des dissolutions salines , à la gomme ammoniaque ramollie dans le vinaigre , à des pommades comme celle dont nous avons donné la formule ci-dessus. On a également réussi avec des pommades composées d'un corps gras uni , soit à de la poudre de charbon de terre , soit à l'oxide de manganèse , ou à des oxides et des sels mercuriels. Avant de recourir à ces excitans , on frotte les parties affectées avec du sain-doux ou du beurre frais , pour en appaiser la douleur. Quelquefois on est obligé d'aider l'action des topiques par des remèdes internes , même d'ouvrir un exutoire dans quelques parties du corps. Cela dépend des complications et de plusieurs autres circonstances qui ne peuvent être appréciées que par des médecins éclairés. On ne doit donc jamais entreprendre le traitement de la teigne , sans les avoir consultés.

Article III. — *Des Emplâtres.*

On appelle ainsi des remèdes externes , qui ont la consistance et la cohérence de la cire. La chaleur animale ne les rend pas liquides comme les onguens , mais les fait adhérer facilement à la peau. On les applique sur des tumeurs qu'on veut résoudre ou faire suppurer , sur des plaies dont on veut réunir les lèvres d'une manière immédiate : enfin , sur des parties où l'on veut fixer quelqu'autre médicament.

Les emplâtres ne diffèrent des onguens, que parce qu'ils ont plus de consistance : ce qui provient de ce que leurs bases sont liées entr'elles avec moins d'huile ou de graisse.

Emplâtre vésicatoire.

Prenez Poix de Bourgogne, une once;
> Térébenthine de Venise, poudre de cantharides, de chacune trois gros.
> Ou bien :
Prenez Cantharides en poudre fine, demi-once;
> Levain, dix gros.

Délayez le levain dans un peu de vinaigre, et mêlez-le exactement avec la poudre de cantharides.

Etendez ensuite le tout sur un morceau de peau, et appliquez l'emplâtre entre les deux épaules, où vous le laisserez jusqu'à ce que l'épiderme se lève en vessies.

Emplâtre vésicatoire adouci.

Prenez Emplâtre de céruse, dix gros :
> Emplâtre vésicatoire ordinaire, six gros.

Malaxez le tout ensemble; pour un emplâtre qu'on appliquera à la place du vésicatoire ordinaire : on le levera vingt-quatre heures après pour l'essuyer, et on le renouvellera tous les deux jours.

Remarque. L'emplâtre vésicatoire peut être considéré comme excitant et dérivatif. Sous le premier rapport il est utile, toutes les fois qu'il s'agit de réveiller la sensibilité, comme dans la paralysie, l'apoplexie, la fièvre adynamique ou putride, la fièvre ataxique ou maligne, etc. Comme dérivatif, il convient lorsqu'il s'agit de détourner une fluxion qui menace les organes essentiels à la vie; ainsi, par exemple, on applique des vésicatoires à la nuque, pour guérir l'ophtalmie chronique; derrière les oreilles, pour favoriser la dentition chez les enfans; sur la poitrine, pour rendre la pleurésie et la péripneumonie moins dangereuses; sur le bas-ventre, pour déterminer la résolution de la péritonite; aux cuisses ou aux jambes, pour prévenir les lésions du cerveau à la suite d'une goutte remontée, etc. Dans tous ces cas-là, l'effet des vésicatoires est d'irriter la partie où on les applique, et d'en augmenter les propriétés vitales ; ils y déterminent donc une fluxion qui doit nécessairement contredire, modérer ou arrêter celle qui se dirige sur l'organe irrité par la maladie.

Les cantharides agissent quelquefois sur la vessie, et causent des ardeurs d'urine ; pour prévenir cette incommodité, on met le malade à l'usage de quelque tisane adoucissante, telle qu'une infusion de graine de lin, ou une légère décoction de racine de guimauve.

L'emplâtre vésicatoire adoucie n'a pas l'inconvénient des feuilles de poirée qui se dessèchent trop promptement, ni celui de l'onguent suppuratif ordinaire, qui creuse quelquefois dans les chairs, et y détermine des ulcères difficiles à guérir : d'ailleurs il entretient très-bien le suintement de la plaie, et il est toujours facile de le rendre plus ou moins actif, suivant la dose des cantharides. Rien ne saurait donc empêcher d'en faire usage.

Il y a encore un moyen plus simple de panser les plaies des vésicatoires, c'est d'y appliquer un mélange de deux parties d'onguent rosat, et d'une partie d'onguent vésicatoire.

Quand on veut sécher ou cicatriser les plaies, il suffit d'y appliquer une compresse avec un peu d'onguent rosat, ou de blanc Rhasis pendant un ou deux jours.

Emplâtre de céruse.

Prenez Céruse de Venise, huile rosat, de chacune une livre ;
    Eau commune, demi-livre, ou quantité suffisante.
Faites cuire le tout en consistance d'emplâtre, et ajoutez, sur
    la fin :
    Cire blanche, deux onces.

Réduisez la céruse en poudre subtile, en la frottant sur un tamis renversé; mêlez-la ensuite avec l'huile et l'eau dans la bassine placée sur le feu, pour faire bouillir la matière, et agitez-la continuellement avec une spatule de bois jusqu'à ce qu'elle ait acquis une consistance d'emplâtre, et que l'eau soit évaporée.

Faites-y fondre alors, à une petite chaleur, la cire rompue en petits morceaux; et quand l'emplâtre sera refroidi, on le réduira en magdaléons avec les mains mouillées d'eau fraîche.

REMARQUE. Cet emplâtre est dessicatif; on peut s'en servir pour cicatriser les plaies qui tendent à devenir chroniques, ou à se convertir en ulcères; il convient dans les brûlures, dans les écorchures, etc. Malaxé avec l'emplâtre vésicatoire, il forme l'emplâtre adouci que nous avons décrit ci-dessus.

Emplâtre contre le squirrhe.

Prenez Emplâtres de ciguë, de vigo, de diachilum, de chacun demi-once.

Malaxez-les ensemble, pour en faire un emplâtre.

REMARQUE. On donne le nom de *squirrhe* à une tumeur de même couleur que la peau, dure, rénitente et insensible. C'est ordinairement une dégénérescence des organes cellulo-glanduleux, où l'inflammation, moins active qu'ailleurs, ne se termine point par résolution, ni par suppuration, mais passe à l'état d'induration.

On l'observe souvent dans les viscères du bas-ventre, tels que le foie, la rate, le mésentère, la matrice, etc. Principalement aux mammelles qui, après s'être ainsi endurcies, finissent par devenir cancéreuses.

Le squirrhe est ou commençant, ou confirmé. Le premier est encore un peu douloureux et susceptible de guérison; le second est entièrement insensible et incurable.

Les remèdes propres à résoudre ou guérir le squirrhe, se divisent en externes et en internes. Les premiers sont les cataplasmes et autres topiques émolliens et anodins, pendant que la tumeur est encore douloureuse ; on passe ensuite aux excitans pour animer le système des vaisseaux lymphatiques, et déterminer la résorption des fluides dont l'accumulation forme le squirrhe. On peut alors se servir avec avantage de l'emplâtre ci-dessus ; mais s'il venait à réveiller la douleur, on le supprimerait sur-le-champ, de crainte qu'il n'irritât et n'enflammât la tumeur; ce qui pourrait y occasionner un abcès et un ulcère cancéreux.

Les remèdes internes et généraux varient suivant les circonstances où le malade se trouve. S'il est pléthorique et sanguin, on le saigne du bras, et on applique des sangsues aux environs de la tumeur; si les premières voies ne sont pas libres, on les débarrasse au moyen des émétiques et de légers cathartiques. Le malade ainsi préparé doit être mis à un régime adoucissant; il ne prendra que des alimens de bonne qualité et faciles à digérer; il évitera tout ce qui pourrait l'irriter et l'échauffer, comme les liqueurs spiritueuses, les salaisons, le café, etc. , sur-tout si le squirrhe est encore douloureux. Il fera usage de lait, et principalement de celui d'ânesse, dans la saison convenable, au printems et en été; les bains et demi-bains ne peuvent être alors que salutaires, ainsi que les apéritifs sous forme de tisane, d'apozème ou de bouillon, pourvu qu'ils ne soient composés que de végétaux.

Mais lorsque le squirrhe sera tout-à-fait indolent, on pourra rendre le lait et les autres boissons légèrement actifs, en y ajoutant quelque sel neutre, comme la crème de tartre, le sel de Glauber, etc. , même quelques préparatifs martiaux , comme l'oxide noir de fer (safran de mars apéritif); ou bien on ira prendre sur les lieux les eaux ferrugineuses de Passy, de Forges, etc.; si la douleur reparaît pendant l'usage de ces moyens, on y renoncera pour revenir aux adoucissans.

Outre les remèdes ci-dessus, on peut encore prescrire avec avantage contre le squirrhe, un vésicatoire ou un cautère dans quelque partie éloignée, pour détourner en quelque sorte une partie de l'irritation qui tend à se fixer sur la partie affectée.

Emplâtre de Nuremberg.

Prenez Minium, huit onces;
  Huile d'olives, quatre onces;
  Cire jaune, une livre;
  Camphre, suif de mouton, de chacun six gros;
  Eau, quantité suffisante.

Faites cuire ensemble le minium, l'huile d'olives et le suif de mouton dans l'eau; agitez le mélange avec une spatule de bois, jusqu'à ce que l'emplâtre soit suffisamment cuit : faites-y fondre la cire; remuez l'emplâtre jusqu'à ce qu'il soit à demi-refroidi : alors mêlez-y le camphre, que vous aurez réduit en poudre en le triturant avec quelques gouttes d'esprit-de-vin : formez du tout un mélange exact que vous réduirez en magdaléons.

Remarque. Cet emplâtre est siccatif, cicatrisant, anti-gangreneux; il convient dans les brûlures, les engelures, les clous, les abcès, et généralement dans toutes les plaies qui ont achevé de suppurer, et dont il faut favoriser la cicatrisation. Il est encore utile dans les vieux ulcères des jambes qui surviennent fréquemment aux vieillards, et qui sont menacés de gangrène; dans les tumeurs scrophuleuses et scorbutiques, qui pèchent pour l'ordinaire par atonie, ou défaut de ton; dans les abcès des mammelles qui surviennent aux nourrices;

dans les hémorroïdes externes qui commencent à
s'affaisser.

Emplâtre anti-hystérique.

Prenez Galbanum, trois gros;
    Gomme *Tacamahaca*, poudre de castoréum, de chacune
    deux gros.
Mêlez le tout avec suffisante quantité d'huile de succin, et
    étendez-le sur une peau pour former un emplâtre qu'on
    appliquera au-dessous du nombril.

Remarque. Cet emplâtre est anti-spasmodique,
et convient sous ce rapport dans l'hystérie, pour appaiser les mouvemens convulsifs de la matrice et des
viscères du bas-ventre. Mais pour en faire usage, il
faut que le ventre ne soit point douloureux; car s'il
l'était, l'emplâtre ci-dessus pourrait y déterminer
des engorgemens inflammatoires. Dans ce cas-là, on
devrait préparer le malade par la saignée, s'il était
pléthorique, et par des boissons délayantes, telles
que le petit-lait, et les bouillons rafraîchissans, par
les lavemens, les bains et demi-bains, etc.

Emplâtre contre la fistule à l'anus.

Prenez Onguent de la mer, une livre;
    Poix grasse, quatre onces;
    Cire jaune, douze onces.
Faites fondre ensemble ces trois substances, et formez du tout
    un emplâtre que vous diviserez en magdaléons.

Remarque. On appelle fistule à l'anus, un ulcère
sinueux, étroit et entouré de callosités, qui s'ouvre
intérieurement dans le rectum et extérieurement aux
environs de la marge de l'anus. Elle est *complette*,
ou stercorale, quand les deux ouvertures ci-dessus
existent, et *incomplette*, ou *borgne*, quand il n'y
en a qu'une. Celle-ci se subdivise en *borgne interne*,

et en *borgne externe*, suivant qu'elle s'ouvre seulement dans le rectum, sans communiquer au dehors, ou qu'elle s'ouvre au dehors, sans communiquer avec le rectum.

La fistule complette, quand elle est ancienne, offre ordinairement plusieurs ouvertures extérieures qui se réunissent à une seule crevasse du rectum. On lui donne alors le nom de fistule *composée*.

La fistule à l'anus peut se compliquer de callosités, de clapiers et de corps étrangers, tels que des noyaux de fruits, des arêtes de poissons, des pepins, des épingles, etc. On dit alors qu'elle est *compliquée*.

La fistule borgne externe, incomplette, ou non stercorale, est l'effet d'un abcès non stercoral qui se forme à la marge de l'anus ; cet abcès peut être idiopathique ou symptomatique. Le premier est produit par un coup ou une chute sur les fesses, par un corps enfoncé dans le périnée, par l'exercice du cheval, par la fatigue de la marche, par l'irritation des hémorroïdes externes. On conçoit que toutes ces causes doivent déterminer facilement l'inflammation du tissu cellulaire et graisseux qui entoure la marge de l'anus, et dont un grand nombre de ramifications nerveuses attestent la vive sensibilité. L'abcès symptomatique est causé par une congestion ou amas de pus qui s'y rend de quelqu'autre partie plus ou moins éloignée, par exemple des poumons chez les phthisiques, d'une vertèbre cariée, etc. Ces abcès s'ouvrent le plus souvent par une orifice très-étroit, après avoir isolé le rectum et détruit le tissu cellulaire sous-cutané ; d'où il résulte une plaie, ou plutôt un ulcère qui ne peut se cicatriser, et reste nécessairement fistuleux.

La fistule complette, ou stercorale, est l'effet d'un abcès stercoral. Cet abcès peut être produit par des hémorroïdes internes qui suppurent et détruisent peu-à-peu les tuniques du rectum, ou par des corps étrangers qui s'arrêtent dans la portion large de cet intestin, la piquent, l'irritent, l'enflamment, la traversent, et passent ainsi dans le tissu cellulaire qui environne l'anus. Delà des collections de pus et d'humidité stercorale, qui après avoir causé des délabremens plus ou moins considérables aux environs du rectum, viennent aboutir à la fesse par une ou plusieurs ouvertures fistuleuses.

Il résulte delà que la fistule stercorale ne diffère de celle qui ne l'est pas, que parce que la première est produite par la perforation du rectum, tandis que, dans la seconde, cet intestin conserve son intégrité. Voilà aussi pourquoi le pus qui sort de l'une a une odeur de matière fécale, et que celui de l'autre est inodore.

Le diagnostic consiste donc ici à s'assurer de cette différence, et pour cela il faut nécessairement sonder la fistule.

Cette opération, quelque simple qu'elle soit, exige des précautions. Faites coucher le malade au bord de son lit, sur le côté qui répond à la fistule. Qu'il fléchisse sur le bassin la cuisse du côté opposé, et alonge celle du côté malade. Ensuite portez un stilet boutonné dans l'ouverture fistuleuse, et introduisez en même tems le doigt indicateur de la main gauche dans le rectum. Si vous sentez alors l'extrémité du stilet immédiatement avec le doigt, c'est une preuve que l'intestin est ouvert, et que la fistule est complette ou stercorale. S'il existe une épaisseur considérable de parties entre le stilet et le doigt, la fistule est incomplette, borgne externe ou non stercorale. Si vous ne sentez que le rectum aminci entre le bouton du stilet et le doigt, c'est un signe que cet intestin est dans l'état de dénudation, ou

entièrement isolé au milieu d'un foyer de pus Toutefois cette recherche n'est pas sans quelque difficulté.
On ne trouve pas toujours la crevasse du rectum au
premier coup. N'oubliez pas qu'elle peut être fort
voisine de l'anus, tandis que la dénudation ou iso-
lement de l'intestin s'étend à une hauteur considérable. Touchez le périnée, pour voir s'il n'y a pas de
callosités dans le trajet fistuleux ; examinez si le stilet
ne heurte pas contre quelque corps étranger, ou s'il
ne pénètre pas jusqu'à la carie du coccyx, du sacrum
ou de l'os des îles.

Après avoir sondé la fistule et en avoir bien déterminé le caractère, examinez si elle doit être guérie
ou non. Est-elle survenue à la suite d'un abcès critique ou symptomatique, par exemple, chez un
individu affecté de phthisie, ou de carie vertébrale,
contentez-vous d'en entretenir la propreté, d'y faire
des injections, pour modérer l'inflammation et ramollir les callosités ; dilatez-en même l'orifice, pour
prévenir le croupissement du pus. C'est une espèce
d'exutoire qu'il faut respecter, parce que l'expérience
a prouvé que la mort en suivait promptement la suppression. Si l'abcès est causé par la carie du sacrum,
du coccyx, ou de l'os des îles, attendez avec patience
l'exfoliation des parties cariées. La guérison alors
sera longue et difficile.

Il n'en est pas ainsi de la fistule borgne externe,
ou non stercorale, qui provient d'un abcès idiopathique. On peut et on doit même toujours en essayer
la cure radicale. Si elle n'est entretenue que par l'é-
troitesse de l'ouverture, on l'agrandit ; si la dénudation de la peau l'empêche de se recoller aux parties
sous-jacentes, on en emporte les lambeaux par l'incision. Dans ces deux cas, on substitue à la fistule une
plaie plate qu'on cicatrise avec facilité. Le rectum
est-il isolé au milieu du foyer purulent, il ne faut

pas espérer de guérir la fistule sans l'opération , et sans l'incision de l'intestin qui est à nu. S'il y a des corps étrangers, on en fait l'extraction. Les callosités doivent être excisées , ou scarifiées, pour en accélérer la fonte par la suppuration.

Enfin la fistule complette ou stercorale ne peut se guérir que par l'incision ou la ligature ; deux opérations , dont la première est plus prompte et moins douloureuse que la seconde.

Il résulte delà que l'emplâtre ci-dessus, ni tout autre , ne sauraient convenir pour la guérison des fistules à l'anus. Un tel topique ne peut avoir été proposé que par des charlatans , et non par des chirurgiens probes et instruits. Or, ce n'est qu'à ces derniers qu'il faut s'adresser, quand on a le malheur d'être affecté de pareilles maladies , si l'on veut obtenir du soulagement.

CHAPITRE V.

DES RUBÉFIANS et DES VÉSICANS.

Article premier. — *Des Rubéfians.*

On donne ce nom à des médicamens qu'on applique sur la peau pour en exciter la rougeur, la chaleur et la sensibilité.

Rubéfiant contre la fièvre putride et la fièvre maligne:

Prenez Farines de moutarde , de graine de lin , de chacune
 demi-livre ;
 Vinaigre chaud , quantité suffisante.
Mêlez les farines avec le vinaigre pour en faire un cataplasme
de consistance convenable, qu'on appelle *sinapisme.* On l'applique ordinairement à la plante des pieds, ou sur toute autre
partie dont on veut ranimer la sensibilité, et on l'y maintient
à l'aide de compresses et de bandes médiocrement serrées. On
l'ôte ensuite dès qu'il a produit l'effet desiré, au bout de cinq
ou six heures.
On peut également le composer avec la racine de raifort sauvage
ou de renoncule, l'oignon, l'ail écrasé, le levain bien fer-
menté, le muriate de soude ou d'ammoniaque, etc.

REMARQUE, 1°. La fièvre putride est ainsi appelée,
à cause de la fétidité des excrétions, qui a fait croire
à quelques médecins que les malades tombaient en
putréfaction. On lui donne aujourd'hui assez généralement le nom de *fièvre adynamique*, à cause de
la faiblesse ou abattément des forces, qui en est le
principal caractère.

Elle est ordinairement l'effet d'un air mal-sain,
non renouvelé, corrompu, comme dans les hôpitaux, les prisons, et en général dans tous les lieux
où l'on entasse, soit des hommes, soit des animaux,
sur-tout malades. Les évacuations ou vapeurs des
marais, quand on y est longtems exposé, principalement durant le sommeil : la mal-propreté, les
alimens de mauvaise qualité, les eaux qui croupissent peuvent aussi la produire. Elle est due encore à
des évacuations excessives, au travail du cabinet trop
prolongé dans la nuit, à une extrême fatigue, à une
triste affection de l'âme, tel que le chagrin, la honte
ou le remord. Joint à cela que toute autre maladie
peut dégénérer en fièvre putride , lorsque le traite-

ment en est mal dirigé, ou que l'individu y est naturellement disposé.

Cette fièvre se déclare brusquement, ou débute
d'une manière lente ; les forces diminuent par degrés, jusqu'à ce qu'elles sont abattues, et que le
malade ne peut plus se remuer. Il est alors comme
une masse, renversé sur le dos, et s'écoulant quelquefois par le fond du lit ; il rend tout sous lui, matières fécales et urine, sans s'en apercevoir ; il exhale
une odeur fétide, presque cadavéreuse ; le pouls est
petit, lent, mou, presqu'imperceptible ; le visage
décomposé, affaissé, terreux, marqué de taches
violettes sur les joues ; l'œil rouge, jaune, verdâtre,
larmoyant ou couvert de chassie pulvérulente ; la
tête lourde, la vue égarée, et l'esprit dérangé. Le
malade rêvasse ou tient des propos décousus, mal
articulés ; il répond avec lenteur aux questions qu'on
lui fait ; sa langue d'abord humide et blanchâtre se
dessèche, et prend une couleur brune-noirâtre ; les
dents, les gencives, les lèvres s'entourent d'une
matière plus ou moins épaisse, qui ressemble à de
la suie ; l'haleine est insupportable ; quelquefois il y a
constipation, et alors le ventre se météorise ou se
ballonne. Tantôt il survient des hémorragies passives, tantôt certaines parties du corps, sur-tout la
poitrine et les bras, se couvrent d'échimoses, ou de
taches plus ou moins foncées, semblables aux marques que laisseraient des coups de fouet ou de verges ;
quelquefois les glandes parotides s'engorgent, et la
maladie diminue ; d'autrefois elle continue avec la
même force, et si elle passe une quinzaine, l'os sacrum et les fesses s'écorchent et se gangrènent ; les
plaies des vésicatoires sont blafardes, noirâtres,
livides.

Cette fièvre peut n'attaquer que quelques individus
épars, qui y sont disposés, ou régner épidémique-

ment dans certaines saisons, dont la constitution de l'air est chaude ou froide, et humide en même tems. Quelquefois elle se propage d'un individu à l'autre, comme la peste ou toute autre maladie contagieuse ; enfin il est des contrées naturellement mal situées, environnées de marais, où elle exerce des ravages continuels.

La fièvre putride marche ordinairement sans interruption ; quelquefois il y a des rémissions et des redoublemens bien marqués. Des praticiens , mais en bien petit nombre , disent aussi l'avoir observée avec des intermittences et des accès plus ou moins éloignés.

Il résulte delà que la durée de cette fièvre doit varier beaucoup ; car elle est toujours relative à la marche. Elle se termine par des sueurs générales et abondantes , par des selles jaunâtres , liquides ; par une urine qui dépose une matière bourbeuse , rougeâtre , semblable à de la brique pilée , par des tumeurs qui suppurent aux environs des oreilles. Ces crises peuvent arriver le septième , le quatorzième , le dix-septième , le vingt-unième , le quarantième jour, même plus tard.

La fièvre putride continue peut débuter par les symptômes d'une fièvre inflammatoire, et ne prendre son caractère propre que trois ou quatre jours après. Elle peut aussi se manifester dès le commencement, sous la forme d'une fièvre bilieuse, et n'offrir des signes de putridité , de faiblesse ou d'abattement que vers la fin de la première semaine. C'est ce qu'on observe principalement dans la *fièvre jaune*, maladie ainsi appelée , à cause de la jaunisse qui recouvre souvent la peau. Elle est très-commune en Amérique et dans les pays chauds, d'où elle se propage quelquefois dans les climats tempérés de l'Europe. Très-violente dans son commencement, et très-rapide dans son cours, elle présente en même tems les symptômes de la fièvre bilieuse et de la fièvre putride. Enfin il n'est pas rare de voir celle-ci se compliquer avec la fièvre muqueuse. Quant aux complications de la fièvre putride rémittente et intermittente, elles n'ont été encore que fort peu observées.

Mais que cette maladie soit simple ou compliquée, elle sera toujours d'autant plus bénigne ou favorable, qu'elle sera plus modérée, et qu'il surviendra des évacuations ou des éruptions critiques. C'est ce qu'on reconnaîtra par la diminution des symptômes et par le retour à la santé. Cette fièvre sera censée, au contraire, d'autant plus redoutable, qu'elle offrira des signes plus sinistres ; de ce nombre sont le hoquet, la respiration entrecoupée de soupirs, le pouls irrégulier et intermittent, le ballonnement du ventre, des matières noires et fétides rendues par le vomissement ou par les selles, l'impossibilité d'avaler, de sortir la langue, les sueurs froides, la prostration complette et l'insensibilité du malade, la suppression brusque d'une tumeur qu'on croyait critique, d'une parotide, etc.

Le traitement de la fièvre putride consiste à en préserver ceux qui se portent bien, et à soigner ceux qui en sont atteints. On remplit la première indication, en se dérobant à l'influence des causes qui la produisent, principalement en corrigeant les mauvaises qualités de l'air par les fumigations acides dont nous parlerons plus bas. Les soins qu'exigent les malades varient suivant la marche, la période et la complication de la fièvre. Au début, l'estomac est-il embarrassé, excitez le vomissement avec un ou deux grains de tartre stibié. Cette évacuation, outre qu'elle nettoie les premières voies, produit encore une secousse salutaire qui détermine la sueur, et fait quelquefois avorter la maladie, ou la rend plus facile à

guérir, sur-tout quand elle règne dans des lieux mal-
sains, infectés. On met ensuite le malade à l'usage
d'une boisson acidule et un peu tonique, telle que
la limonade vineuse, la décoction de tamarin et de
quinquina. Lorsque les forces sont abattues, on
tâche de les relever au moyen des excitans, d'une
infusion de fleurs d'arnica, de la serpentaire de Virginie, du quinquina, du vin pur, de l'eau-de-vie,
de l'acide sulfurique convenablement étendu, des
sinapismes, des vésicatoires. Il faut insister sur tous
les objets de propreté. Que l'air soit souvent renouvelé, le malade changé de lit et de linge, la matière
des déjections soigneusement emportée, l'appartement désinfecté. On surmonte une constipation
opiniâtre avec un grain d'émétique dans une pinte
de limonade ou d'oxycrat ; on arrête les sueurs trop
abondantes, colliquatives, ainsi que les hémorragies passives, avec l'eau à la glace, ou aiguisée d'a-
cide sulfurique. On combat la diarrhée qui épuise,
au moyen des mucilages, de l'eau de veau ou de
graine de lin, des narcotiques, de l'opium, du sirop
diacode ou du laudanum liquide de Sydenham,
des légers astringens, de l'ipécacuanha ou de la
rhubarbe en poudre et à petite dose. Quand le délire
est trop violent, on le modère en suspendant l'usage
des toniques ; c'est alors le cas d'appliquer de la
glace pilée sur la tête, et de fomenter les membres
abdominaux.

Ce traitement convient non-seulement à la fièvre
putride continue, mais encore à celle qui offre des
rémissions ou des intermittences. Sous quelque
forme qu'elle paraisse, si elle se complique avec la
fièvre inflammatoire, et que les toniques et les
excitans l'aggravent, on essaie la saignée, mais
avec beaucoup de réserve, les boissons rafraîchissantes, etc. Si elle débute par des symptômes de fièvre

bilieuse, on tient l'estomac et le ventre libres, au moyen de l'émétique et de légers purgatifs. Enfin, si elle commence et continue son cours de concert avec la fièvre muqueuse, on donne avec succès de petites doses d'ipécacuanha, des bols de camphre et de nitre, des infusions d'arnica, de camomille romaine, etc.

2°. La fièvre maligne, ainsi appelée par les médecins, à cause de sa terminaison presque toujours fatale, porte aussi de nos jours le nom de *fièvre ataxique*, parce que le désordre des fonctions nerveuses en constitue le caractère essentiel.

Elle attaque quelquefois les jeunes gens des deux sexes, dont le corps se développe avec rapidité vers l'adolescence; mais elle est presque toujours occasionnée par l'influence d'un air qui croupit, par la mal-propreté, par l'abus des plaisirs vénériens et des liqueurs, par des études opiniâtres et prolongées fort avant dans la nuit, par un travail qui excède, par des affections morales, vives et concentrées.

On expliquera delà pourquoi cette fièvre choisit souvent ses victimes parmi les ivrognes, les libertins, les gens de lettres et les hommes à grandes passions; pourquoi elle règne fréquemment dans les prisons, dans les hôpitaux, dans les camps, dans les vaisseaux, et généralement dans tous les lieux où l'on néglige les règles propres à entretenir la salubrité; pourquoi, durant l'été et l'automne, elle dépeuple les pays marécageux, d'où s'exhalent des vapeurs infectées et souvent contagieuses.

Quand la fièvre maligne ne débute pas brusquement, elle prélude par des maux de tête et par des lassitudes dont on ignore la cause. Le malade est comme frappé de sinistres présages. Arrive ensuite le désordre des fonctions; le pouls varie en fréquence, en force et en grandeur; il est régulier, inégal ou intermittent dans chaque région du corps, même dans chaque artère. La chaleur se répand sans uniformité ; la vue s'éteint ou s'anime ; l'œil est hagard, égaré ; l'oreille émoussée ou plus sensible qu'à l'ordinaire ; point de sommeil, ou un assoupissement profond ; accès de délire, ou la connaissance, et le jugement comme en santé ; la parole perdue ou très-embarrassée ; des réponses brusques, menaçantes ; tout le corps est agité ; les tendons tressaillent ; les muscles se roidissent ; la paralysie est générale ou partielle ; les membres sont en convulsions ; les mains épluchent les couvertures, ou cherchent à saisir des fantômes, des mouches, des fétus, etc.

Cette fièvre, comme la putride, suit une marche continue, ou offre des rémissions et des redoublemens très-irréguliers. Quelquefois elle est intermittente, quotidienne, tierce, quarte, double-tierce. Les redoublemens et les accès en sont toujours marqués par quelque symptôme très-dangereux, tel que la syncope, la perte de la parole, un froid glacial, le délire, le hoquet, des convulsions, l'épilepsie, la colique, etc.

La fièvre maligne continue, quelquefois peu violente, est accompagnée de symptômes passagers, et d'une affection peu prononcée du cerveau ; elle prend alors le nom de fièvre *lente nerveuse*. D'autrefois elle ressemble à l'apoplexie ; le malade souffre d'abord de l'estomac, puis de la tête ; les idées se troublent ; l'ouie se perd ; la voix s'éteint ; le visage est rouge, le sommeil profond ; il s'épanche de la sérosité dans le cerveau. C'est ce qu'on appelle la *fièvre cérébrale* des vieillards.

On connaît plusieurs complications de la fièvre maligne continue ; on l'a observée avec les fièvres inflammatoire, bilieuse, muqueuse et putride. Mais

on n'a que peu de renseignemens sur les complications de la fièvre maligne remittente ou intermittente.

Toutes ces variétés ou espèces de fièvres durent
plus ou moins , suivant la forme qu'elles prennent.
Elles se terminent dans l'espace de quinze , vingt-un,
trente ou quarante jours, le plus souvent par la mort.
Cependant elles se jugent quelquefois favorablement,
non par des évacuations critiques , mais par des métastases sur les nerfs et les glandes , ou sur les articulations. En général elles sont d'autant plus dangereuses , que le cerveau et les nerfs sont plus
affectés.

Pour se préserver de la fièvre maligne , il faut
en éviter les causes occasionnelles, et pour la combattre, quand elle existe , on doit recourir aux toniques et aux excitans. Le traitement est donc à-peu-
près le même que celui de la fièvre putride. On
nettoie d'abord les premières voies , s'il est nécessaire ; on donne ensuite l'eau ou la limonade vineuse,
le vin pur , le punch , l'eau-de-vie, le camphre , les
huiles volatiles , l'éther , l'acétate d'ammoniaque
(esprit de Mindererus), la camomille , l'arnica, la
valérianne , la serpentaire de Virginie, le quinquina.
A une époque plus avancée, on excite la sensibilité
à l'aide des sinapismes et des vésicatoires qu'on promène d'une région à l'autre sans les faire suppurer.
On lave les membres avec une éponge trempée dans
l'eau froide. On veille à la propreté et à la salubrité
de l'appartement. Si la fièvre est de longue durée,
comme dans le cas de fièvre lente nerveuse, on
donne un peu de nourriture , et on inspire du cou-
rage au malade.

Le quinquina est le spécifique de la fièvre maligne
remittente et intermittente : on l'administre pendant
la rémission ou l'intermission, même dès que les

accès déclinent, s'ils empiètent les uns sur les autres, ou bien si l'un recommence avant la fin de celui qui précède. La dose entière est d'une once, ou six gros, dont on donne la moitié dans le tems le plus éloigné de l'accès, et le reste par portions toujours décroissantes. Pendant l'accès, on en modère la violence, et on insiste sur les dérivatifs, pour prévenir toute funeste congestion. Après la cessation de la fièvre, on continue le fébrifuge à petites doses pendant quelques jours, pour empêcher la rechute.

Le traitement ci-dessus doit varier suivant les complications. S'il paraît dès le début des symptômes inflammatoires, qu'on se tienne sur-tout en garde contre la saignée.

En général, la fièvre putride et la fièvre maligne exigent une grande sagacité, et une pratique consommée de la part du médecin.

Rubéfiant avec le levain.

Prenez Farine de froment ou de seigle, une livre ;
    Levain de bière, demi-livre.
Mêlez et exposez à un feu doux, jusqu'à ce que la fermentation s'établisse.

REMARQUE. Ce rubéfiant est moins fort que le précédent ; on peut l'employer lorsqu'on veut seulement rougir et échauffer la peau. Pour produire cet effet sur de grandes surfaces, on peut se servir de la teinture alcoholique de cantharides, pure ou en liniment, ainsi que de l'ammoniaque étendue dans cinq ou six fois son poids d'eau ou d'huile d'olives. On les étend sur un morceau de flanelle, pour faire des frictions.

ARTICLE II. — *Des Vésicans, ou Vésicatoires.*

ON donne ce nom à des médicamens qui produisent des vésicules ou ampoules sur la peau ; ce qui suppose qu'ils l'enflamment et en déterminent la rougeur. Un rubéfiant peut donc devenir vésicant, si l'application en est assez prolongée ; comme aussi un vésicant peut n'être que rubéfiant, si on ne lui donne pas le tems d'irriter la peau et d'en détacher l'épiderme.

Outre les emplâtres vésicatoires ci-dessus, dont les cantharides font la base, on compte encore parmi les vésicans l'eau bouillante, et l'écorce de garou. Mais celle-ci n'est guère employée que comme un vésicant révulsif qu'on applique sur une petite surface, après l'avoir trempée dans le vinaigre.

Quand on veut provoquer et entretenir la suppuration des vésicatoires, on y applique de la pommade de cantharides ou de garou, dont nous avons donné la formule ci-dessus.

CHAPITRE VI.

DES EXUTOIRES.

On donne ce nom à des plaies artificielles qu'on fait à la peau, ou au tissu cellulaire, et dont on entretient la suppuration au moyen d'un excitant. Le but que la chirurgie se propose alors est de produire une dérivation, et de remplacer un ulcère supprimé ou une affection de la peau trop brusquement terminée ; de rappeler à l'extérieur une irritation fixée sur les organes essentiels à la vie, sur les yeux, les oreilles, etc. ; de prévenir quelque maladie grave, soit épidémique, soit contagieuse, ou d'en modérer la violence ; de combattre des névralgies ou maux de nerfs sans fièvre ; de détourner les accidens qui rendent la cessation des menstrues orageuse, etc.

On fait une plaie à la peau, au moyen des vésicatoires, et on en provoque la suppuration avec la pommade de cantharides ou de garou. Mais cela ne suffirait pas, si l'on voulait faire suppurer le tissu cellulaire sous-cutané. Il faudrait alors y établir un fonticule à pois, ou un séton, dont nous allons parler.

Fonticule à pois, ou cautère.

Pour établir un fonticule à pois, on fait une plaie à la peau avec le bistouri, et on y interpose des bourdonnets de charpie, pour en tenir les levres écartées. Lorsque la suppuration est établie, on l'entretient en mettant dans la plaie des pois, de petites boules d'iris de Florence, ou de petites oranges desséchées, suivant le choix des malades ; on préfère ordinairement les dernières, quand on veut corriger l'odeur du pus qui est quelquefois très-désagréable. Mais tous ces corps sont sujets à se gonfler, parce qu'ils s'imprégnent de l'humidité du pus ; ce qui fait qu'ils réagissent contre les bords de l'ulcère, les compriment et les rendent même calleux. Pour éviter cet inconvénient, on peut se servir de petites boules de cire-vierge, dont il est également facile de proportionner la grosseur à l'étendue du fonticule qu'on veut faire suppurer.

On établit cet exutoire au bras, entre le biceps et le deltoïde ; à la cuisse, très-près du genou, à la dépression qu'on remarque sur la face interne du membre ; à la jambe, trois ou quatre travers de doigt au-dessous du genou, vers la face antérieure, entre le tendon du jumeau et celui du couturier ; au cou et au dos, sur les côtés des apophyses épineuses.

Au lieu du bistouri, on peut se servir d'un petit morceau de pierre à cautère, pour établir le fonticule à pois : voilà pourquoi il porte aussi le nom de cautère. On détermine alors une escarre, dont la chute laisse un ulcère qu'on fait suppurer avec un des corps étrangers ci-dessus.

Séton.

Pour ouvrir un séton, soulevez la peau, et formez-en un pli ; traversez-la ensuite avec un bistouri, dont la lame soit longue et étroite, ou bien avec une aiguille tranchante sur les deux côtés de la pointe. Ce dernier instrument porte aussi dans le chas un linge fin effilé sur les bords, ou une longue mèche composée de plusieurs brins de coton, de soie ou de charpie, qu'on nomme séton. C'est ce corps étranger qui est destiné à entretenir la suppuration de la plaie. On peut le rendre plus ou moins excitant, en le recouvrant de digestif, ou d'un autre onguent.

On établit ordinairement cet exutoire à la nuque, pour combattre les affections chroniques des yeux ou des oreilles, et les névralgies de la face. On le place aussi quelquefois sur les côtés de la poitrine, pour remédier à des maladies contre lesquelles d'autres moyens ont échoué ; telles sont le catharre, la péripneumonie qui se prolongent indéfiniment.

DES CAUTÈRES.

On donne ce nom à des médicamens externes qui brûlent et désorganisent les parties sur lesquelles ils sont appliqués. On les divise communément en actuels et en potentiels.

Du Cautère actuel.

Le cautère actuel n'est autre chose qu'un morceau de fer rougi au feu, ou un autre corps facile à s'enflammer : pour rendre l'application du premier plus commode, on adapte un manche de bois à une tige d'acier poli, droite ou recourbée, plus ou moins longue, et terminée en pointe, en olive, en bouton circulaire ou ovale, en plaque triangulaire ou carrée.

On n'appliquera le fer rouge que sur des parties altérées ; par exemple, lorsqu'il s'agit de consumer les chairs d'une ulcère fongueux, de détruire une tumeur non naturelle, d'exciter le principe vital dans des tissus languissans ou près de se désorganiser, comme dans le charbon, la pustule maligne, la gangrène humide, etc. ; lorsqu'il s'agit d'arrêter le sang qui coule des vaisseaux qu'on ne peut lier ni comprimer, de guérir la carie ou un ulcère fistuleux.

Quand on se sert du fer, on le chauffe à différens degrés, quelquefois jusqu'à l'incandescence, ou au blanc, et après l'avoir appliqué, on le laisse refroidir à l'air libre ; jamais on ne le plonge dans l'eau.

Les autres corps combustibles qu'on emploie le plus communément pour cautériser, sont l'étoupe et le coton cardé ; on en fait un cône ou un cylindre qu'on entoure d'un linge fin plus ou moins serré, et qu'on coupe des deux bouts avec un rasoir ou des ciseaux bien tranchans, de manière qu'il n'ait qu'un pouce de hauteur : c'est ce qu'on appelle un *moxa*. On l'applique par un bout sur la peau, et on allume l'autre à la lumière d'une bougie. La flamme en est plus ou moins active, suivant qu'on la laisse brûler en repos, ou qu'on souffle dessus. Pour garantir les parties voisines des étincelles, on entoure la base du moxa avec un linge fin, et on retient le tout avec des pinces.

Lorsque le moxa est consumé, on découvre, sous quelques brins de cendres, la surface de la peau crispée, blanchâtre, brune, noire. On la recouvre d'onguent de la mère, et ensuite d'un cataplasme émollient, si l'inflammation devient trop forte. Enfin l'escarre se détache, et on obtient un ulcère creux, dont on entretient la suppuration, en y plaçant un ou plusieurs pois.

En général on n'applique le moxa que sur les parties du corps les plus charnues et les plus grasses. Si l'on n'éloignait pas cette espèce de cautère des régions où les os sont presque à découvert, on aurait à craindre de produire la nécrose ou mortification des os, à moins que le moxa ne fût très-mou, et de peu de consistance.

Du Cautère potentiel.

On donne ce nom à toute substance caustique, dont la dissolution se combine avec le tissu de la peau, et le brûle plus ou moins profondément. Tels sont le muriate suroxygéné de mercure ou sublimé corrosif, le nitrate d'argent fondu ou pierre infernale, l'acétate de cuivre ou vert-de-gris, le muriate d'antimoine sublimé, sur-tout la potasse et la soude caustiques.

On mêle quelquefois un de ces caustiques, tel que le muriate de mercure sublimé, avec une poudre, à l'aide d'un mucilage, et on lui donne une forme plate, arrondie, pyramidale ou cubique. C'est ce qu'on nomme *trochisque*.

Le cautère potentiel sert à hâter l'exfoliation des os cariés, à brûler les morsures des animaux enragés, à ouvrir certains abcès, et à établir les fonticules, etc.

Dans ces deux derniers cas, voici comment on l'applique. On fixe d'abord le lieu qu'on veut cautériser ; on y colle un morceau de sparadrap de diachylon gommé, où l'on a pratiqué un petit trou de la largeur d'une lentille, qu'on fait correspondre au point déterminé. On place dans ce trou un petit morceau de potasse caustique qu'on retire d'une fiole où on la tient à l'abri du contact de l'air ; on recouvre l'alkali d'un peu de charpie rapée, on applique par-dessus un autre morceau de sparadrap, plus large que le premier, et on le presse légèrement avec la paume de la main ; enfin on assujétit le tout avec une compresse et une bande circulaire.

Qu'arrive-t-il ? la potasse se dissout avec l'humidité naturelle de la peau, et brûle la portion de cet organe qui répond à l'ouverture du premier sparadrap, même un peu au-delà. Cet effet a lieu dans l'espace de trois ou quatre heures, après lequel on lève l'appareil, et on fend l'escarre avec la pointe d'une lancette ou d'un bistouri. Alors, si c'est un abcès, le pus s'en écoule, et si l'on a intention d'établir un fonticule, on insinue un pois dans l'incision. Bientôt après, la peau qui environne le cautère s'enflamme, et se sépare de celle qui est désorganisée ; la suppuration s'établit dans l'ulcère, et on l'entretient aussi longtems qu'on veut. Pour cela on change le pois toutes les douze ou vingt-quatre heures, et on recouvre l'ulcère d'une feuille de lierre ou de poirée fraîche, ou bien d'un morceau de linge enduit d'onguent basilicum. Lorsqu'il s'y

développe des chairs fongueuses ; on les réprime en
y répandant un peu de poudre d'alun calciné, ou
en les touchant légèrement avec la pierre infernale.

Poudre caustique du frère Côme.

Prenez Sulfure de mercure rouge, deux onces ;
    Sang-dragon, une once ;
    Oxide d'arsenic, un gros.
Mêlez ; pour une poudre que vous conserverez dans un flacon.

REMARQUE. Cette poudre est employée pour détruire les ulcérations cancéreuses de la peau ou des membranes muqueuses, quand elles ne sont pas très-étendues. Pour en faire usage, on en prend une petite quantité qu'on mêle avec un peu de salive, et dont on fait une pâte. On l'applique ensuite avec une spatule sur la partie qu'on veut cautériser, et on l'y laisse jusqu'à ce qu'elle tombe d'elle-même avec l'escarre. Ce topique cause ordinairement beaucoup d'irritation, même de la fièvre. On modère ces accidens à l'aide des mucilagineux et des rafraîchissans, même de la saignée, s'il est nécessaire.

Caustique pour la morsure des chiens enragés.

Prenez Muriate d'antimoine liquide, suffisante quantité.
Trempez-y un petit pinceau de linge et promenez-le sur toute
    l'étendue des morsures.

REMARQUE. La morsure d'un animal enragé est des plus redoutables ; car elle peut communiquer la rage ou hydrophobie ; maladie contre laquelle toutes les ressources de l'art ont échoué jusqu'ici, quand elle était une fois déclarée.

On en observe le plus communément les premiers symptômes, du trentième au quarantième jour après

la morsure. L'individu devient triste, inquiet, crain-
tif, pusillanime ; son sommeil est interrompu par
des rêves sinistres ; il perd l'appétit, et fuit la société de ses amis, même de ses proches ; il se plaint
de resserrement aux tempes ; on entrevoit quelques
mouvemens convulsifs ou d'autres affections nerveuses.

Après ces phénomènes précurseurs, la maladie se
déclare, et alors l'individu se plaint d'un sentiment
d'ardeur et de serrement douloureux à la gorge, qui
l'empêche d'avaler ; il a horreur de l'eau et des liquides en général, même des corps brillans, tels que
les glaces, les métaux polis, etc. Il est dans une continuelle agitation ; il a le visage rouge, la voix forte,
l'œil fixe, le regard farouche ; il respire avec difficulté, quelquefois en poussant de profonds soupirs ;
il a le pouls dur, inégal ; la soif est ardente et d'autant plus cruelle, qu'on ne peut la satisfaire ; tout le
corps est en convulsion ; le visage se crispe ; bientôt
la fièvre s'allume, et le délire survient ; alors le malade éprouve une angoisse extrême ; il crache fréquemment, et sa bouche est inondée d'écume ;
quelquefois il grince des dents, éprouve de fortes
érections, et témoigne le desir de mordre. Cependant
il prie les assistans de s'éloigner, pour qu'ils évitent
ses atteintes. Enfin le pouls s'affaiblit, le visage se
décolore, les membres se refroidissent, tout le corps
frémit, la syncope arrive, et la mort termine la scène
du troisième au quatrième jour.

Ici tout le traitement consiste à prévenir la maladie ; car on ne connaît encore aucun remède qui
puisse la guérir, lorsqu'elle s'est manifestée. En conséquence, dès qu'un individu a eu le malheur d'être
mordu par un chien, ou tout autre animal enragé,
on doit s'empresser de détruire le virus qui peut
s'être inoculé, afin d'en empêcher l'absorption. Pour

cela, il faut d'abord nettoyer les plaies à grande eau, puis les dilater, si elles sont trop petites, ou les rouvrir, si elles sont déjà cicatrisées. Après les avoir laissées saigner quelque tems, on les lave encore avec une dissolution de quelques grains de potasse dans une livre d'eau, et on les recouvre de charpie sèche. Le lendemain, on lève le premier appareil, et on cautérise les plaies dans toute leur étendue, en y promenant un pinceau de linge trempé dans le muriate d'antimoine liquide, ou bien en les brûlant avec un morceau de fer rouge. On y applique ensuite un large vésicatoire, et on entretient la suppuration une trentaine ou quarantaine de jours après la chûte des escarres.

Il est bon d'observer qu'il serait bien désagréable de soumettre quelqu'un à un pareil traitement, avant de s'être assuré si le chien qui l'a mordu était enragé. C'est là néanmoins ce qui peut arriver, si l'on n'examine pas avec attention l'état de l'animal dont on redoute la morsure. Pour éviter de semblables méprises, nous terminerons cet article par le tableau du chien enragé.

D'abord cet animal devient triste, recherche la solitude et se cache; il n'aboie plus, mais il murmure encore; il a de l'aversion pour toute nourriture solide et liquide; il attaque quelquefois les étrangers, et fond sur eux; mais il reconnaît et respecte son maître; il a l'oreille basse et la queue traînante; il marche nonchalamment, comme s'il était endormi. Ensuite sa respiration devient haletante; son poil se hérisse, sur-tout le long du dos; il tire la langue, et rend des flots d'écume. Il a la gueule béante; tantôt il marche comme s'il était à moitié assoupi, tantôt avec précipitation, et sans suivre le droit chemin. Enfin il ne connaît plus son maître; il a l'œil abattu, larmoyant, couvert de chassie pulvérulente ; sa langue est noirâtre, livide ; il maigrit promptement, devient furieux, tombe en convulsions, et crève trente ou quarante heures après les premiers symptômes de la rage. Quand la maladie s'est déclarée chez l'homme, on est presque toujours réduit à déplorer son sort, fautes de remèdes efficaces. Cependant on tâchera de lui administrer quelques secours, tels que des anti-spasmodiques, des bains ; on pourra même le saigner ; mais on se gardera de rien faire qui puisse accélérer sa mort. Il suffit de le mettre dans l'impossibilité de nuire, ce qui peut se faire sans attenter à sa vie. On ne lui ouvrira donc pas les quatre veines, on ne l'étouffera pas non plus entre deux matelas ; enfin on ne fera pas sur lui une décharge d'armes à feu, comme sur une bête féroce.

Caustique contre la morsure de la vipère, et la piqûre des insectes venimeux.

Prenez Ammoniaque liquide (alkali volatil), quantité suffisante. Trempez-y le bout d'un tuyau de paille, et laissez-en tomber une ou deux gouttes sur l'endroit mordu ou piqué.

Remarque. L'ammoniaque liquide neutralise le venin de la vipère, du scorpion, de la tarentule, de la guêpe et autres animaux venimeux. L'alcohol, le vinaigre, le muriate de soude, l'acétate de plomb ont aussi cette propriété, au moins quand il s'agit de la piqûre des insectes, tels que la guêpe, le frelon, le cousin, etc. Mais si l'inflammation est déclarée, il faut recourir aux adoucissans, tels que l'huile fixe, les mucilages de guimauve, de graine de lin, etc.

Le vinaigre est aussi le meilleur moyen de faire périr les sangsues qui s'introduisent dans la gorge ou dans l'estomac. A défaut de cette liqueur acide, on

(570)

peut se servir d'une dissolution de sel marin ou de cuisine.

Caustique pour la pustule maligne.

Prenez Acide muriatique concentré, quantité suffisante.
Trempez-y un petit pinceau de linge et frottez-en la pustule maligne, après l'avoir scarifiée.

Remarque. La pustule maligne est ainsi appelée, parce qu'elle se manifeste sous la forme d'un gros bouton, et avec des symptômes de mauvais caractère. Elle a encore reçu les noms de *feu persique*, de *bouton malin*, de *charbon*, ou d'*anthrax*. Elle est occasionnée par une sorte de contagion qui se communique à l'homme des animaux malades ou morts du charbon, ainsi que de leurs dépouilles, par le contact médiat ou immédiat, même par les insectes. Voilà pourquoi on l'observe le plus fréquemment chez les fermiers, les vétérinaires, les bouchers, les tanneurs, etc.

Au début, on sent une démangeaison incommode dans la partie où le virus s'est inoculé ; il s'y forme une petite vésicule qui croît insensiblement, et prend une teinte obscure ; elle se crève, et rend quelques gouttes de sérosité roussâtre. On aperçoit ensuite à son centre un petit tubercule dur, mobile, semblable à une lentille, et accompagné d'érosion et de vive chaleur ; la peau s'engorge, se tend, et devient luisante. Bientôt après le tubercule brunit, perd toute sensibilité et se gangrène. Enfin le mal gagne le tissu cellulaire, et si la marche en est rapide, il infecte tout l'individu qui périt gangréné.

Voulez-vous arrêter les progrès de cette épouvantable maladie, tâchez de la circonscrire dans le lieu où elle se manifeste ; et pour cela, faites-y des scarifications plus ou moins profondes, et appliquez-y les caustiques les plus puissans, tels que les acides sulfurique et muriatique concentrés, la potasse, le muriate d'antimoine liquide. Si l'on manque de ces moyens, on emploie le cautère actuel, ou fer rougi à blanc. Après avoir ainsi borné la gangrène, ou favorise la suppuration, et s'il se déclare des symptômes de fièvre maligne ou ataxique, on les combat par les remèdes usités dans cette maladie ; on arrose la plaie avec l'eau-de-vie camphrée, le vin ou la teinture de quinquina, etc.

CHAPITRE VII.

DES DÉSINFECTANS.

On donne ce nom aux moyens qui ont la propriété de détruire ou de corriger l'infection des choses extérieures avec lesquelles l'homme est en rapport, telles que l'air, les vêtemens, les alimens, etc.

Article premier. — *Désinfectans de l'air.*

L'air peut être infecté par des gaz non respirables, par de mauvaises odeurs, par des principes épidémiques, ou par des miasmes contagieux.

Les moyens qu'on employait autrefois pour désinfecter l'air, étaient en général peu efficaces. On employait beaucoup la ventilation qu'on exerçait avec des machines, telles que la manche à vent et le ventilateur de *Halles*. Ces machines étaient en usage dans les hôpitaux, sur-tout dans la marine, où elles étaient très-utiles pour renouveler l'air, et en prévenir les effets nuisibles. Mais il fallait pour cela que l'infection ne dépendît que d'une faible portion de gaz impropres à la respiration, et non de quelque qualité délétère ou vénéneuse que la ventilation ne pouvait détruire.

On avait aussi recours aux fumigations aromatiques qu'on préparait en faisant brûler de l'encens, de la mirrhe, du benjoin, certaines plantes, telles que la menthe, la lavande, des queues d'ail et d'oignon desséchées, etc. Mais en parfumant ainsi les appartemens, on ne faisait que masquer les mauvaises odeurs sans les détruire, et on n'enlevait point les miasmes ou infections contagieuses.

Quelques médecins de l'antiquité, et entr'autres Hippocrate, conseillèrent, dit-on, d'allumer de grands feux durant les tems de peste, pour en arrêter les ravages. Mais que pouvait-on espérer d'un si faible moyen, quand la contagion était répandue dans une grande ville, dans de vastes provinces?

La déflagration de la poudre à canon, employée dans les derniers tems, n'était guère plus utile pour corriger l'infection de l'air : elle pouvait tout au plus en remplacer la mauvaise odeur, en lui substituant celle du souffre, qui n'est point désagréable.

Il n'en est pas de même des désinfectans que nous devons à la chimie moderne, c'est-à-dire, des acides, sur-tout des acides nitrique, muriatique et muriatique oxigéné. Les vapeurs qu'on en dégage détruisent tout ce qu'il y a d'impur et de malfaisant dans l'atmosphère. Voici les procédés indiqués par M. Guyton de Morveau pour en faire usage :

Procédés pour désinfecter l'air d'un espace qui aurait 100 mètres (2900 pieds cubes) de capacité.

1°. *Par l'acide nitrique (esprit de nitre).*

Prenez Nitrate de potasse, acide sulfurique, de chacun dix gros;
Mettez le nitrate de potasse dans une capsule de terre cuite, et versez-y à froid l'acide sulfurique; alors le nitrate de potasse se dégage sous forme de vapeurs très-expansibles qui neutralisent tout ce qu'il y a d'infect dans l'atmosphère de l'espace donné.

2°. *Par l'acide muriatique (esprit de sel).*

Prenez Muriate de soude (sel marin), douze gros et demi ;
    Acide sulfurique, dix gros.
Mettez le muriate de soude dans une capsule de terre cuite, et versez-y l'acide sulfurique ; exposez ensuite ce mélange à une douce chaleur. Le muriate de soude se décompose, et l'acide muriatique se répand en vapeurs, qui désinfectent l'appartement.

3°. *Par l'acide muriatique oxigéné (acide marin déphlogistiqué).*

Prenez Oxide de manganèse pur en poudre, deux gros ;
    Muriate de soude, dix gros;
    Acide sulfurique, six gros;
    Eau, quatre gros.
Mêlez ensemble dans une capsule de terre cuite bien dure l'oxide de manganèse avec le muriate de soude ; versez-y ensuite l'acide sulfurique étendu dans l'eau; l'acide muriatique se dégage et se répand sous forme de vapeurs en se combinant avec l'oxigène du manganèse.

Remarque. Lorsque l'espace à désinfecter est plus grand que celui dont nous avons assigné la capacité, par exemple, lorsque c'est une église, une salle d'hôpital, de spectacle, une caserne, un vaisseau, etc. : on multiplie les appareils, mais chacun ne doit contenir que la quantité d'ingrédiens ci-dessus. Lorsqu'au contraire on veut désinfecter de petits appartemens, tels qu'une chambre ou un cabinet de malade, on peut se servir des appareils portatifs de M. Guyton de Morveau, qu'on trouve chez tous les pharmaciens de la capitale et des provinces.

ARTICLE II. — *Désinfectans de l'eau.*

Ce liquide peut être chargé de matières putrides et d'odeurs désagréables, qui le rendent dégoûtant et mal-sain : pour lui rendre sa salubrité, on le fait filtrer à travers le charbon, suivant les procédés usités à Paris dans le laboratoire de M. Ducommun.

ARTICLE III. — *Désinfectans des vêtemens, des papiers, lettres, etc.*

Pour désinfecter soit les vêtemens qui ont servi à des individus atteints de la peste ou de quelque maladie contagieuse, soit les papiers ou lettres qui arrivent des pays où ces maladies règnent, on les expose aux vapeurs de l'acide sulfureux (esprit sulfureux volatil), qu'on obtient en brûlant du soufre en plein air, ou bien on les plonge dans l'acide acétique ou vinaigre radical.

ARTICLE IV. — *Désinfectans d'un cadávre ou d'une matière animale q : se putréfie.*

Les médecins et les officiers de justice sont quelquefois obligés de faire exhumer les cadavres de certaines personnes mortes à la suite d'un empoisonnement ou de quelque sévice qu'on a négligé de constater durant la vie. Pour faire les recherches

(375)

prescrites par la médecine légale , sans s'exposer
à l'action des miasmes putrides, on doit arroser la
fosse et le cadavre qui y est enterré , avec de l'eau
de chaux, ou bien on y répand de la chaux vive
réduite en poudre. Si l'on y pratique des dissections
anatomiques pour examiner l'état des viscères, on a
soin de se placer toujours du côté du vent, afin
d'en éviter le courant, qui passe sur le cadavre
infect.

Préservatif contre les maladies contagieuses.

Prenez Sommités sèches de sauge , de petite absinthe, de grande
    absinthe, de romarin, de menthe, de rue, de chaque
    quatre gros ;
    Fleurs de lavande, deux onces;
    Racine de *calamus aromaticus*, cannelle, girofle, noix
    muscades, gousses d'ail récentes, de chaque deux gros ;
    Camphre, quatre gros ;
    Vinaigre rouge, huit livres.
Coupez les gousses d'ail par tranches; pilez grossièrement les
    autres substances; faites digérer le tout, excepté le camphre,
    dans un matras au soleil, ou à une douce chaleur, au bain
    de sable, pendant trois semaines ou un mois; coulez avec
    expression ; filtrez ; ajoutez ensuite le camphre dissous dans
    un peu d'alcohol.

REMARQUE. Cette préparation est ce qu'on nomme
communément *vinaigre des quatre voleurs.* C'est
un très-bon excitant, qu'on peut employer en fumigation pour désinfecter les appartemens, les vêtemens, etc. ; on peut encore s'en laver le visage et les
mains dans les tems de peste ou d'autres maladies
contagieuses, pour se préserver de leur atteinte.

La peste est toujours contagieuse et souvent épidémique ; elle règne habituellement dans diverses
contrées de l'Asie et de l'Afrique, d'où elle s'introduit
quelquefois en Europe par le commerce.

Cette maladie se transmet d'un individu à l'autre,

au moyen de certaines émanations ou exhalaisons très-subtiles qui s'échappent des pestiférés, sans s'étendre très-loin dans l'atmosphère; mais elles peuvent se propager, dans certaines directions, par la fumée et le vent. Elles se conservent très-long-tems dans les objets qui sont à l'abri de l'humidité et du contact de l'air; mais elles se détruisent par un froid violent, par le feu, par l'action prolongée de l'air libre et par les acides : elles ne s'attachent point aux corps lisses ou polis, tels que les métaux, les glaces, etc.; mais elles ont beaucoup d'affinité avec tous les corps recouverts de poil ou de duvet, tels que la laine, le lin, le chanvre, la plume, la soie, le coton, etc.

La peste offre trois différens degrés.

Dans le premier, les malades éprouvent une légère fièvre, sans délire, et sont affectés de bubons : ils guérissent presque tous avec facilité et en peu de tems.

Dans le second degré, il y a de la fièvre, du délire, et des bubons aux aines, aux aisselles, et rarement aux angles des mâchoires. La fièvre et le délire s'appaisent vers le cinquième jour, et disparaissent vers le septième. Plusieurs malades guérissent.

Dans le troisième degré, la fièvre et le délire sont considérables; il se manifeste des bubons aux glandes, et des tumeurs charbonneuses plus ou moins multipliées aux joues, au cou, à la poitrine, au dos et aux membres. Il survient aussi des symptômes de mauvais caractère, plus violens que dans les fièvres ataxiques ou malignes : les malades sont soulagés ou succombent du troisième au sixième jour. Très-peu guérissent. La suppuration et la gangrène sont les terminaisons les plus ordinaires des bubons : on en observe aussi quelquefois la délitescence et la métastase.

Voulez-vous vous préserver de la peste, évitez tout ce qui peut troubler le calme de l'âme, comme la peur, le chagrin, etc. ; faites usage d'alimens de bonne qualité et faciles à digérer, même de toniques, comme de vin généreux ; frottez-vous chaque jour le corps avec de l'huile, jusqu'à ce que la sueur se déclare avec abondance ; ne communiquez point avec les pestiférés ; ne touchez point aux objets qui leur appartiennent, sans les avoir désinfectés en les plongeant dans le vinaigre, ou en les exposant aux vapeurs de soufre et aux fumigations acides que nous avons décrites ci-dessus.

Quand la peste s'est déclarée, on l'a quelquefois arrêtée dès le commencement, en excitant une sueur abondante par des potions émétiques, par des frictions avec l'huile ou avec la glace. Si les bubons passent à la suppuration, on la favorise ; on cautérise les charbons, et on combat les symptômes de mauvais caractère, comme dans la fièvre maligne, par les toniques et les excitans.

CHAPITRE VIII.

DES CONTRE-POISONS.

On appelle ainsi des substances médicamenteuses qui arrêtent ou enchaînent, pour ainsi dire, l'action des poisons, et les empêchent d'altérer le tissu des voies alimentaires.

Les poisons sont en grand nombre ; les minéraux fournissent les acides, les alcalis caustiques, la chaux, le nitrate de potasse à haute dose, le muriate de baryte, les carbonates alcalins, l'arsenic, le muriate et le tartrate d'antimoine, l'oxide rouge de mercure, le muriate de mercure suroxidé ou sublimé corrosif, le sulfate de zinc, les oxides et sels de plomb, les oxides et sels de cuivre, le nitrate d'argent fondu ou pierre infernale.

Dans le règne végétal, on trouve principalement les hellébores, le garou, la coloquinte, les euphorbes ou tithimales, la noix vomique, la coque du levant, la bryone, les renoncules, la sabine, la rue, le pain de pourceau, le pied-de-veau, le cabaret, la grande chélidoine, le tabac, les solanées, les mauvais champignons, la ciguë, etc.

Le règne animal ne fournit, à proprement parler, que l'ammoniaque ou alcali volatil, à moins qu'on ne considère comme des poisons animaux le virus de la rage et de la syphilis, la contagion de la peste, les miasmes putrides, etc.

Les empoisonnemens, même involontaires, ne sont pas rares : tantôt c'est un acide minéral qu'on confond avec une agréable liqueur ; tantôt on avale de l'arsenic ou du sublimé corrosif pour du sucre ; ici un enfant sans expérience mange des baies de jusquiame, de belladonne ou de quelqu'autre plante narcotique ; là on se repaît de champignons de mauvaise qualité ; ailleurs la petite ciguë ou l'éthuse, à cause de sa ressemblance avec le persil, se trouve mêlée avec les végétaux comestibles, avec les salades qu'on sert sur nos tables : qui ignore, enfin, les accidens produits par les vaisseaux de cuivre mal étamés ?

En général, les poisons agissent d'une manière prompte ou lente : dans le premier cas, ils irritent, enflamment et corrodent en peu de tems les parties qu'ils touchent; tels sont les acides concentrés, les alcalis caustiques, l'arsenic, le sublimé corrosif, etc.; dans le second cas, ils occasionnent, avant de donner la mort, des coliques intestinales, des douleurs plus ou moins vives, des convulsions; tels sont, par exemple, les champignons. Quelquefois le malade tombe dans l'assoupissement le plus profond, et meurt comme frappé d'apoplexie : c'est ce qu'on remarque dans l'empoisonnement par l'opium, par le tabac à trop haute dose, etc.

Il suit delà qu'on doit mettre le plus grand empressement à secourir les personnes qui ont le malheur d'être empoisonnées. Ont-elles avalé quelque substance corrosive, comme de l'eau-forte, du sublimé, de l'arsenic, etc., qu'on leur fasse boire sur-le-champ une grande quantité de lait coupé avec quatre, cinq ou six fois autant d'eau, ou bien un mucilage quelconque, celui de guimauve ou de graine de lin étendu dans l'eau, ou bien enfin de l'eau pure tiède, qu'on a toujours sous la main. On délaye ainsi ces sortes de poisons, et on en diminue l'activité. Si l'on pouvait administrer de la magnésie immédiatement après qu'un acide aurait été avalé, on le neutraliserait et on l'empêcherait de brûler les organes; mais pour peu qu'on diffère, on n'y est plus à tems. De même si quelqu'un avait pris de l'arsenic, un oxide ou un sel métallique à l'état liquide, on pourrait lui administrer avec succès de l'hydrogène sulfuré; mais ce contre-poison ne serait d'aucune utilité contre les mêmes substances à l'état solide.

Lorsque le poison est de nature à n'agir que lentement, le plus sûr parti est d'en débarrasser l'estomac avant qu'il ait produit de grands ravages; en conséquence, on donne au malade un émétique, tel que le tartre stibié à la dose d'un ou deux grains dans un ou deux verres d'eau tiède, ou bien huit ou neuf grains de sulfate de zinc dans la même quantité de liquide. Pour provoquer encore plus vîte le vomissement, on peut recourir à l'eau tiède, et la rendre même plus nauséeuse en y ajoutant quelques cuillerées d'huile ou de graisse. La titillation de la luette ou du gosier avec la barbe d'une plume, ou avec le doigt introduit dans la bouche, sur la base de la langue, est encore un meilleur moyen d'exciter la contraction de l'estomac et de lui faire rendre les matières qu'il contient.

Quelle que soit la méthode employée pour secourir les empoisonnés, qu'on leur administre sur-le-champ des mucilagineux pour arrêter la violence du poison, ou qu'on les en débarrasse par le vomissement ; on ne manquera pas de les mettre pendant quelque tems à la diète ou à un régime convenable, par exemple, à l'usage du lait ou des émolliens : sans cette précaution, on risquerait d'aggraver l'impression que des substances plus ou moins corrosives auraient déterminée sur les voies alimentaires, et l'on verrait survenir quelque affection chronique qui conduirait insiblement les malades au tombeau.

Le traitement que nous venons d'indiquer convient à tous les cas en général. Il n'y a que l'empoisonnement par l'opium et les narcotiques, tels que la jusquiame, la belladonne, etc., qui exige quelques modifications ; alors, si l'on est appelé à tems, on fait vomir pour débarrasser l'estomac du poison qui l'incommode ; ensuite on prescrit les boissons acidulées, telles que l'oxycrat, la limonade, l'eau de groseilles, etc., qui sont regardées comme les antidotes des poisons narcotiques ; on donne même les acides végétaux en lavement ; on les fait respirer par le nez, et on en fait des lotions sur tout le corps; enfin, on recommande les émolliens et le lait pour remédier à l'irritation des organes digestifs.

Si après l'administration de ces médicamens, le malade paraissait très-engourdi, on aurait recours aux vésicatoires pour réveiller la sensibilité, et on pratiquerait une saignée du pied pour dégorger les vaisseaux de la tête.

L'empoisonnement par les mauvais champignons se traite à-peu-près de la même manière. On fait d'abord vomir, on prescrit ensuite les émolliens légèrement acidulés avec le vinaigre, l'eau d'orge très-chargée, la décoction de guimauve, l'eau de veau ou de poulet, et l'usage très-longtems continué du lait.

Nous ne parlerons point ici de l'empoisonnement par les oxides et sels de plomb : ces substances produisent la colique saturnine, dont il a été déja question.

D'après cet exposé, on voit qu'il existe peu d'antidotes ou contre-poisons spécifiques, et que les empoisonnés courent les plus grands dangers s'ils ne sont promptement secourus.

Nous terminerons cet article par une remarque essentielle ; c'est qu'en médecine légale ou en justice on ne doit jamais décider qu'il y a empoisonnement, à moins qu'on ne trouve le poison dans le conduit alimentaire, ou dans les matières rendues soit par la bouche, soit par le fondement.

CHAPITRE IX.

DES REMÈDES CONTRE L'ASPHYXIE ou MORT APPARENTE.

L'asphyxie est ainsi appelée parce que celui qui en est frappé n'a plus de pouls ; et comme la circulation, au moins après la naissance, se lie essentiellement à la respiration, il en résulte que tout individu asphyxié est privé en même tems de ces deux fonctions vitales.

Cet état de mort apparente peut être déterminé de deux manières, soit parce que l'air atmosphérique ou naturel ne peut plus pénétrer dans les poumons, soit parce que ces organes reçoivent l'impression de certains gaz ou fluides aériformes qui sont impropres à la respiration. Dans le premier cas, les voies aériennes, la trachée artère et les bronches sont interceptées ou obstruées, comme cela arrive chez tout individu étranglé ou suffoqué ; dans le second, ces mêmes voies livrent passage à des vapeurs délétères qui s'échappent de quelque foyer de méphytisme, tels que les latrines, les mines, les tombeaux, les souterrains, les cuves en fermentation, etc.

Article premier. — *Des secours qu'on doit administrer aux noyés.*

Les individus qui ont le malheur de se noyer restent plus ou moins de tems sous l'eau, où ils sont privés de toute communication avec l'air atmosphérique ; delà vient alors que la respiration et la circulation se suspendent et se suppriment même toutà-fait, si l'on ne vient promptement au secours de ces infortunés. Quand on les retire de l'eau, ils n'ont plus aucune apparence de vie ; leur corps est plus ou moins froid, leur visage pâle, quelquefois rouge ou violet ; leurs membres sont roides ou relâchés.

Dans cet état de détresse, les noyés réclament impérieusement les soins des médecins et de toutes les personnes charitables qui se trouvent à portée. Qu'on se garde bien alors de les suspendre par les pieds, sous prétexte de leur faire rendre l'eau qu'ils ont avalée ou qui s'est introduite dans les voies aériennes. Cette manœuvre, outre qu'elle est fondée sur un préjugé dont l'expérience a prouvé l'absurdité, pourrait occasionner des secousses et anéantir le peu de vie qui reste.

Qu'on transporte donc promptement le corps dans un endroit commode, non sur un chariot ou toute autre voiture mal suspendue, mais à force de bras ou sur un brancard, de manière que la tête soit plus élevée que le tronc ; qu'on le déshabille avec beaucoup de précaution et sans l'agiter ; qu'on le réchauffe ensuite en l'enveloppant dans une couverture de laine, et en l'étendant sur un matelas près d'un grand feu ou aux rayons du soleil ; qu'on approche de ses membres quelques briques chaudes ou des bouteilles remplies d'eau bouillante ; qu'on les fomente avec de l'eau tiède ; qu'on frotte la sur

face du corps, soit avec des brosses, soit avec des
flanelles séches ou imbibées de liqueurs stimulantes,
d'eau-de-vie camphrée ou d'ammoniaque plus ou
moins étendue; qu'on cherche à réveiller la sensibilité du canal alimentaire en versant dans la bouche
quelques gouttes de vin chaud, d'eau-de-vie, d'eau
de Cologne, même d'eau émétisée; qu'on essaye
sur-tout de ranimer la respiration, en soufflant de
l'air dans les poumons, soit par l'une des narines,
l'autre étant fermée, soit par la bouche; qu'on se
serve encore pour cela d'un soufflet propre et même
d'une canule de gomme élastique dirigée dans le
larynx; qu'on chatouille l'intérieur des narines et du
gosier avec les barbes d'une plume, ou en passant
sous le nez quelque substance d'une odeur stimulante, de la fumée de tabac, du vinaigre radical,
de l'alcohol de romarin, de l'ammoniaque, de l'ail
ou de l'oignon écrasé; qu'on donne des lavemens
irritans avec la moutarde ou quelque eau spiritueuse,
comme celle de mélisse, de menthe, etc.; qu'on
exerce alternativement de légères pressions sur les
parois de la poitrine et du ventre. Le malade a-t-il
le corps encore chaud, les yeux injectés, le visage
rouge, violet, etc., qu'on lui fasse une saignée,
mais sans trop prodiguer le sang.

Nous observerons qu'on doit insister longtems
sur l'emploi de ces moyens, et qu'on aurait tort de
se décourager parce qu'on n'obtiendrait point de
succès tout de suite. On a vu des noyés donner
quelques signes de vie, et ressusciter, pour ainsi dire,
d'eux-mêmes après avoir été abandonnés et jugés
sans ressource, même placés sous le drap mor-
tuaire.

Cependant, si, après un tems moral, tous les
secours ci-dessus paraissaient infructueux, on pourrait essayer encore l'électricité ou le galvanisme,

d'après le conseil de quelques médecins physiciens : on dirigerait alors le fluide électrique vers le creux de l'estomac, où les commotions pourraient réveiller l'action du cœur et du diaphragme. Si l'on préférait le fluide galvanique, on en appliquerait le courant à l'une des oreilles et au niveau de l'eau imprégnée de muriate de soude, où serait placée l'une des mains du sujet ; mais si ces deux excitans ne produisaient aucune contraction musculaire, on aurait lieu de croire que l'irritabilité et la vie seraient entièrement éteintes.

On peut conclure delà que ces secours seront d'autant plus efficaces qu'ils seront administrés par des gens de l'art ou des personnes plus intelligentes.

ARTICLE II. — *Des secours qu'on doit administrer aux pendus ou étranglés.*

L'homme qui se pend ou s'étrangle meurt en quelque sorte apoplectique ; car le lien qui lui serre le cou doit nécessairement intercepter la circulation dans les veines jugulaires et refouler le sang vers le cerveau. Cet organe doit donc éprouver alors une compression mécanique qui en suspend et en détruit même le principe vital, si elle est forte ou longtems continuée. Delà le gonflement et la couleur noirâtre ou livide du visage ; delà cette rougeur et cette saillie des yeux qu'on observe chez les malheureux qui périssent par la corde.

D'un autre côté, la pression circulaire du cou doit se faire principalement sentir sur la trachée artère, et y intercepter le passage de l'air : l'étranglement cause donc aussi la suffocation.

A l'ouverture des cadàvres on trouve un épanchement de sérosité dans le cerveau, et une congestion de sang noir dans le cœur et les poumons ; ce qui est une preuve manifeste que la mort, dans ces événemens, n'est due qu'à la suppression de la respiration et de la circulation.

Il suit delà que les étranglés exigent des secours analogues à ceux des noyés. La saignée ici est nécessaire et même urgente pour dégorger la tête et la poitrine. On doit aviser ensuite aux moyens les plus propres à rétablir la respiration, tels que l'application du calorique sur la surface du corps, l'insufflation de l'air dans la bouche ou les narines, les frictions, les lavemens irritans, la titillation de la luette, du gosier et du larynx à l'aide d'une plume ou de quelque liqueur spiritueuse, l'électricité, le galvanisme.

ARTICLE III. — *Des secours qu'exige la mort apparente des nouveaux-nés.*

Un enfant qui vient au monde peut être apoplectique ou asphyxié. Le premier de ces deux états tient à la compression du cordon ombilical ; la cause du second est encore ignorée ou peu connue.

Dans l'apoplexie, le nouveau-né a le visage engorgé, gonflé, rouge, noirâtre, livide ; dans l'asphyxie, au contraire, il est pâle, entièrement décoloré ou ex-sanguin. Dans les deux cas, la circulation est arrêtée et la respiration ne s'établit point : l'enfant ne fait aucun mouvement, et ne donne aucun signe de sensibilité ; il est dans un état de mort apparente et réclame le plus prompt secours.

Est-il apoplectique, qu'on le saigne sur-le-champ, et pour cela qu'on se hâte de couper le cordon ombilical, sur-tout s'il est entortillé autour du col. L'enfant, au contraire, est-il asphyxié, il est inutile, peut être même nuisible, selon quelques médecins accoucheurs, de couper le cordon, sur-tout lorsque le placenta est encore adhérent à la matrice. Il n'y aurait donc alors aucun inconvénient de laisser l'enfant près de la mère et de lui donner les secours nécessaires Si le placenta est décolé, comme cela est ordinaire, et qu'il sorte promptement ou qu'il soit facile à extraire, pourquoi ne le plongerait-on pas en même-tems que l'enfant dans un bain d'eau tiède, afin que l'action du calorique pût y ranimer la circulation ?

Mais que l'enfant soit apoplectique ou asphyxié, il doit être situé sur le côté pendant qu'on le soumet à l'influence de tous les stimulans. On lui met sous le nez du vinaigre radical ou un flacon qui contient de l'ammoniaque ; on lui titille les narines et la gorge avec une plume ; on lui insinue dans la bouche un ou deux doigts trempés dans le vin, l'eau-de-vie ou le vinaigre, pour en ôter les mucosités ou glaires qui peuvent obstruer le conduit aérien ; on tâche de lui faire avaler quelques gouttes d'eau spiritueuse ou légèrement émétisée ; on anime le bain tiède où il est plongé en y versant du vin généreux, même de l'eau-de-vie ; on lui frotte légèrement la plante des pieds, la paume des mains et toute la surface du corps avec une flanelle sèche ou imbibée de quelque liqueur, comme l'eau de Cologne, etc. : on lui souffle de l'air dans les poumons, par la bouche, ou mieux par l'une des narines ; enfin, on a recours à l'électricité ou au galvanisme, si cela est possible.

ARTICLE IV. — *Des secours qu'exige l'asphyxie par la vapeur du charbon et des végétaux en fermentation.*

Les physiciens et les chimistes ont donné à cette vapeur le nom de *gaz acide carbonique.* Elle s'exhale des tonneaux où l'on fait fermenter le vin, la bière, le cidre, et généralement toutes les liqueurs qu'on extrait des végétaux ; elle occupe aussi, mêlée à une certaine quantité d'azote, la partie la plus basse de la *Grotte du Chien*, entre Naples et Pouzzole, près du lac d'Agnano ; enfin, elle existe dans les mines où l'on fouille le charbon de terre.

Cette vapeur malfaisante se reconnaît à des caractères qui tombent sous les sens et sont à la portée de tout le monde ; elle rougit la teinture de tournesol ou de violettes, trouble l'eau de chaux, donne une saveur acidule à l'eau commune, forme des cristaux avec les alcalis, etc.

Les personnes asphyxiées par la vapeur du charbon ou des végétaux en fermentation, se plaignent d'abord de violens maux de tête, de palpitations, de nausées, de vomissemens, d'oppression, de coliques, de diarrhées fétides, de déchiremens dans le ventre ; ensuite le visage se contracte et se défigure, le malade éprouve des convulsions, et tombe dans un état de mort apparente, qui devient bientôt réelle si l'on ne vient à son secours. On observe alors que le corps conserve longtems de la chaleur et les membres de la souplesse.

Dès qu'on est appelé auprès d'un malheureux asphyxié par le gaz acide carbonique, il faut l'exposer promptement au grand air, le déshabiller, lui faire des aspersions d'eau froide sur le visage et sur tout le corps, lui souffler de l'air dans les poumons, lui faire avaler de l'eau froide mêlée avec le vinaigre ; enfin, tâcher de l'exciter et de réveiller sa sensibilité, en lui donnant des lavemens stimulans, en lui frottant la surface du corps, la plante des pieds et la paume des mains, en lui introduisant une plume dans les narines et l'arrière-bouche.

ARTICLE V. — *Des secours qu'exige l'asphyxie par la vapeur des fosses d'aisances.*

Les vapeurs qui s'exhalent des fosses d'aisances sont vulgairement connues sous les noms de *plomb* et de *mitte*.

La première de ces vapeurs ne produit pas toujours les mêmes effets chez les divers individus ; l'asphyxie n'a lieu quelquefois qu'après une sorte de stupeur, d'où l'on revient sans se rappeler de ce qui s'est passé ; d'autrefois elle a pour avant-coureur un délire si gai, que l'individu rit aux éclats et chante en cadence. Tantôt le vidangeur tombe tout-à-coup en convulsions, et danse en parlant ; tantôt il suffoque, éprouve des maux d'estomac et des douleurs aux articulations des bras. Il y en a chez lesquels l'estomac et le bas-ventre s'élèvent et s'abaissent alternativement et d'une manière effrayante, pendant que leur mâchoire inférieure est en convulsion.

La mitte est si âcre et si piquante qu'elle irrite les yeux, et y occasionne une inflammation, qui se termine souvent par la cécité : la cornée est rouge, la paupière gonflée, l'œil sec ou larmoyant.

Des expériences récentes sembleraient prouver que les vapeurs des fosses d'aisances ne sont autre chose que du gaz hydrogène sulfuré et de l'hydro-sulfure d'ammoniaque, deux substances aériformes si dangereuses, qu'on ne peut les respirer quelque tems sans perdre la vie.

Un célèbre médecin, qui s'est beaucoup occupé des maladies des artisans, conseille aux vidangeurs de se couvrir le visage de vessies transparentes, de rester peu de tems dans les fosses, d'éviter l'impression d'une vive lumière, de se bassiner les yeux avec de l'eau tiède ou du vin blanc aromatisé. Quand

il survient des symptômes d'inflammation, il conseille aussi d'avoir recours à la saignée et aux émolliens.

Mais ces moyens préservatifs ne sont pas compa-
rables aux désinfectans dont nous avons parlé ci-
dessus, sur-tout au gaz acide muriatique oxigéné,
qu'on peut dégager à l'aide d'un réchaud placé à la
lunette des fosses d'aisances.

En général, on ne doit jamais entrer dans une
fosse d'aisances pour la vider, avant d'y avoir jeté
quelque corps enflammé ou d'y avoir plongé une
chandelle allumée. Si la flamme s'y éteint promplte-
ment, c'est une preuve que l'air en est corrompu
et malfaisant; si, au contraire, elle continue de
brûler, on peut y descendre sans crainte.

Les secours propres à soulager les ouvriers asphyxiés ne diffèrent presque pas de ceux que nous
avons exposés pour la vapeur du charbon. On assure
que le vomissement excité par l'huile d'olive, avalée
en grande quantité, produit alors de merveilleux
avantages. On accorde aussi quelque vertu aux
frictions mercurielles, ainsi qu'à l'électricité et au
galvanisme, dont on dirige les commotions à travers
la poitrine.

Nous observerons, en terminant cet article, que
les mêmes moyens et les mêmes précautions conviennent pour secourir les asphyxiés par les vapeurs
qui s'exhalent des cavaux, des cimetières, et géné
ralement de tous les endroits où il y a des matières
animales en putréfaction.

Article VI. — *De la vaccination ou préservatif de la petite-vérole.*

La vaccination est une opération par laquelle on
inocule un fluide qu'on nomme *vaccin,* à un individu

qui n'a pas eu la petite-vérole, pour le préserver de cette maladie.

On prend ce fluide en trempant la pointe d'une lancette dans les gouttelettes qui se forment sur un bouton de vaccine qu'on a piqué auparavant ; mais il faut attendre pour cela que le bouton commence à s'argenter ou à blanchir : alors le fluide vaccin devient visqueux et filant ; ce qui indique qu'il est bon à inoculer. Il commence, au contraire, de perdre sa qualité contagieuse dès que l'auréole qui entoure le bouton vient à s'élargir. L'époque la plus favorable pour le prendre a lieu du sixième au huitième jour.

Tous les praticiens sont convenus qu'il est préférable de vacciner de bras à bras ; ce qui est facile aujourd'hui dans presque toutes les contrées, parce que le vaccin s'est multiplié à l'infini.

Cependant, si on voulait conserver ce fluide ou l'envoyer à des distances éloignées, il ne s'agirait que de le déposer entre deux plaques de verre, qu'on appliquerait l'une contre l'autre et qu'on scellerait avec de la cire : on pourrait aussi en faire monter, par aspiration, quelques gouttelettes dans un tube capillaire, dont on boucherait les deux extrémités. Quand on veut se servir du vaccin desséché, on le délaye sur une plaque de verre, et on l'inocule ensuite avec la pointe d'une lancette ou d'une aiguille qu'on y a trempée. On a proposé encore de conserver les croûtes desséchées qui tombent des boutons, d'en enlever la surface extérieure, et de réduire le reste en poudre impalpable, qu'on humecte jusqu'à consistance de sirop pour l'employer comme ci-dessus.

L'opération pour inoculer le vaccin est des plus simples ; il suffit d'insinuer légèrement sous l'épiderme la pointe de la lancette ou de l'aiguille qu'on a trempée dans le virus : il n'est pas nécessaire pour cela de faire couler le sang. On fait ordinairement deux ou trois piqûres à chaque bras, afin d'être plus sûr de réussir.

La vraie vaccine parcourt ses périodes dans l'espace de quinze jours, et la marche en est presque toujours paisible et sans orage. Il se manifeste seulement, du neuvième au dixième jour, un léger mouvement de fièvre, accompagné d'agitation, de bâillemens, de dégoût, etc. ; mais ces accidens s'appaisent dès le onzième jour, époque où les croûtes commencent à se dessécher et à se rembrunir du centre à la circonférence.

La fausse vaccine, au contraire, suit une marche plus prompte ; elle se termine en moins de cinq ou six jours, ce qui suffit pour la distinguer d'avec la vraie.

TRAITÉ

DE LA SAIGNÉE.

La saignée est une opération par laquelle on fait une ouverture aux vaisseaux du corps pour en tirer du sang. Les avantages en furent reconnus dès la plus haute antiquité ; mais on n'est pas d'accord sur l'époque de son origine : quelques vieilles traditions la font remonter jusqu'aux premiers tems de l'Egypte, et en attribuent la découverte aux animaux. On raconte que l'hippopotame, dans certaines saisons de l'année, se frotte le ventre contre les pointes des roseaux, pour en ouvrir les veines ; ce qui est dépourvu de toute vraisemblance.

ARTICLE Ier. — *Division de la Saignée.*

On ne peut retirer du sang que des veines, des artères ou des vaisseaux capillaires ; voilà pourquoi on divise la saignée en veineuse, en artérielle et en capillaire. La première a encore reçu le nom de *phlébotomie*, et la seconde celui d'*artériotomie ;* la troisième comprend l'application des sangsues, les mouchetures, les scarifications et les ventouses. Toute saignée, en général, doit être considérée comme *évacuative*, puisqu'elle évacue une portion du fluide qui circule dans les vaisseaux du corps. On peut la considérer aussi comme *spoliative*, puis-qu'elle diminue la consistance du sang, en le privant de la partie rouge et en faisant prédominer la partie blanche ou séreuse : enfin, on la divise en deux espèces particulières, dont l'une se nomme *dérivative* et l'autre *révulsive*.

La saignée dérivative se pratique très-près, et la révulsive très-loin de l'endroit affecté.

ARTICLE II. — *Effets immédiats de la saignée en général.*

Aussitôt après l'ouverture d'une artère ou d'une veine, le sang qu'elle contient s'écoule, les ar-tères et les veines collatérales se vident, et une plus grande quantité de liquide arrive dans la même partie. Dès - lors la masse générale du sang est moindre, et celui qui reste circule avec plus de liberté ; les vaisseaux sont moins gorgés, les solides plus relâchés ; le pouls se rallentit, et la chaleur du corps diminue : l'individu éprouve une faiblesse générale, proportionnée à la quantité de sang qu'il a perdue et à la promptitude de l'évacuation.

La saignée peut donc avoir de très-grands avan-tages, pourvu qu'elle soit faite à-propos ou qu'elle soit nécessaire ; mais elle a aussi de très-grands inconvéniens, et devient dangereuse, même mor-telle, quand on l'emploie à contre-tems ou sans nécessité. Il n'appartient qu'à un homme de l'art, éclairé et profondément versé dans la pratique, de distinguer les cas où cette opération doit être pra-tiquée, d'avec ceux où elle doit être rejetée. L'âge, la force, le tempérament et la constitution du ma-lade ; sa profession, sa manière de vivre, et sur-tout la nature de sa maladie, sont les principales circonstances d'après lesquelles on peut juger de l'utilité de la saignée et déterminer la quantité de sang qu'on doit tirer.

ARTICLE III. — *Effets de la saignée dérivative et revulsive.*

La saignée dérivative attire une plus grande quantité de sang sur les organes voisins du lieu où elle est pratiquée, et cette espèce de fluxion se fait d'autant plus promptement, que la veine qu'on saigne est plus grosse, et qu'on y fait une plus large ouverture. C'est ainsi que la saignée du pied détermine une plus grande quantité de sang vers la matrice, et remédie quelquefois à la suppression des règles.

La saignée révulsive, au contraire, détourne le sang qui s'accumule dans une partie, et l'entraîne vers une partie opposée : par exemple, dans l'apoplexie on saigne du pied, du bras ou de la jugulaire, pour prévenir l'accumulation du sang dont la tête est menacée ; de même, dans la péripneumonie, on saigne du bras, pour empêcher que le poumon ne s'engorge et que le malade ne soit suffoqué.

ARTICLE IV. — *Des cas qui permettent la saignée.*

Il est utile de saigner : 1°. dans le cas de *pléthore*, c'est-à-dire, toutes les fois que le sang est en trop grande quantité ou trop raréfié ; ce qui s'annonce par le gonflement des vaisseaux, principalement des veines, par la rougeur du visage et la pesanteur de la tête, par la force et la lenteur du pouls ; par la difficulté du mouvement et la disposition au sommeil. Cet état s'observe le plus souvent chez les jeunes gens robustes et vigoureux, sur-tout lorsqu'ils se livrent à la bonne chère, à la paresse et à l'oisiveté.

2°. Dans le cas d'inflammation aiguë et violente, qui se manifeste par une fièvre et une chaleur excessives, par la dureté du pouls, par une irritation ou une douleur locale dépendante d'une congestion de sang dans l'endroit qui en est le siége.

3°. Dans le cas d'hémorragie active ou opiniâtre du nez, de la matrice ou des vaisseaux hémorroïdaux, la saignée, pratiquée dans un endroit opposé à celui d'où le sang coule, peut avoir de grands avantages, en produisant une salutaire révulsion.

4°. Avant d'entreprendre la guérison de certaines maladies, telles que la gale, les dartres, etc., il peut être utile de saigner, pour diminuer l'éréthisme général et préparer le corps à l'action des remèdes.

5°. Quand on a contracté l'habitude de se faire saigner à des époques réglées, il est dangereux de l'intervertir : la suppression d'une saignée habituelle peut causer les plus grandes maladies.

6°. Après la suppression de quelque évacuation habituelle, par exemple, des règles, des lochies, des hémorroïdes, la saignée dérivative peut être avantageuse, soit pour prévenir une augmentation nuisible dans la masse générale du sang, soit pour rappeler le cours de ce fluide vers les organes d'où il s'échappait antérieurement ; mais cette dérivation serait dangereuse si ces organes étaient enflammés et douloureux. Il vaudrait donc bien mieux alors pratiquer une saignée révulsive ou dans une partie éloignée du lieu affecté. C'est ici le cas de consulter les gens de l'art expérimentés.

Article **V.** — *Des cas qui contre-indiquent ou défendent la saignée.*

On doit omettre la saignée, ou ne la pratiquer qu'avec beaucoup de circonspection , toutes les fois qu'il y a peu de sang dans les vaisseaux , peu de force dans le corps et quelque embarras dans la circulation.

1°. Il y a peu de sang dans les vaisseaux chez les vieillards décrépits , chez les enfans encore tendres et chez les adultes épuisés par des maladies , par les plaisirs , par des veilles et des évacuations excessives ;

2°. Il y a peu de force chez les individus très-lymphatiques , qui ont le visage ordinairement pâle, le pouls faible , mou , lent, et dont la chaleur est peu développée , sur-tout aux extrémités. Il en est de même des personnes très-nerveuses , dont la mobilité et la sensibilité sont excessives; des pauvres, qui mènent une vie dure et laborieuse, et dont le régime trop frugal est incapable de réparer les pertes causées par un travail habituel, quelquefois forcé; enfin, des gens infirmes et valétudinaires , qui ont le teint blafard, verdâtre, livide, noirâtre.

3°. Il y a des embarras qui gênent la circulation chez les individus affectés de quelque lésion chronique des viscères, tels que les phthisiques, les hypocondriaques, les scrophuleux, les scorbutiques, ceux qui ont des engorgemens , des tumeurs squirrheuses, etc. : dans ces cas-là , on observe ordinairement des inégalités , des intermittences et des variations dans le pouls.

'Article VI. — *Des précautions qu'exige la saignée.*

Les précautions qu'exige la saignée sont relatives au tems où l'on doit la faire, à la manière dont on doit la pratiquer, et à la quantité de sang qu'on doit tirer; en un mot, elles comprennent ce qu'il faut faire avant, pendant et après l'opération.

1°. Il ne faut point saigner immédiatement après le repas ou au moment de la digestion : on choisit donc pour cela le matin, quand l'individu est à jeûn, ou bien on attend quatre, cinq ou six heures après le repas; cependant, si le cas était urgent, comme une attaque d'apoplexie, une suffocation imminente, une chûte grave, une forte contusion, on saignerait à toute heure du jour. Si l'estomac est plein d'alimens, on observe pour l'ordinaire qu'il se débarrasse aussi-tôt après la saignée par le vomissement.

2°. Dans une fièvre intermittente on ne doit jamais saigner pendant le frisson qui précède l'accès, mais attendre pour cela que la chaleur se soit bien développée.

3°. On évite de saigner les femmes pendant l'écoulement des règles, à moins qu'il n'y ait urgence, comme dans un cas de pleurésie, d'apoplexie, de chûte violente : on peut faire alors une saignée du pied, qui réunit deux avantages, celui de diminuer la masse générale du sang, et d'en attirer une plus grande quantité vers la matrice.

4°. La saignée peut être utile aux femmes pendant la grossesse, soit pour prévenir la fausse-couche ou l'avortement, soit pour remédier à quelques incommodités. Dans les cas de nécessité, on leur tire du sang à toutes les époques, depuis la conception jusqu'à l'accouchement ; mais pour l'ordinaire elles ont plus besoin de cette évacuation du troisième au quatrième mois, lorsqu'elles éprouvent des maux de tête , des lassitudes spontanées, de la difficulté pour se mouvoir, des saignemens de nez, etc., signes qui annoncent une surabondance de sang. Mais quelles que soient l'époque où l'on saigne les femmes enceintes et la cause qui nécessite cette évacuation, il vaut mieux leur faire plusieurs petites saignées qu'une trop abondante , qui pourrait être suivie d'accidens.

5°. La fièvre adynamique ou putride, et la fièvre ataxique ou maligne, se masquent quelquefois, dès le commencement, sous l'apparence d'une fièvre inflammatoire : la prudence exige alors qu'on se tienne sur ses gardes et qu'on ne saigne point à contretems.

6°. Quand le malade appréhende la saignée, et qu'il est naturellement faible, on le laisse couché dans son lit, de crainte qu'il ne tombe en syncope pendant l'opération. Si cela arrive, on applique une compresse et une bande sur l'ouverture de la veine, et on diffère la saignée jusqu'à ce que le malade ait repris sa connaissance.

7°. Si le sang coule trop lentement, on en accélère le cours en excitant la toux, l'éternuement ou l'agitation du bras ; on donne au malade le lancetier ou un autre corps, qu'il serre et roule dans sa main. On peut même lui faire plonger le bras dans de l'eau chaude, pour en raréfier le sang et le faire couler plus vite.

6°. Lorsqu'on doit faire plusieurs saignées, elles doivent être plus abondantes au commencement de la maladie, tandis que les forces sont encore dans leur état d'intégrité, qu'à une époque plus avancée, où elles ont éprouvé du déchet ; cependant il ne faut jamais tirer assez de sang pour causer une défaillance considérable, qui n'est point sans danger. En général, il vaut mieux faire deux saignées modérées dans un jour, si la maladie l'exige, qu'une seule.

9°. Quand il est nécessaire d'opérer une grande et prompte révulsion, on choisit une grosse veine et on y fait une large ouverture, afin de tirer plus de sang dans un tems donné ;

10°. Après la saignée, rien ne s'oppose à ce que le malade se livre au sommeil s'il en éprouve le besoin ; mais si, à l'exemple des anciens, on tirait beaucoup de sang à-la-fois, on aurait raison de craindre, comme eux, que, sous l'apparence d'un paisible sommeil, le malade ne fût enlevé par une mortelle défaillance.

ARTICLE VII. — *De la Phlébotomie ou saignée veineuse.*

La phlébotomie se pratique au moyen de deux instrumens, qui sont la *ligature* et la *lancette*.

La ligature est une bande de drap rouge, qui a une aune de long, un pouce de large pour les adultes, six lignes pour les enfans. On peut lui substituer, au besoin, une bande ordinaire ou un ruban de laine, de soie, etc.

La lancette est d'acier bien poli et bien trempé ; la châsse ou le manche en est formé de deux petites plaques d'écaille, de corne ou d'autre matière qui sont mobiles sur la lame qu'elles conservent : la pointe en est tranchante sur les côtés et plus ou moins alongée ; delà les lancettes *à grain d'orge, à grain d'avoine* et *à langue de serpent*. La première convient pour les veines superficielles et de gros calibre.

où l'on veut faire une large ouverture ; la dernière, pour les veines profondes ou pour celles qu'on veut piquer légèrement.

La phlébotomie ne se pratique guère aujourd'hui qu'au bras, à la jambe et au cou. On ouvre rarement les veines de la main ou du pied, encore moins celles de la tête.

Article VIII. — *De la Saignée du bras.*

On peut ouvrir cinq veines au pli du bras, savoir : la céphalique, la basilique, les deux médianes et la cubitale antérieure.

La *céphalique* est une branche de la veine axillaire ; elle suit le bord externe du muscle biceps jusqu'à la partie supérieure et externe du pli du bras.

La *basilique* paraît être le prolongement de l'axillaire, et parcourt la partie interne du bras jusqu'auprès de la tubérosité interne de l'humérus.

Les deux *médianes*, situées obliquement dans le pli du bras, naissent, l'une de la céphalique et l'autre de la basilique ; la première suit le côté interne du tendon du muscle biceps, la seconde s'anastomose avec la première, après avoir passé au-devant de l'artère brachiale.

La *cubitale* antérieure naît de la basilique, et passe devant le condyle interne de l'humérus. Elle s'anastomose avec la cubitale postérieure, qui suit le bord interne de l'avant-bras.

Quand ces veines ne sont point apparentes au pli du bras, on peut les ouvrir à l'avant-bras, au poignet, et au dos de la main, où elles se ramifient.

Avant de pratiquer la saignée, on prépare une bande, une ou deux compresses, de l'eau fraîche, du vinaigre ou quelque eau spiritueuse, une éponge, une serviette, un drap et un vase pour recevoir le sang.

La bande doit être de toile à moitié usée, sans lisière, ni ourlet, afin qu'elle ne comprime pas plus sur les bords qu'au milieu. Il faut qu'elle ait une aune et demie de long et un pouce de large.

La compresse doit être de linge fin, blanc de lessive, pliée en carré et en plusieurs doubles. Une seule suffit pour les bras maigres ou d'un médiocre embonpoint; mais quand il y a beaucoup de graisse, on en a deux d'inégale largeur, pour faire une compression plus exacte et plus sûre.

On reçoit le sang dans des palettes ou petits vaisseaux, qui en contiennent trois ou quatre onces.

Si la lumière du jour n'éclaire pas assez, on allume une chandelle, toujours préférable à la bougie, à moins qu'on n'ait de la bougie de *Saint-Côme;* car s'il vient à tomber quelques gouttes de suif sur le bras, il ne brûle pas comme la cire des bougies ordinaires, et le malade n'est point exposé à retirer le bras ni à se faire estropier.

Tout étant ainsi préparé, le malade doit être situé commodément. S'il peut rester levé, on le fait asseoir sur un siége d'une hauteur convenable; mais s'il est très-faible ou sujet à tomber en syncope, il doit être dans son lit, à son séant ou couché horisontalement.

Le chirurgien découvre ensuite le bras du malade jusqu'à environ quatre travers de doigt au-dessus du coude, et observe que le poignet de la chemise ou de la camisole ne le serre pas trop; ce qui gênerait la circulation du sang. Le bras, ainsi découvert, doit être étendu de manière que la paume de la main soit appliquée sur la poitrine du chirurgien. On prévient par là le gonflement des muscles de l'avant-bras, et on peut s'assurer plus facilement de la situation de l'artère brachiale et du tendon du muscle biceps ; car on risquerait de les blesser s'ils étaient trop superficiels , comme chez les sujets maigres et chez les vieillards.

Toutes ces précautions prises, le chirurgien place la ligature à deux ou trois travers de doigt au-dessus de l'endroit qu'il veut piquer : il fait deux tours en croisant les deux chefs derrière le bras , sans pincer la peau, et en les ramenant à la partie externe, où il fait un nœud coulant dont l'anse doit être en haut. La ligature peut être serrée à volonté et par degrés jusqu'à ce que les veines se gonflent et deviennent apparentes.

Alors on détermine la veine qu'on doit ouvrir ; c'est ordinairement celle qui est la plus sensible à la vue et au tact. On fait fléchir l'avant-bras sur le bras , pendant qu'on choisit et qu'on ouvre une lancette convenable, de manière que la lame fasse un angle aigu avec la châsse ; on porte cet instrument à la bouche, et on en tourne le talon du côté de la main qui doit opérer ; on étend de nouveau l'avant-bras, et on l'appuie sur la poitrine, comme auparavant ; puis on fait quelques frictions de bas en haut sur sa surface extérieure, et on recommande au malade de serrer la main , afin que les vaisseaux soient plus saillans. On fixe le pouce de l'autre main sur la veine qu'on a déterminée, et des autres doigts on empoigne la partie postérieure de l'avant-bras, dont on tend la peau en la tirant en arrière. On prend la lancette entre le pouce et l'indicateur, la châsse dirigée en haut et contre ce dernier doigt ; les trois autres doigts fixés sur l'avant-bras du malade servent de point d'appui à la main qui opère. On enfonce obliquement la lancette dans la veine, et on la retire perpendiculairement en relevant la main, de manière que l'ouverture soit agrandie avec le tranchant antérieur de la pointe. On connaît que la lancette a pénétré dans la veine par le sentiment d'une résistance vaincue, comme si l'on avait percé du cannepin, et par la sortie de quelques gouttes de sang.

Aussi - tôt après on applique sur l'ouverture le pouce qui fixait la veine; on pose la lancette, on prend le vase et on le présente directement au jet du sang. Mais on peut se dispenser de ces précautions, si l'on a eu soin de garnir la poitrine du malade avec une serviette, et de couvrir le lit avec un drap plié en plusieurs doubles.

Pendant que le sang jaillit, on soutient le bras, et on recommande au malade de tourner le lancetier dans la main, afin que le sang passe des veines profondes dans les veines superficielles et sorte avec plus de vitesse. Pour en rendre le jet plus plein, on a soin de faire correspondre l'ouverture des tégumens à celle de la veine.

Quand on a tiré assez de sang, on ôte la ligature, qu'on relève sur le bras; on fléchit un peu l'avant-bras et on tire la peau en dehors, pour couvrir l'ouverture de la veine et arrêter le sang. On nettoie le bras avec une éponge mouillée, on essuie la plaie, et on y pose d'abord la plus petite compresse, puis la plus large, en les soutenant avec le doigt indicateur; ensuite on applique la bande, dont on laisse pendre un demi pied derrière l'avant-bras; on la conduit au-dessus du coude, d'où on la ramène sur la saignée, et on continue ainsi de faire des croisés sur les compresses; enfin, on noue en dehors les deux chefs de la bande.

L'opération terminée, on ramène la chemise sur l'avant-bras, et on recommande au malade de tenir le membre à demi fléchi et dans le repos, la paume de la main tournée du côté de la poitrine, pendant vingt-quatre ou trente-six heures.

La saignée présente quelquefois des difficultés ! il y a des individus si maigres que la veine est collée à l'artère brachiale. Pour éviter alors de blesser celle-ci, on ne pique point la veine dans l'endroit où l'on sent des pulsations, à moins qu'elle ne soit très-grosse, ou bien on plonge la pointe de la lancette presque horisontalement. Chez les mêmes individus, lorsque le tendon du muscle *biceps* est saillant, on l'évite en faisant mettre l'avant-bras en pronation.

Quand la veine est roulante sous la peau, plongez-y perpendiculairement la pointe de la lancette, ou bien ouvrez-la suivant sa longueur.

La veine est-elle profonde, peu apparente, serrez davantage la ligature ; répétez les frictions sur l'avant-bras ; plongez la partie inférieure du membre dans l'eau chaude : si ces moyens ne réussissent pas, ouvrez quelqu'une des veines qui rampent sur le poignet ou sur la main. En général, ne piquez jamais, à moins que la veine ne soit sensible au tact : sans cette précaution, vous piquerez au hasard, même en vous laissant guider par les cicatrices des saignées antérieures, qui sont très-souvent trompeuses.

ARTICLE IX. — *De la Saignée de la jambe, vulgairement saignée du pied.*

On peut ouvrir à la jambe les deux saphènes ; l'une interne et l'autre externe.

L'interne ou *grande saphène* est une branche de la veine crurale ; elle descend du pli de l'aine, le long du côté interne de la cuisse et de la jambe, jusqu'au devant de la malléole interne, et se divise sur le coude-pied.

, *L'externe* ou *petite saphène* est un rameau de la veine poplitée ; elle part du creux du jarret, et suit le côté externe de la jambe, pour se rendre au-devant de la malléole externe et sur le coude-pied.

Ces deux veines sont ordinairement les plus faciles à ouvrir au bas de la jambe, à un pouce des malléoles, où elles sont superficielles et très-apparentes.

Un chaudron ou un seau rempli d'eau chaude, un drap plié en six ou huit doubles, une compresse et une bande roulée, voilà tout ce qui est nécessaire pour la saignée du pied.

Le malade, assis au bord du lit ou sur un siége bas, à dossier, plonge les deux jambes entières ou aux deux tiers dans l'eau, pour en faire gonfler les veines ; quelques minutes après, le chirurgien, placé vis-à-vis le malade, pose un des pieds sur son genou, préalablement couvert du drap, applique la ligature au-dessous du genou ou du mollet, et replonge la jambe dans l'eau pour donner aux veines le tems de se remplir. On peut faire la ligature avec une bande de drap au-dessous du genou ; mais une bande de toile est préférable pour la faire au-dessus des malléoles, parce qu'elle est moins sujette à se relâcher quand elle est mouillée.

Lorsque le chirurgien a choisi sa lancette, il l'ouvre et la porte à la bouche, le talon tourné vers la main qui doit opérer : il retire le pied de l'eau et en applique la plante sur son genou ; il resserre la ligature, s'il le juge nécessaire, essuie le pied et fait quelques frictions de bas en haut, pour faire remonter le sang dans les veines, où il le retient avec le pouce de la main qui embrasse le bas de la jambe. Ensuite il ouvre la veine qu'il a choisie au-dessus ou au-dessous de la malléole, comme dans la saignée du bras; mais il se garde bien de trop enfoncer la lancette, afin d'éviter le périoste, qui n'est pas éloigné. La piqûre de l'artère ni du tendon n'est point à craindre ici, à moins qu'on n'ouvre les veines qui rampent sur le coude-pied.

Aussi-tôt que la veine est ouverte, la jambe est remise dans l'eau, et on laisse couler le sang, dont on estime la quantité d'après la couleur de l'eau, la vîtesse du jet, la grandeur de l'ouverture et le tems qui passe.

Quand on a tiré assez de sang, on desserre la ligature, et on laisse encore un peu le pied dans l'eau pour donner à la veine le tems de se dégorger; ensuite on essuie la jambe et le pied, on place la compresse sur la piqûre, et on la maintient au moyen de l'étrier qu'on fait de la manière suivante.:

On place la bande sous le talon et on en laisse pendre un jet de six pouces en dehors; on fait quelques doloires ouverts en haut sur la compresse; puis on passe derrière le talon, sous la plante du pied, et on revient faire des croisés en 8 de chiffre, qui embrassent la jambe et le pied; enfin, on noue en dehors les deux chefs de la bande.

Il arrive quelquefois, dans la saignée du pied, que le sang s'arrête tout-à-coup après avoir coulé quelque tems; cela peut provenir de ce qu'il se grumèle sur l'ouverture, ou bien de ce que le pied est trop enfoncé dans l'eau, dont la colonne empêche le sang de jaillir : on remédie à ces deux causes en passant de tems en tems un linge sur l'ouverture et en soutenant le pied à la surface de l'eau.

La saignée de la jambe est usitée comme révul-sive dans les maladies inflammatoires de la tête et de l'abdomen, et comme dérivative dans la suppression des règles et des hémorroïdes.

ARTICLE X. — *De la Saignée du col ou de la jugulaire.*

On n'ouvre ordinairement au col que les deux jugulaires externes : ces veines naissent des sous-clavières , et s'élèvent presque verticalement sous les tégumens et le muscle peaucier, dont elles croisent les fibres à angle aigu.

Pour faire cette saignée , on fait asseoir le malade sur le bord de son lit ou dans un fauteuil; ensuite on applique une compresse graduée sur la jugulaire , au-dessus de la clavicule , et on y appuie fortement le pouce. On peut encore faire la ligature au moyen d'une bande qu'on fixe sur la compresse, et dont les chefs passent devant et derrière la poitrine , pour aller se réunir sous l'aisselle, du côté opposé.

Alors , pendant qu'un aide tire les deux chefs de la bande, pour l'empêcher de comprimer la trachée-artère , le chirurgien fixe le pouce d'une main sur la compresse, et l'indicateur sur la veine; puis, avec l'autre main, armée de la lancette, il saigne dans l'intervalle des deux doigts, en faisant une incision oblique en haut et en dehors. Avec cette précaution, il coupe les fibres du peaucier en travers; ce qui fait qu'elles s'écartent, et, par leur rétraction, ne ferment point l'ouverture faite à la peau.

Pour accélérer l'écoulement du sang , on fait mâcher quelque chose au malade, et s'il coule le long du cou, on le reçoit avec une carte courbée en gouttière qu'on place au-dessous de la saignée.

On arrête le sang en ôtant la bande, et en plaçant sur la piqûre une compresse qu'on soutient avec un bandage circulaire médiocrement serré. Quelquefois il suffit de fermer l'ouverture de la veine avec une petite bandelette de taffetas d'Angleterre ou une emplâtre agglutinative.

La saignée de la jugulaire convient toutes les fois que le sang s'accumule dans les vaisseaux de la tête, comme dans une attaque d'apoplexie ou de frénésie, dans l'ophthalmie, l'esquinancie, etc.

ARTICLE XI. — *Des Accidens de la saignée.*

La saignée n'est pas toujours exempte d'accidens : les plus ordinaires sont la syncope, le trombus, l'echymose, la douleur, l'inflammation et l'anévrisme.

La *syncope* provient naturellement de la trop prompte vacuité des vaisseaux par l'effusion du sang. Lorsque cet accident arrive, on met le doigt sur l'ouverture de la veine; on couche le malade horisontalement sur le dos, et on lui fait respirer un peu de vinaigre ou d'ammoniaque, ou bien on lui fait avaler de l'eau fraîche et on lui en jette quelques gouttes sur le visage.

L'*echymose* est l'épanchement ou infiltration d'un peu de sang sous la peau : elle arrive lorsqu'on ouvre la veine obliquement : on l'a vue résulter aussi d'une ligature trop serrée, de frictions trop rudes sur l'avant-bras; c'est un accident peu dangereux qui se dissipe de lui-même. On peut en accélérer la résolution en y appliquant des compresses trempées dans l'eau salée ou l'eau-de-vie camphrée.

Le *trombus* est une petite tumeur dûre, formée par le sang qui s'épanche aux environs de la veine, soit que la piqûre en soit excessivement petite , soit qu'elle ne réponde point à celle de la peau , soit qu'un petit peloton de graisse s'oppose au libre passage du sang : quand cet accident arrive aussi-tôt après la piqûre , on est souvent obligé de faire la saignée ailleurs ; du reste, il se dissipe par les mêmes moyens que l'echymose.

Il peut arriver que la saignée soit suivie d'une *douleur permanente* , de *l'inflammation de la veine et des parties voisines*, d'un *abcès*, etc.; ces accidens sont causés par la mal-propreté de la lancette, ou tiennent à la section incomplète de quelque filet nerveux, à la mauvaise disposition de l'individu, etc. Pour appaiser la douleur, on frotte la partie avec un mélange d'huile d'amandes douces, de baume tranquille et d'eau-de-vie. Si l'inflammation survient, on la combat par les émolliens et les anodins ; et si elle se termine par un abcès ou de toute autre manière, on adapte le traitement à chacune de ces circonstances.

Les anciens considéraient les tissus fibreux comme des parties nerveuses : aussi croyaient-ils que la blessure du tendon du biceps, dans la saignée du bras, et celle du périoste, dans la saignée du pied , pouvaient être suivies d'accidens inflammatoires très-graves ; mais il s'en faut bien que de telles opinions soient d'accord avec l'expérience.

Quand on ouvre la basilique à l'endroit où l'on sent des pulsations, et qu'on y plonge la lancette très-profondément, on risque de blesser l'artère brachiale, et on expose le malade à des dangers réels. Il y a plusieurs signes auxquels on reconnaît cet accident : le sang est plus rouge et plus vermeil que celui des veines ; il jaillit avec impétuosité et par bouillons ; il se caille très-promptement ; le jet en est interrompu ou accéléré, suivant que l'artère est comprimée au-dessus ou au-dessous de la piqûre ; en un mot, c'est une véritable hémorragie artérielle. Quelquefois le sang, au lieu de s'élancer au-dehors, s'infiltre dans le tissu cellulaire voisin, et donne lieu à un *anévrisme faux*. Cette infiltration peut s'étendre indéfiniment, et alors elle prend le nom d'*anévrisme faux primitif* ou *illimité ;* ou bien le sang s'échappant avec lenteur par l'ouverture de l'artère, forme une tumeur circonscrite ou limitée, qu'on appelle *anévrisme faux consécutif* ou *circonscrit*.

Le chirurgien qui a le malheur de piquer l'artère doit conserver son sang-froid, pour dérober, s'il peut, le danger au malade et aux assistans. Qu'il laisse couler le sang jusqu'à la défaillance, à moins qu'il ne saigne une femme enceinte ou une personne qui s'évanouit difficilement ; alors il doit l'arrêter avant que la syncope arrive ; mais, dans tous les cas, il glisse une petite pièce de monnaie dans la compresse, qu'il applique immédiatement sur la plaie, et qu'il assujétit fortement au moyen de deux bandes roulées. Son but doit être d'applatir et d'oblitérer l'artère blessée ; en conséquence, il renouvellera l'appareil toutes les fois que les bandes seront relâchées, et le continuera pendant un mois ou six semaines.

Si, malgré cette compression, le sang s'extravase et s'infiltre dans le tissu cellulaire, il n'y a d'autre parti à prendre que de faire la ligature de l'artère par le procédé que la chirurgie enseigne.

En pratiquant la saignée on peut aussi diviser quelque vaisseau lymphatique ; ce qui donne lieu à l'exudation du fluide qui y circule, et en détermine même l'accumulation, à laquelle on donne le nom de *tumeur lymphatique*. Pour en opérer la résolution, il suffit de la comprimer légèrement ou d'y appliquer des compresses trempées dans l'eau-sel, dans l'alcohol aromatique, en un mot, dans quelque liqueur tonique. Si la cicatrice reste fistuleuse et que la lymphe continue de suinter, on la touche légèrement avec la pierre infernale.

Article XII. — *De l'Artériotomie.*

Il est très-rare qu'on ait recours à l'artériotomie ; quand on la juge nécessaire, on la pratique seulement à la branche frontale de l'artère temporale, parce que les os du crâne fournissent en cet endroit un point d'appui à l'instrument qui fait la section du vaisseau, et au bandage qui le comprime ensuite pour arrêter le sang.

La branche frontale de l'artère temporale passe derrière l'apophyse orbitaire externe du coronal et va se distribuer au front.

Pour pratiquer l'artériotomie, on doit avoir un bistouri droit ou convexe, une bande d'une aune et demie, une compresse graduée, dont le sommet ait cinq ou six lignes de diamètre, et un vase pour recevoir le sang.

Tout étant ainsi disposé, et le malade couché ou assis, on rase les cheveux aux environs de l'artère dont on veut faire la section.

Ensuite, pendant qu'un aide soutient la tête, le chirurgien marque avec l'ongle le lieu où il veut saigner, place le pouce un peu au-dessus, et coupe l'artère en travers ; aussitôt le sang jaillit en arcade et par jets.

Après avoir obtenu une suffisante quantité de ce liquide, on l'arrête. Pour cela on place sur la petite plaie la compresse graduée, et on l'y maintient au moyen du bandage circulaire de la tête, dont les tours sont fixés avec des épingles au bonnet du malade. Quand celui-ci est indocile ou très-agité, on fait usage du nœud d'emballeur.

Article XIII. — *De la Saignée locale.*

On donne le nom de *saignée locale* à celle qu'on fait dans quelque partie déterminée du corps; par exemple, aux environs du fondement, de la vulve, de l'œil, etc. : les moyens qu'on emploie pour la pratiquer sont les sangsues, les scarifications et les ventouses, par lesquelles on ne tire du sang que des vaisseaux capillaires.

De l'Application des sangsues.

La sangsue employée en médecine est une espèce de ver aquatique, à sang rouge, de couleur brune-foncée, marquée de deux raies longitudinales d'un jaune verdâtre sur le dos, et de deux autres jaunes sur les côtés; son corps se termine de part et d'autre par un disque charnu qui peut se contracter, et à l'aide duquel elle fait le vide en se mouvant sur les corps où elle est placée.

La tête de la sangsue est armée de trois petites dents tranchantes placées au fond de son disque, avec lesquelles elle fait une piqûre triangulaire à la peau, et y suce le sang avec sa bouche.

Pour affamer les sangsues ou les rendre plus avides, on les tire de l'eau une ou deux heures avant de les appliquer; après cet intervalle, on rougit la partie en la frottant avec un morceau de linge, et on l'humecte avec du lait ou de l'eau sucrée : ensuite on met toutes les sangsues dans un verre à liqueur qu'on renverse sur la partie où elles doivent s'attacher.

Quand on applique les sangsues sur les paupières, les lèvres, les gencives, etc., et qu'on craint qu'elles n'aillent piquer les organes voisins, on les saisit l'une après l'autre avec les doigts ou avec un linge, et on les présente à la peau par leur extrémité buccale : on peut encore les introduire successivement dans un tube de verre, dont on applique l'extrémité sur la partie, et dans lequel on les pousse avec un piston. Si elles se retournent, on renverse le tube et on enfonce le piston dans l'extrémité opposée.

Pour ôter les sangsues, on ne doit jamais les arracher avec violence, de crainte de déchirer les plaies et de les enflammer : on les fait tomber en leur jetant sur la tête un peu de tabac, de poivre ou de sel ; mais elles se détachent, pour l'ordinaire, d'elles-mêmes quand elles sont gorgées de sang.

Lorsqu'on veut encore faire saigner les plaies après la chûte des sangsues, on les expose à la vapeur de l'eau chaude, ou on les lave avec de l'eau tiède, ou bien on y applique des ventouses qu'on vide à mesure qu'elles se remplissent.

Des Mouchetures.

On donne cette dénomination à de petites piqûres sanglantes qui ressemblent à celles des mouches, et qu'on pratique avec la pointe d'une lancette. Le but des mouchetures est de dégorger une partie enflammée, comme dans l'ophthalmie ou inflammation violente de l'œil, appelée *chemosis*, dans le gonflement inflammatoire de la langue, des gencives et du prépuce. Elles sont quelquefois employées pour faire couler la sérosité qui s'infiltre dans le tissu cellulaire sous-cutané chez les hydropiques.

Des Scarifications.

On appelle ainsi de petites plaies qu'on fait à la peau avec le tranchant de la lancette ou d'un petit bistouri. En Allemagne on se sert d'un instrument nommé *scarificateur* et garni de dix à douze pointes de lancettes. On scarifie les bords calleux des ulcères et des fistules, pour y ranimer les propriétés vitales et en favoriser la résolution : on scarifie aussi les parties mortifiées ou gangrenées, pour les dégorger et rendre les parties soujacentes plus sensibles à l'action des médicamens.

Des Ventouses.

On entend par ventouses de petites cloches de verre plus étroites à leur entrée qu'à leur fond, où elles sont arrondies.

Pour les appliquer, on y jette un morceau de papier ou d'étoupe allumé, afin de raréfier l'air qu'elles contiennent ; on les pose ensuite sur la peau, qui se tend et se gonfle à l'intérieur, parce qu'elle y trouve moins de résistance ; c'est là ce qu'on appelle des *ventouses sèches*. On les emploie comme rubéfiantes et excitantes, par exemple, pour exciter la suppuration dans un abcès froid, pour extraire un peu de pus d'un dépôt par congestion, lorsqu'on craint de le vider entièrement. On leur donne, au contraire, le nom de *ventouses mouchetées* ou *scarifiées*, quand on fait de petites plaies rapprochées avec la pointe de la lancette ou du bistouri sur la peau déja tendue, et qu'on y applique de nouveau les ventouses. Par ce moyen, le sang coule avec plus ou moins d'abondance et se coagule en partie dans la cloche qu'on vide de tems en tems et qu'on replace ensuite, après l'avoir lavée et essuyée, jusqu'à ce qu'on ait tiré une suffisante quantité de sang.

Les ventouses sont affermies sur la peau par la pression de l'air extérieur; d'où il suit que pour les ôter, il suffit de les incliner d'un côté, en pressant la peau du côté opposé très-près de l'embouchure : alors l'air extérieur s'y insinue avec sifflement et les cloches se détachent sur-le-champ.

FIN.

EXTRAIT DES ÉPHÉMÉRIDES

D'ALLEMAGNE (1).

Poudre contre l'hémorragie du nez.

Prenez Alun pulvérisé, deux gros ;
  Laque fine des peintres, quantité suffisante.
    Réduisez le tout en une poudre qu'on soufflera dans
  le nez à différentes reprises.
    Ephémérides d'Allemagne, décurie 1 , 1ʳᵉ. année, obser-
  vation 24, page 77.

Remarque. Cette poudre est astringente, et peut convenir pour arrêter *l'hémorragie passive* du nez, qui tient
à un état de faiblesse plus ou moins considérable. Mais
elle serait évidemment plus nuisible qu'utile dans le cas
d'hémorragie active du nez, qui aurait lieu chez les jeunes
gens pléthoriques et sanguins, qui remplacerait une autre
hémorragie habituelle ou périodique, comme les règles,
les hémorroïdes, etc., ou qui serait critique à la suite de
quelque maladie aiguë. Il n'y a qu'un praticien exercé
qui puisse distinguer ces deux espèces d'hémorragies, et
prescrire le traitement qui convient à chacune d'elles.

(1) L'Extrait des Éphémérides d'Allemagne, qu'on trouve
dans la dernière édition de ce Manuel, contient plusieurs
formules inertes ou superflues. Nous avions donc formé d'abord
le projet de le supprimer ; mais comme ce changement aurait
pu exciter les réclamations de quelques lecteurs, nous avons
fait réimprimer toutes ces formules, en ajoutant à chacune
une *Remarque* propre à en faire apprécier la vertu.

27

Fomentation contre la gangrène.

Prenez Eau de mer, ou saumure, trois livres;
 Absinthe, deux poignées.

 Faites bouillir l'absinthe dans l'eau, pour en fomenter la partie gangrenée, plusieurs fois le jour,
en la couvrant ensuite de compresses trempées dans
cette décoction.

Ephém. d'All., décur. 1, ann. 11, observ. 2, pag. 2.

Remarque. Cette décoction est excitante, et convient
par conséquent, toutes les fois qu'il s'agit d'exciter l'action vitale d'une partie quelconque. Or, cette indication
ne se présente pas dans toutes les espèces de gangrène;
car il y en a qui tiennent à une excès d'action, comme
dans toute violente inflammation, qui a résisté aux moyens
anti-phlogistiques ou débilitans. Cette espèce de gangrène
s'annonce par la cessation brusque des symptômes inflammatoires; par le froid, l'insensibilité et la lividité de la
partie; par la formation de phlyctaines, ou vésicules remplies de sérosité; par le décollement de l'épiderme; par
la putridité, par une odeur des plus fétides qu'on nomme
gangreneuse. Le traitement consiste alors à combattre la
cause de l'inflammation, sur-tout à pratiquer les incisions
nécessaires pour relâcher les parties bridées, étranglées,
comprimées. La gangrène produite par le feu ou les
caustiques, en un mot par la brûlure, n'exige pas non
plus l'emploi des excitans. Ces moyens ne peuvent convenir que dans la gangrène par défaut d'action, comme
dans la gangrène *sénile* ou des vieillards, dans celle qui
succède à l'anévrisme, ou dilatation passive du cœur, à
la ligature ou à la compression de l'artère principale d'un
membre, à la scarification des parties infiltrées chez les
hydropiques, à une contusion excessive, à une stupeur
prolongée, à la congélation, à une maladie chronique, au
scorbut, etc. C'est donc encore ici le cas de consulter les
gens de l'art, pour éviter toute méprise dangereuse.

Décoction contre le diabétès.

Prenez Cachou préparé, demi-gros ou deux scrupules.

Faites-le bouillir dans deux livres d'eau que vous réduirez à une livre.

Le malade prendra cette décoction en quatre doses tièdes dans la journée, et la continuera quelque tems.

Ephém. d'All., *décur.* 1, *ann.* 2, *obs.* 129, *p.* 220.

Remarque. Le cachou est un astringent très-actif, et par conséquent très-convenable dans le diabétès, maladie qui tient à la détérioration et à la faiblesse générale de l'individu.

Remède pour faire couler la mucosité du nez.

Prenez Sulfate de zinc (vitriol blanc), demi-gros.

Dissolvez-le dans une livre d'eau commune. Passez à travers un linge.

Pour en faire usage, on en met quelques gouttes dans le creux de la main, et on les respire par le nez ; ou bien on y trempe une petite tente ou uneplume qu'on introduit dans les narines. Cela se fait le matin, et se repète plusieurs jours de suite.

Ephém. d'All., *décur.* 1, *ann.* 3, *obs.* 14, *p.* 17.

Remarque. Le sulfate de zinc est excitant et astringent. Comment pourrait-il donc convenir pour faire couler la mucosité du nez, à moins que ce ne fût dans le cas de sécheresse de cet organe, avec atonie ou défaut d'action. Mais il serait nuisible ou dangereux, si la suppression de mucosité nasale était produite par un coryza ou enchifrenement commençant. Alors les émolliens ou relachans seraient les seuls topiques indiqués, pour rétablir la secrétion des narines.

Solution contre l'ardeur d'estomac.

Prenez Sel de prunelle (nitrate mêlé de sulfate de potasse), demi-gros ;
Eau de sureau, une livre.

Mêlez et partagez en deux doses à prendre dans la journée et pendant quelques jours de suite.

Ou bien :

Prenez Tartrate acidule de potasse (crême de tartre), demi-gros ;
    Eau commune , six onces.
      Mêlez, et prenez le matin, à jeun.
   Ephém. d'All., *décur.* 1 , *ann.* 3 , *obs.* 210, *p.* 330.

Remarque. Ces solutions salines ne conviennent que comme légèrement purgatives, pour débarrasser les premières voies des matières qui les incommodent, et produisent quelquefois l'ardeur d'estomac. Mais elles seraient inutiles, même dangereuses, si cette affection tenait à quelque lésion organique, ou a l'inflammation de l'estomac ou de l'intestin. C'est aux médecins à distinguer ces différens cas.

Décoction contre la jaunisse invétérée.

Prenez Pulmonaire de chêne (*Lichen pulmonarius*), une poignée.
    Faites bouillir dans une livre de bière jusqu'à reduction de moitié.
    Le malade en prendra une douzaine de cuillerées chaudes, matin et soir, pendant neuf jours.
   Ephém. d'All., *décur.* 1 , *ann.* 3 , *obs.* 290 , *p.* 441.

Remarque. Il est possible que cette décoction soit utile dans la jaunisse invétérée qui dépend de quelque légère cause. Linné lui accordait cette vertu. Mais quel bien produira-t-elle dans la jaunisse avec engorgement squirrheux, avec abcès, avec concrétions biliaires dans le foie ?

Décoction contre la goutte.

Prenez Trèfle d'eau (*Menyanthes trifoliata. L.*), une poignée.
    Faites-le bouillir quelques momens dans une pinte d'eau commune, dont le malade usera en guise de tisane.
   Ephém. d'All., *décur.* 1 , *ann.* 4 , *obs.* 123 , *p.* 124.

Remarque. Cette plante est savonneuse et très-amère. On la cultive dans le Nord, pour la substituer, dans la bière, au houblon. Elle peut-être utile dans la goutte atonique, ou avec faiblesse ; mais il faudrait s'en méfier dans la goutte avec excès d'action ou d'irritation dans l'économie.

Décoction vermifuge.

Prenez Racine de raifort sauvage (*Cochlearia armoracia.* L.), une once et demie.
Faites bouillir dans trois livres d'eau, et réduisez à deux livres. Pour une tisane.

Ephém. d'All., décur. 1, ann. 6, obs. 187, p. 244.

Remarque. Cette tisane est stimulante, comme la décoction de presque toutes les plantes crucifères. Elle peut donc avoir la propriété de détruire les vers, dont la principale cause tient à la faiblesse des premières voies. Mais il ne serait pas prudent de la donner, s'il y avait de la fièvre, et sur-tout si l'individu était tombé dans ce qu'onnomme *cachexie ou phthisie vermineuse*

Cataplasme contre la piqûre des guêpes et des araignées.

Appliquez une feuille de sauge fraîche sur la piqûre.

Ephém. d'All., décur. 1, ann. 8, obs. 31, p. 66.

Remarque. Cette plante agit alors par sa vertu tonique et excitante qui paraît résider dans l'huile essentielle ou volatile qu'elle contient. Elle neutralise ainsi le venin de ces insectes.

Remède contre la diarrhée invétérée.

On fait durcir un œuf, et on le mange saucé dans le vinaigre rosat.

Ephém. d'All., décur. 1, ann. 8, obs. 37, p. 88.

Remarque. Ce remède est astringent. Il peut donc réussir dans la diarrhée invétérée, et entretenue par le relâchement ou l'atonie du conduit intestinal. Mais il échouera très-certainement contre cette maladie, lorsqu'elle dépendra d'une ulcération, et sur-tout lorsqu'elle sera symptômatique, comme dans la phthisie confirmé.

Décoction vulnéraire contre le sang extravasé dans les chutes.

Prenez Arnica (*Arnica montana. L.*) , une poignée.
Faites-la bouillir dans trois livres d'eau , et réduisez
à deux livres.
Pour une tisane.

Remarque. Cette plante est excitante ; voilà pourquoi
on la regarde comme vulnéraire et résolutive dans les
coups ou chutes violentes. Mais n'aurait-on pas à craindre
alors qu'elle n'accélérât la circulation du sang, et ne
déterminât l'inflammation dans les parties contuses, où
ce fluide serait déja extravasé ? L'usage des toniques ou
excitans , comme vulnéraires, n'est fondé que sur un préjugé populaire. Il faut s'en méfier.

Cataplasme contre les pertes de sang.

Prenez Crottes de cochon , à volonté.
Faites-les chauffer pour en faire un cataplasme
qu'on applique sur la région du pubis.
Ephém. d'All. , décur. 1 *, an.* 9 *, obs.* 56 *, p.* 145.

Remarque. Le célèbre Linné avait mis les excrémens
du cochon au nombre des médicamens. Mais on ne voit
pas trop quels seraient les cas de perte chez les femmes
où le cataplasme ci-dessus pourrait être utile ; on en cite-
rait, au contraire , où il serait inerte et sans vertu, comme
dans les pertes qui dépendraient d'une ulcération de matrice.

Emulsion contre la rétention d'urine et les graviers.

Prenez deux Grillons de cheminée, retranchez les ailes, la tête
et les pieds ; faites-les macérer dans un verre d'eau, ou de
décoction de persil, ou de saxifrage , jusqu'à ce que la
liqueur devienne laiteuse ; passez ensuite avec expression.
Pour une dose à prendre le matin, à jeun , quelques jours
de suite.
Ephém. d'All. , décur. 1 *, ann.* 9 *et* 10 *, obs.* 72. *p.* 202.

Remarque. Les grillons de cheminée , comme ceux
des champs n'ont aucune vertu ; mais la racine de persil

mérite d'être conservée comme l'une des *cinq racines apé-*
ritives : quant à la saxifrage dont le nom indique une vertu
lithontriptique, ou propre à briser la pierre, c'est bien
le remède le plus inerte qu'on connaisse. L'émulsion ci-
dessus peut donc être utile dans quelques cas, par exemple,
lorsque la vessie manque de ton ou de ressort pour expulser l'urine. Mais si la rétention de ce liquide tenait
au spasme du sphincter de la vessie, au gonflement de la
prostate, ou à l'inflammation de l'urètre, il faudrait bien
se garder d'employer le persil, qui est une plante échauffante. La rétention d'urine et les graviers ne peuvent être
traités que par d'habiles médecins ou chirurgiens.

Tisane contre l'hydropisie.

La Tanaisie bouillie dans l'eau.

Ephém. d'All., décur. 2, ann. 2, obs. 112, p. 268.

Remarque. La tanaisie est tonique et sudorifique ; on
conçoit donc que la décoction de cette plante peut être
utile dans l'hydropisie qui tient à la suppression de la
transpiration insensible. Mais quel bien produira-t-elle
lorsque cette maladie proviendra d'une péritonite chronique, d'un squirrhe au foie, au mésentère, etc.? Il n'appartient qu'aux médecins expérimentés de traiter cette
maladie.

Cataplasme contre les douleurs et les tumeurs des articulations.

Prenez des Fleurs de raifort sauvage ; pilez-les et les appliquez
sur l'endroit douloureux, en les renouvelant quand
elles seront sèches.

Ephém. d'All., décur. 2, ann. 4, obs. 90, p. 180.

Remarque. Le raifort sauvage est pénétrant, stimulant, même rubéfiant. Il peut donc appaiser les douleurs
et résoudre les tumeurs qui affectent des articulations dans
un rhumatisme chronique. Mais il ne conviendrait point
dans le rhumatisme aigu, ou accompagné de fièvre inflammatoire. Cette distinction est essentielle en pratique.

Cataplasme contre la rétention d'urine.

Prenez deux poignées de Fleurs de camomille ; faites-les bouillir dans du lait jusqu'à consistance de cataplasme ; mettez-les ensuite dans un sachet de toile que vous appliquerez chaudement sur la région de la vessie.

Ephém. d'All., décur. 2, ann. 5, obs. 49, p. 98.

Remarque. La camomille est tonique, excitante. Le cataplasme ci-dessus peut donc être utile dans la rétention d'urine qui tient à un relâchement de la vessie. Il nuirait si cette maladie dépendait d'un état d'irritation ou d'inflammation dans les organes urinaires.

Autre Cataplasme contre la rétention d'urine.

Prenez suffisante quantité de Fiente de bœuf récente, et appliquez-la sur le pubis ; faites boire en même tems au malade de l'eau de rivière où vous aurez éteint un fer rougi au feu ; on en donne d'abord par cuillerées, et on augmente à mesure que l'urine coule.

Ephém. d'All., décur. 2, ann. 5, obs. 49, p. 92.

Remarque. La bouse ou fiente de bœuf n'a guère plus de vertus médicamenteuses que celle de cochon, dont nous avons déja parlé ; appliquées en cataplasme, elles fournissent peut-être de l'ammoniaque qui stimule la partie, et alors elles pourraient être utiles dans la rétention d'urine, produite par l'atonie ou relâchement de la vessie, conjointement avec l'eau ferrée qui est tonique. Mais ces moyens seraient dangereux dans l'état inflammatoire des voies urinaires.

Remède contre la syncope d'un enfant nouvellement né, après un accouchement laborieux.

Il faut sucer la papille de la mamelle gauche de l'enfant pendant quelques minutes.

Ephém. d'All., décur. 2, ann. 5, obs. 121, p. 242.

Remarque. Cette succion peut contribuer à exciter la sensibilité, et à ranimer le mouvement du cœur chez le nouveau-né. Mais on a beaucoup d'autres moyens plus efficaces pour le rappeler à la vie. Voyez les secours à donner aux enfans dans l'état de mort apparente.

Fumigation contre le flux excessif des hémorroïdes.

Il faut recevoir sur une chaise percée la fumée de la râclure du sabot d'un pied de cheval.

Ephém. d'All., *décur.* 2, *ann.* 5, *obs.* 180, *p.* 269.

Remarque. Cette fumigation, nécessairement ammoniacale, et par conséquent excitante, peut être utile contre le flux excessif des hémorroïdes, qui tient à la débilité du malade, et principalement à l'atonie des vaisseaux hémorroïdaux. Mais elle ne produirait aucun avantage contre le flux actif des hémorroïdes qui dépendrait d'un état de pléthore générale ou locale, ou qui accompagnerait la crise de quelque maladie.

Gargarisme contre l'inflammation, la sécheresse, les ulcérations et fissures de la bouche, de la langue et du gosier.

Prenez Eau de plantain, quatre onces ;
Sirop de roses sèches, demi-once ;
Muriate d'ammoniaque (sel ammoniac en poudre), un scrupule.
Mêlez le tout pour un gargarisme dont le malade usera plusieurs fois dans la journée.
On peut encore toucher les aphthes de la bouche, trois fois le jour, avec un pinceau trempé dans un mélange de sirop de roses sèches et de sel ammoniac.

Ephém. d'All., *décur.* 2, *ann.* 5, *obs.* 140, *p.* 334.

Remarque. Ce gargarisme est astringent et excitant. Il ne saurait donc convenir dans la première période de l'inflammation de la bouche, lorsque la membrane muqueuse qui tapisse cette cavité est plus ou moins irritée. C'est à un médecin éclairé et non au vulgaire de distinguer ces différens cas, et les indications qu'ils présentent. Mêmes réflexions pour l'autre topique.

Remède contre la surdité et le bourdonnement d'oreilles.

Introduisez le petit bout d'une pipe à tabac dans l'oreille, et tirez par le gros bout l'air qui est dans l'oreille.

Ephém. d'All., décur. 2, an. 6, p. 254.

Remarque. Le bourdonnement d'oreilles et la surdité peuvent dépendre de beaucoup de causes, telles que l'éternûment répété, les sons trop bruyans, le jeu des instrumens à vent, l'embarras des premières voies, la grossesse, la pléthore, la bonne chère, la faiblesse après une longue maladie, l'accumulation du cérumen dans l'oreille, l'absence ou la compression du nerf auditif, etc. Or, on ne voit aucune de ces causes qu'on puisse attaquer ou combattre efficacement en pompant l'air enfermé dans l'oreille.

Lavement contre la gangrène des intestins.

Chargez la seringue de bouillon d'écrevisses de rivière.

Ephém. d'All., décur. 2, ann. 6, obs. 196, p. 293.

Remarque. La gangrène des intestins est incurable et nécessairement mortelle ; quel avantage pourrait-on donc retirer du bouillon d'écrevisses ?

Remède contre la dyssenterie.

Prenez un Coing, coupez-le en deux parties inégales suivant sa largeur ; creusez la plus grosse partie pour la remplir de cire blanche ou jaune : faites ensuite cuire le coing sous la cendre chaude jusqu'à ce que la cire soit fondue et incorporée avec le fruit ; alors donnez-le à manger au malade.

Ephém. d'All., décur. 2, ann. 7, obs. 3, p. 180.

Remarque. La dyssenterie est une inflammation du gros intestin qui exige la diète la plus sévère dans le commencement ; on tuerait donc le malade, ou du moins on aggraverait beaucoup son état, en lui donnant à manger un coing préparé comme ci-dessus, qui doit être fort indigeste. Ce fruit est astringent, et peut convenir seulement vers la fin de la maladie, pour rendre à la muqueuse intestinale sa tonicité naturelle. Au reste, le vulgaire ne doit pas s'aviser de traiter la dyssenterie.

Bouillon vermifuge.

Prenez Cendres de houblon, demi-gros ou un gros.
Délayez dans un bouillon au lait. A prendre le matin, à jeun, quelques jours de suite.
Ephém. d'All., décur. 2, ann. 7. obs. 200, p. 454.

Autre Bouillon vermifuge.

Faites bouillir quelques têtes d'ail dans du lait de chèvre, et faites prendre cette décoction, à jeun, un ou deux jours.
Ephém. d'All., décur. 2. ann. 7. obs. 240, p. 454.

Remarque. Ces deux bouillons, le premier, par son amertume, le second par son âcreté, et peut-être par son odeur, sont nuisibles aux vers. On peut donc les employer avec assurance sur-tout dès le commencement des affections vermineuses.

Bouillon contre la colique.

Prenez Camomille commune, une poignée
Faites bouillir dans une livre de lait, et passez par un linge. Pour un bouillon.
Ephém. d'All., décur. 2, ann. 7, append., p. 130.

Remarque. Ce bouillon doit être amer, et par conséquent tonique; qualités qui doivent le faire proscrire dans la colique, accompagnée d'irritation, d'inflammation dans le ventre, et de fièvre. Il ne peut convenir que dans la colique flatulente ou venteuse, lorsque l'intestin n'a pas assez de force pour chasser les vents qui l'incommodent.

Remède contre la phthisie.

Il faut manger tous les jours, à jeun, du cresson de fontaine, et user de lait de beurre pour boisson ordinaire.
Ephém. d'All., décur. 2, ann. 8, obs. 142, *p.* 301.

Remarque. Le cresson de fontaine, par son âcreté, son amertume, et son odeur, est excitant. Il ne saurait donc être utile dans la phthisie, où il s'agit de calmer et de modérer la fièvre hectique qui consume l'individu. On aura sans doute observé que cette plante avait contribué à la guérison de quelque catarrhe chronique de la poitrine, et on aura cru qu'il avait arrêté la phthisie pulmonaire. Cette méprise est très-possible et plus commune qu'on ne pense.

Remède contre la suppression des règles.

Il faut que la malade mette la chemise d'une personne saine qui les a actuellement.

Ephém. d'All., décur. 2, ann. 8, obs. 181, p. 464.

Remarque. On ne conçoit guère la vertu d'un tel remède, à moins qu'il n'agisse sur l'imagination, dont le trouble et le désordre peuvent donner lieu à la suppression d s règles chez certaines femmes extrémement nerveuses

Poudre contre l'enrouement.

Il faut prendre, trois jours de suite, en se couchant, un gros d'yeux d'écrevisses préparés.

Ephém. d'All., décur. 2, ann. 9, obs, 43, p. 79.

Remarque. Les concrétions connues sous le nom d'yeux d'écrevisses ne sont que du carbonate calcaire, auquel on n'attribue d'autre vertu en médecine, au moins à l'intérieur, que celle d'absorber les acides des premières voies de la digestion. Comment serait-il donc propre à guérir l'enrouement, qui n'est qu'une affection des voies de la respiration ?

Julep contre le flux hépatique.

Il faut prendre, le matin, à jeun, pendant quelque tems, quinze à vingt onces d'eau distillée de chicorée sauvage

Ephém. d'All., décur. 2, ann. 9, obs. 58, p. 82.

Remarque. Le flux hépatique consiste en déjections semblables à de la lavure de chair, et accompagnées d'un léger ténesme, de perte d'appétit, d'amertume de la bouche, de flatuosités, d'urines bilieuses, de douleur et de tension dans la région du foie, et de fièvre lente. Cette maladie succède pour l'ordinaire à la jaunisse ou à quelque affection du foie : or, l'eau distillée de chicorée sauvage, qui est légèrement amère et diurétique, ne saurait jamais être nuisible dans ces sortes de cas, quoiqu'elle ne puisse pas toujours opérer la guérison, sur-tout si le foie est attaqué dans sa texture.

Reméde pour empêcher les marques de petite-vérole.

Lorsque les pustules sont mures, il faut approcher du visage un fer chaud plusieurs fois le jour, ce qui les dessèche et les empêche de creuser.

Ephém. d'All., décur. 2, ann. 9, obs. 87, p. 491.

Remarque. Il est possible que ce reméde soit utile pour prévenir les marques de la petite-vérole ; mais des praticiens distingués pensent qu'on réussirait beaucoup mieux, en empêchant le pus de séjourner sous les boutons : en conséquence, ils conseillent d'ouvrir avec des ciseaux les boutons du visage et des parties exposées à la vue, lorsqu'ils sont bien murs, d'en éponger le pus, et de fomenter ensuite ces mêmes endroits avec du lait tiède, de la crème ou du beurre frais.

Poudre contre l'accouchement difficile, par faiblesse.

Prenez Myrrhe, un scrupule ;
    Borax de Venise, safran, de chacun douze grains ;
    Huile de succin, trois gouttes.
      Mêlez le tout dans quatre cuillerées de bon vin rouge, pour donner sur-le-champ : ce qui se répétera six heures après, s'il est nécessaire.

Ephém. d'All., décur. 2, ann. 9, obs. 97, p. 169.

Remarque. Cette poudre, ainsi que le vin qui lui sert d'excipient, sont propres à exciter les forces, et par conséquent à favoriser le travail de l'accouchement, qui languit par la faiblesse naturelle de la femme. Mais ils seraient dangereux, si la faiblesse venait d'épuisement, d'une longue diète, etc. Consultez donc alors un accoucheur prudent.

Potion contre la fièvre quarte.

Prenez Graine de coriandre , une once.
  Faites-la infuser pendant vingt-quatre heures dans cinq onces de vin blanc ; passez ensuite par un linge ; et faites prendre la colature à jeun.
Ephém. d'Allem., *décur.* 2 , *ann.* 10 , *obs.* 85 , *p.* 157.

Remarque. Cette potion est stimulante et propre à combattre la fièvre quarte qui ne se complique avec aucune lésion organique des viscères abdominaux ; mais elle a moins de vertu que le quinquina et les amers.

Topique contre les douleurs aiguës internes du bas-ventre, chez les enfans.

Il faut assujétir un goujon sur le nombril de l'enfant, l'y laisser quatorze heures, et répéter cela plusieurs jours de suite.
Ephém. d'All., *décur.* 2 , *ann.* 10 , *obs.* 105 , *p.* 191.

Remarque. Ce remède paraît absurde et ridicule, pour ne rien dire de plus. Les cataplasmes émolliens, les bains tièdes et les lavemens anodyns seraient sans contredit plus efficaces.

Fomentation contre le tremblement des membres.

Il faut les fomenter plusieurs fois le jour avec son urine, ou celle d'une personne saine.
Ephém. d'All., *décur.* 2 , *ann.* 10 , *obs.* 146 , *p.* 232.

Remarque. Cette fomentation peut fortifier les membres , à cause des sels que l'urine contient ; elle est donc bonne contre le tremblement des membres qui dépend de faiblesse, de douleurs rhumatismales chroniques, etc.

(451)

Bol contre les vers.

Prenez Limaille de fer porphyrisée, depuis un scrupule jusqu'à demi-gros

Incorporez-la avec un gros de conserve d'absynthe ou de fumeterre : ce qui se réitérera plusieurs fois de suite, le matin, à jeun, et le soir en se couchant.

Ephém. d'All., décur. 3, *ann.* 1, *obs.* 7, *p.* 22.

Remarque. Ce bol est tonique, amer, et par conséquent contraire aux vers. Mais il serait dangereux, si l'affection vermineuse était accompagnée de fièvre.

Potion contre les contusions, fractures, et blessures internes.

Prenez Huile de vers de terre, douze à quinze gouttes.

Mêlez avec une eau vulnéraire. A prendre trois fois le jour, pendant quelque tems.

Ephém. d'All., décur. 3, *ann.* 1, *obs.* 9, *p.* 24.

Remarque. L'huile de vers n'a pas beaucoup de vertus ; elle est plus dégoûtante qu'efficace, au moins pour l'intérieur. Mais l'eau vulnéraire avec laquelle elle est mêlée peut être plus ou moins stimulante, suivant la manière dont elle est composée ; ce qui la rend, sinon dangereuse, du moins suspecte, contre les contusions, fractures et plaies internes.

Remède contre la sciatique ou le rhumatisme de quelque partie.

Fouettez l'endroit affecté jusqu'à rougeur, avec des orties, et bassinez-le ensuite avec du vin blanc : ce qui sera répété plusieurs fois.

Ephém. d'All., décur. 3, *ann.* 1, *obs.* 34, *p.* 53.

Remarque. Ce remède où tout est stimulant, peut être utile dans le rhumatisme chronique ; mais il serait dangereux dans le rhumatisme aigu. C'est aux médecins à déterminer les cas où l'on doit en faire usage.

Remède contre les fleurs blanches.

Il faut user de sirop de corail de Guérectan, ou de la teinture de corail mêlée avec la terre sigillée.

Ephém. d'All., décur. 3, an. 1, obs. 39, p. 58.

Remarque. Ce remède est astringent, et peut convenir pour remédier aux fleurs blanches chroniques, qui tiennent à la faiblesse de l'individu ou à l'atonie des organes génitaux ; mais il aggraverait les fleurs blanches aiguës ou accompagnées de fièvre générale et d'irritation dans les parties.

Potion contre les douleurs après l'accouchement.

Prenez Blanc de baleine, un gros ;
    dans décoction d'armoise, quatre onces.

Ephém. d'All., décur. 3, ann. 1, obs. 41, p. 59.

Remarque. Les douleurs ou tranchées utérines sont une des suites naturelles de l'accouchement ; elles se calment ordinairement d'elles-mêmes, le second ou troisième jour, souvent même avant la fièvre de lait. Il est donc inutile de les combattre, à moins quelles ne soient trop violentes. Mais alors on a des moyens plus doux que la décoction d'armoise qui est stimulante, et peut occasionner des hémorragies ou pertes de sang. Ce remède conviendrait tout au plus, si les douleurs dépendaient d'une faiblesse extrême, et que la matrice ne pût se débarrasser des caillots formés par le sang des lochies ou vidanges. C'est aux médecins-accoucheurs qu'il faut s'adresser dans ces circonstances.

Fomentation contre les marques que les enfans apportent quelquefois en naissant.

Il faut distiller sur la fin de mai toute la plante appelée *Benoîte*, en latin *Caryophillata*, et en laver ces marques, qui se dissipent en peu de tems.

Ephém. d'All., décur. 3, ann. 1, obs. 74, p. 114.

Remarque. Comme la fomentation ci-dessus est de toute innocuité, on peut en faire l'essai ; mais il est douteux qu'elle réussisse, comme on l'assure.

Potion contre la jaunisse invétérée.

Il faut prendre un blanc d'œuf que l'on fera mousser et qu'on mêlera avec douze onces d'eau de chiendent, en y ajoutant un peu de sucre. Pour une dose à prendre, matin et soir, pendant quelque tems.

Éphém. d'All., décur. 3, ann. 2, obs. 95, p. 120.

Remarque. Il n'y a rien de suspect, ni d'actif dans cette potion; on n'en saurait donc proscrire l'usage; mais elle ne réussira point dans les jaunisse avec lésion organique du foie.

Remède contre la difficulté d'uriner d'un enfant nouveau né.

Il faut lui mettre sur le gland une éponge trempée dans du lait, dans lequel on aura fait bouillir de l'ail, ou une petite pelure d'oignon.

Éphém. d'All., décur. 3, ann. 3, obs. 69, p. 85.

Remarque. Ce remède appliqué sur le gland peut agir sympathiquement sur la vessie et réveiller la contractilité de cet organe ; mais il serait peut-être dangereux, si la rétention d'urine dépendait d'irritation dans les voies urinaires, et certainement inutile si le canal de l'urète était imperforé ou oblitéré, comme on l'observe quelquefois chez les nouveau-nés.

Cataplasme contre la sciatique.

Il faut faire bouillir de la racine de consoude ratissée dans l'urine du malade, et lorsqu'elle est réduite en pulpe, l'appliquer chaudement sur le haut de la cuisse, en la couvrant d'une compresse et l'entourant d'une bande. Le malade doit rester aussi vingt-quatre heures couché sur la cuisse douloureuse; ensuite on ôte le cataplasme qu'on enfouit sous terre.

Éphém. d'All., décur. 3, ann. 5 et 6, obs. 160, p. 45.

Remarque. Ce cataplasme, à cause des sels de l'urine, peut être utile dans la sciatique chronique, et non dans celle qui est aiguë et accompagnée de fièvre. Quant aux précautions de rester vingt-quatre heures sur la cuisse douloureuse et d'enterrer le cataplasme, elles sentent, sinon le charlatanisme, du moins la superstition.

Tisane contre l'hydropisie.

La décoction de bluet ou d'aubifoin.

Ephém. d'All., décur. 3, ann. 5 et 6, obs. 20, p. 50.

Remarque. Cette tisane est sans vertu.

Cataplasme contre les vidanges et les règles immodérées.

Prenez telle quantité de suie de cheminée que vous voudrez ; mêlez-la avec de bon vinaigre. Pour un cataplasme que vous appliquerez sur les genoux, et renouvellerez lorsqu'il sera sec.

Ephém. d'All., décur. 3, ann. 5 et 6, obs. 84, p. 167.

Remarque. Ce cataplasme est astringent, et peut par conséquent arrêter les hémorragies ou pertes utérines immodérées. Mais pourquoi ne pas l'appliquer plus près de la matrice, sur les aines, sur l'hypogastre, etc. ?

Poudre contre les ulcères ichoreux.

Faites sécher des feuilles de grande joubarde ; réduisez-les en poudre, et soupoudrez-en les ulcères deux fois le jour, jusqu'à guérison.

Ephém. d'All., décur. 3, ann. 5 et 6, obs. 115, p. 230.

Remarque. La joubarbe n'est regardée que comme rafraîchissante et légèrement astringente. Elle serait peut-être utile, sous ce double rapport, contre les ulcères ichoreux, qui dépendraient de l'atonie des chairs ; mais en aurait alors beaucoup d'autres topiques meilleurs que celui-là.

Cataplasme contre les plaies récentes.

Appliquez-y des feuilles d'orvale pilées ; ce qui sera répété une fois le jour, jusqu'à guérison.

Éphém. d'All., *décur.* 3, *ann.* 5 *et* 6, *obs.* 242, *p.* 575.

Remarque. L'orvale, surnommée toute bonne, n'a cependant aucune vertu.

Liniment contre les dartres rebelles.

Prenez Gomme adragant, une once.
Dissolvez-la dans une suffisante quantité d'eau de plantain ; ajoutez-y ensuite :
Alun en poudre, mercure sublimé, de chacun un gros.
Pour un liniment.

Éphém. d'All., *décur.* 3, *ann.* 7 *et* 8, *obs.* 18, *p.* 38.

Remarque. Ce liniment peut réussir contre certaines dartres rebelles, telles que les vénériennes : mais il en est d'autres contre lesquelles il échouerait. D'ailleurs il ne peut jamais être employé seul, ou sans un traitement interne.

Cataplasme contre la piqûre des guêpes et des abeilles.

Il faut couvrir de boue les endroits piqués.

Éphém. d'All., *décur.* 3, *ann.* 7 *et* 8, *obs.* 194, *p.* 314.

Remarque. Ce remède n'est bon que quand on n'a rien de mieux. L'alcali volatil pur est le plus efficace contre la piqûre des insectes, sur laquelle il suffit d'en verser une goutte.

Remède contre le diabétès.

L'usage du cachou, en teinture ou en substance.

Éphém. d'All., *décur.* 3, *ann.* 7 *et* 8, append., *obs.* 29, pag. 72.

Remarque. Ce remède est astringent, et peut convenir pour modérer l'écoulement excessif de l'urine ; mais quel bien produira-t-il, si le malade est déjà réduit à l'état de marasme.

Remède contre l'enrouement.

Il faut user longtems du sirop d'érysimum, ou bien de trochisques composés avec parties égales de myrrhe, d'encens, et de sucre candi, incorporés avec le mucilage de gomme adragant.

Ephém. d'Allem., décur. 3, ann. 7 et 8, append., obs. 153, pag. 76.

Remarque. Ce remède est actif et stimulant ; il ne peut donc convenir dans l'enrouement qui accompagne une esquinancie ou un catarrhe aigu de la poitrine ; mais il peut-être utile dans le déclin de ces maladies, pour les empêcher de passer à l'état chronique, en donnant du ton aux membranes muqueuses qui en étaient le siége.

Poudre contre la lèpre.

Il faut user pendant quatre mois de coquilles d'œufs calcinées et réduites en poudre, à la dose d'un gros chaque fois, en ayant soin de se purger tous les quinze ou vingt jours.

Ephém. d'All., décur. 3, ann. 9 et 10, obs. 153, p. 276.

Remarque. Les coquilles d'œufs ne contiennent que du carbonate calcaire, substance saline dont la propriété contre la lèpre n'est rien moins que constatée.

Remède contre les règles immodérées.

Il faut prendre pendant quelque tems, matin et soir, un scrupule de soie cramoisie, coupée par petits morceaux dans un verre tiède de décoction de plantain, ou de toute autre plante astringente.

Ephém. d'All., décur. 3, ann. 9 et 10, obs. 235, p. 418.

Remarque. Ce remède peut être utile contre les règles immodérées, à cause de sa vertu astringente ; mais quelle vertu attribuer à la soie cramoisie ? serait-elle astringente à cause de sa couleur ?

Remède contré l'hémorragie qui suit l'extraction d'une dent.

Il faut prendre de la noix, l'enflamer à une bougie, et en cautériser deux ou trois fois l'alvéole dont on a tiré la dent, en se gargarisant ensuite la bouche avec une eau astringente.

Ephém. d'All., centur. 1 et 2, obs. 3, p. 45.

Remarque. La cautérisation est sans contredit un excellent remède pour arrêter l'hémorragie de l'artériole dentaire ; mais on a des moyens plus commodes que la noix enflammée pour y porter le feu. On peut se servir, par exemple, d'une aiguille à tricoter rougie à blanc.

Remède contre l'enrouement.

Il faut prendre du petit-lait bien chaud, soir et matin, pendant quelque tems.

Ephém. d'All., centur. 1 et 2, obs. 8, p. 46.

Remarque. Ce remède est doux, rafraîchissant. Il diminue l'irritation de la membrane muqueuse qui tapisse l'arrière-gorge, et peut dissiper l'enrouement qui tient à cette cause.

Remède contre le marasme, ou maigreur excessive.

Les bains tièdes domestiques.

Ephém. d'All., centur. 1 et 2, append., obs. 46, p. 167.

Remarque. Les bains tièdes relâchent et rafraîchissent le corps. Ils en diminuent l'érétisme et l'irritation, causes qui dessèchent et produisent l'amaigrissement ; mais on les emploirait en vain pour engraisser les individus que la phthisie, ou toute autre lésion organique, auraient conduit au marasme ou maigreur excessive.

Liniment contre les aphthes.

Mêlez du safran en poudre dans de l'huile d'amandes douc s, et employez-le en liniment.

Ephém. d'All., centur. 1 et 2, append., obs. 72. p. 187.

(438)

Remarque. Le safran est amer, tonique : il peut donc convenir en liniment contre les aphtes, maladie où la membrane muqueuse de la bouche manque de ton, et tend quelquefois à la gangrène.

Liniment contre la brûlure.

On dissout un jaune d'œuf dans de l'huile de lin, ou bien on fait un onguent avec la chaux vive et l'huile de roses.

Ephém. d'All., centur. 1 *et* 2, *append., p.* 188.

Remarque. Le premier de ces remèdes est émollient, et peut convenir contre la brûlure, lorsque l'inflammation s'est développée. Le second, au contraire, est astringent et ne peut être utile qu'immédiatement après l'application du feu, pour prévenir ou faire avorter l'inflammation : il s'oppose alors à l'afflux des liquides vers la partie brûlée.

Pilules contre la colique de miserere.

Faites des pilules avec du miel cuit en consistance d'extrait, et donnez-les dans de l'huile d'olive.

Ephém. d'All., centur. 1 *et* 2, *append., p.* 191.

Remarque. Ces pilules sont relâchantes et émollientes ; elles peuvent remédier à la constipation et à l'irritation qui accompagnent la colique de *miserere.* Cette maladie n'est qu'une inflammation très-aiguë du conduit intestinal : le nom qu'elle porte lui a été donné par le vulgaire, à cause des douleurs atroces que le malade souffre, et qui le rendent digne de compassion.

Poudre contre l'incontinence d'urine.

Calcinez une taupe, réduisez-la en poudre, et donnez-en un demi-gros le soir, à l'heure du coucher, pendant quelques jours. On peut incorporer cette poudre avec quelque sirop pour en faire un bol.

Ephém. d'All., centur. 1 *et* 2, *append., p.* 199.

Remarque. Ce remède, ainsi que toutes les substances

animales calcinées, doit contenir du carbone et quelques matières salines qui peuvent lui donner une vertu stimulante. Aurait-il donc réussi quelquefois, sous ce rapport, contre l'incontinence d'urine qui tenait à l'atonie ou faiblesse des voies urinaires? Dans le vulgaire, on menace les enfans qui pissent au lit de leur faire manger un rat, et on dit qu'on les guérit de l'incontinence d'urine. Ce remède est dégoûtant, inspire une sorte d'horreur et frappe l'imagination qu'il est facile de troubler dans le premier âge. L'enfant qui craint de manger ce vilain animal, ne dort presque pas de la nuit, ou est plus facilement réveillé par le besoin d'uriner; il se lève pour le satisfaire, et perd ainsi l'habitude de la malpropreté. La taupe n'aurait-elle pas la même vertu que le rat? Au surplus, de tels remèdes seraient inefficaces contre beaucoup d'autres espèces d'incontinence d'urine dont les causes ne peuvent être bien appréciées que par des médecins et des chirurgiens instruits.

Mixture contre la jaunisse.

Dissolvez de la fiente d'oie dans de l'esprit-de-vin, et donnez depuis un gros jusqu'à deux de cette liqueur dans une décoction apéritive.

Epém. d'All., centur. 3 et 4, obs. 188, p. 342.

Remarque. Cette mixture est excitante ou stimulante. Elle serait donc nuisible dans la jaunisse qui tiendrait à quelque lésion organique du foie, ou à la constriction spasmodique des conduits biliaires. D'ailleurs, pourquoi recourir à la fiente d'oie, quand on a d'autres remèdes plus efficaces et moins dégoûtans?

Cataplasme contre la pleurésie.

Prenez des Crottes de cheval entier; incorporez-les avec de l'urine pour en faire un cataplasme que vous appliquerez chaudement sur le côté douloureux.

Ephém. d'All., cent. 3 et 4, obs. 170, p. 335.

Remarque. Ce cataplasme est plus dégoûtant qu'efficace. Sa vertu stimulante et révulsive est beaucoup plus faible que celle des vésicatoires et des sinapismes.

Poudre contre les fièvres intermittentes.

Prenez Quinquina, quatre scrupules;
     Fleurs de sel ammoniac, demi-gros;
     Diagrède sulfuré, seize grains.
      Réduisez le tout en poudre, et partagez en deux doses, à prendre l'une douze heures, et l'autre deux heures avant l'accès; on boira par-dessus une tasse de thé, qui sera suivie de quelques autres entre la première et la seconde prise du remède.

Ephém. d'All., *centur.* 5 *et* 6, *obs.* 55, *p.* 110.

Remarque. Ce remède est un excellent fébrifuge; mais l'usage doit en être surveillé par un médecin versé dans la pratique. Il y a des cas où il serait plus nuisible qu'utile; par exemple, lorsque les fièvres intermittentes se compliquent avec des lésions organiques des viscères.

Remède contre la migraine.

Il faut fumer de la semence de fenouil en guise de tabac.

Ephém. d'All., *cent.* 7 *et* 8, *obs.* 28, *p.* 71.

Remarque. La semence de fenouil est une des *quatre semences chaudes majeures* des anciens; comme stimulante, elle peut déterminer une abondante excrétion de salive, et agir sympathiquement sur les membranes muqueuses des narines et des oreilles, même sur le cuir chevelu, où est le siège de la migraine. Elle agit alors à-peu-près comme un vésicatoire ou tout autre révulsif.

Poudre contre la gravelle et la pierre.

Prenez un demi-gros à un gros de poudre de limaçons communs, le matin, à jeun, dans une décoction diurétique, et continuez quelque tems.

Ephém. d'All., *centur.* 7 *et* 8, *obs.* 33, *p.* 80.

Remarque. Cette poudre n'a aucune vertu pour dissoudre la pierre ou les graviers. Peut-elle en prévenir la formation ? c'est fort douteux.

Remède contre les engelures ulcérées.

Faites brûler un rat jusqu'à ce qu'il soit calciné ; puis réduisez-le en cendres, que vous répandrez sur les ulcères deux fois le jour jusqu'à la guérison, qui sera prompte.
Ephém. d'All., centur. 7 et 8, obs. 80, p. 195.

Remarque. Cette poudre contient des matières salines qui peuvent la rendre excitante ou stimulante. Elle peut donc convenir dans les engelures ulcérées qui pèchent presque toujours par atonie ou défaut de ton. Mais on a, pour cette maladie, beaucoup d'autres remèdes plus efficaces que la poudre de rat calciné : tels sont le vin tiède, l'eau-de-vie camphrée, les lotions aromatiques, etc.

Liniment contre les hémorroïdes douloureuses.

Prenez de la Céruse en poudre ; faites-la macérer pendant une nuit dans du vinaigre ; jettez le vinaigre le matin, et ajoutez-y un peu d'huile d'olive. Pour un liniment.
Ephém. d'All., centur. 7 et 8, obs. 4, p. 259.

Remarque. Ce liniment, à cause de l'oxide blanc de plomb, doit être sédatif et astringent ; il pourrait donc convenir pour appaiser la douleur et diminuer le bourrelet hémorroïdal ; mais n'aurait-on pas à craindre que ce topique ne causât des accidens, même la gangrène, si les tumeurs hémorroïdales étaient enflammées ? Qui oserait l'appliquer sur des hémorroïdes critiques, ou produites par un état de pléthore ? Des praticiens recommandables, tels que Quesnay, regardent les oxides de plomb comme suspects même à l'extérieur.

Remède contre le poison de stramonium, ou pomme épineuse, et de belladona ou cerise-poison.

Commencez par faire vomir ; donnez ensuite un grand verre de vinaigre de vin au malade.
Ephém. d'All., centur. 6 et 10, obs. 94, p. 296.

Remarque. Ce traitement est recommandé par les praticiens, contre les poisons végétaux, sur-tout narcotiques.

Tisone contre la goutte.

Faites bouillir de la racine d'aristoloche clématite dans de l'eau commune, et donnez-en quelques verres dans la journée ; ou bien, faites infuser cette même racine dans de l'eau-de-vie, ou esprit-de-vin, et donnez sept à huit gouttes de cette teinture dans du thé, le matin, à jeun, pendant quelque tems.

Ephém. d'All., centur. 9 et 10, obs. 94, p. 206.

Remarque. La racine d'aristoloche clématite est amère, aromatique, tonique ; elle peut donc convenir dans la goutte avec défaut de ton ; mais elle serait nuisible dans le cas contraire. Voyez ce que nous avons dit sur la goutte.

Remède contre la douleur d'oreilles.

Trempez du coton dans de l'huile d'œuf, et mettez-en de tems en tems dans l'oreille.

Ephém. d'All., ann. 1727, vol. 1, obs. 40, p. 87.

Remarque. Ce remède est adoucissant ; il peut être appliqué extérieurement sur toutes les parties où l'on sent de la douleur.

Cataplasme contre l'enflure des jambes dans l'hydropisie.

Appliquez des feuilles ou des racines de la plante appelée *Bon-Henri* (*Chenopodium bonus Henricus*). On fait aussi sécher cette plante, et on en incorpore la poudre contre la gale.

Ephém. d'All., an. 1727, vol. 1, obs. 57, p. 110.

Remarque. Cette plante n'est qu'émolliente. Appliquée sur les jambes enflées, elle en ramollit et détend la peau : ce qui peut en augmenter la transpiration insensible et en favoriser le dégorgement. Mêlée avec une pommade contre la gale, elle peut aussi assouplir la

peau et favoriser l'absorption des remèdes anti-psoriques.
Elle est inusitée.

Décoction contre l'asthme et l'oppression de poitrine.
Quelques verres de décoction de navet, le matin, à jeun, pendant six semaines.

 Éphém. d'All., ann. 1727, vol. 1, obs. 62, p. 116.

Remarque. Cette décoction est adoucissante; elle peut
être utile toutes les fois qu'il y a de l'irritation dans la
poitrine; mais l'asthme et l'oppression tiennent souvent
à des causes que ce remède ne saurait corriger.

Collyre contre l'ophthalmie.

Bassiner souvent les yeux, dans la journée, avec son urine un
peu tiède.

 Éphém. d'All., ann. 1727, vol. 1, obs. 65, p. 126.

Remarque. Ce collyre convient contre l'ophthalmie
chronique, et non contre celle qui est aiguë.

Potion contre l'accouchement difficile.

Dissolvez un peu de savon dans de l'eau commune, et faites-en
boire à la malade.

 Éphém. d'All., ann. 1727, vol. 1, obs. 69, p. 119.

Remarque. Cette potion est stimulante, et peut favoriser l'accouchement dont la difficulté tient à la faiblesse naturelle de la femme; mais elle serait inefficace
contre une infinité d'autres causes qui peuvent retarder
ou empêcher cette fonction, telles que l'étroitesse du
bassin, la grosseur excessive ou la mauvaise situation de
l'enfant, etc.

Fomentation contre les pertes.

Appliquez sur le pubis des linges trempés dans de l'eau froide,
à laquelle on aura ajouté un quart de vinaigre : ce
qu'on répétera de tems en tems dans la journée.

 Éphém. d'All., ann. 1727, vol. 1, obs. 103, p. 194.

Remarque. L'eau froide mélée avec le vinaigre est astringente. Tous les médecins et sur-tout les accoucheurs en connaissent l'utilité dans les cas de perte ou hémorragie chez les femmes.

Poudre contre la teigne et les poux.

Répandez pendant quelque tems de la semence de persil réduite en poudre, sur la tête des teigneux et des pouilleux.

Ephém. d'All., ann. 1727, *vol.* 1, *obs.* 133, *p.* 285.

Remarque. La semence de persil est une des *quatre semences chaudes mineures,* et l'une des *cinq racines apéritives.* On dit aussi que la décoction de cette plante tue les poux. C'est une propriété à constater, comme celle qu'on lui attribue contre la teigne. Au reste, cet essai serait sans danger.

Tisane contre la goutte, la colique et la cachéxie.

Prenez deux onces de râpure de bois de gui de chêne ; versez dessus deux pintes d'eau bouillante, et faites infuser pendant deux heures dans un vaisseau luté avec de la pâte : faites bouillir ensuite doucement jusqu'à la réduction du tiers ; passez par un linge, et mettez la liqueur dans des bouteilles bien bouchées.

On en prend deux gobelets tièdes, matin et soir, pendant quelque tems, et on fait après, s'il est possible, un léger exercice.

Ephém. d'All., ann. 1727, *vol.* 1, *obs.* 191, *p.* 422.

Remarque. Le gui de chêne était une plante sacrée chez les Druides. On le cueillait solennellement avec une faucille d'or, pour l'employer contre l'épilepsie, qui était aussi une maladie sacrée chez les anciens. Quelques auteurs la regardent comme tonique, résolutive, anti-spasmodique. Peut-être conviendrait-elle, sous ce rapport, contre certaines espèces de goutte, de colique, de cachexie et d'épilepsie. Ce sont des conjectures à vérifier.

Tisane contre l'hydropisie.

La décoction d'orme, pour boisson ordinaire , pendant un mois ou six semaines : si on la trouve trop désagréable , on en prend seulement trois ou quatre verres tièdes par jour, entre les repas.

Ephém. d'All., ann. 1727, *vol.* 1 , *obs.* 194 , *p.* 429.

Remarque. La vertu anti-hydropique de l'orme n'est rien moins que constatée.

Amulette contre l'incontinence d'urine.

Faites sécher un crapaud au soleil ou dans un four, et suspendez-le au cou du malade.

Ephém. d'All., ann. 1727, *vol.* 1 , *obs.* 227, *p.* 505.

Remarque. Il en est de cette dégoûtante amulette comme de toutes les autres. Les propriétés en sont de vraies chimères qu'une médecine éclairée doit combattre et rejetter de la pratique.

Remède contre la douleur de tête, appelée le clou.

Appliquez des sangsues sur l'endroit douloureux.

Ephém. d'All., ann. 1730, *vol.* 2 , *obs.* 14 , *p.* 41.

Remarque. Le clou est assez ordinaire chez les femmes, comme symptome de l'affection hystérique. L'application des sangsues sur l'endroit douloureux peut soulager cette espèce de douleur de tête, quand elle dépend d'une pléthore générale ou locale. Peut-être que la piqûre de ces vers aquatiques agit aussi en attirant au-dehors l'irritation fixée à l'intérieur de la tête

Remède contre la constipation.

Donnez une rôtie de mie de pain arrosée de bonne huile d'olive, le matin, à jeun, quelques jours de suite.

Remarque. Ce remède peut réussir à cause de l'huile qui est relâchante.

Remède contre le calcul.

Prenez le matin, à jeun, la veille de chaque nouvelle lune, trois gousses d'ail, en buvant par-dessus un verre de vin blanc.

Remarque. L'ail et le vin blanc sont stimulans : ils peuvent donc exciter l'action des voies urinaires, et faire rendre quelques graviers ou calculs sablonneux. Mais ce remède ne réussit pas mieux la veille de la nouvelle lune qu'en tout autre tems. Il serait nuisible pendant les accès de néphrite calculeuse, où il est nécessaire de relâcher les voies urinaires.

Cataplasme contre la cardialgie.

Faites bouillir des feuilles fraîches de sauge dans du beurre, et appliquez le tout chaudement en cataplasme sur la région du cœur et sur le bas-ventre.

Remarque. La cardialgie n'est qu'une sorte d'anxiété, un resserrement douloureux qu'on sent à la région de l'estomac. Or, cette affection peut dépendre d'une infinité de causes dont il est difficile d'assigner celle qui pourrait être détruite par le cataplasme ci-dessus. S'il produit quelque avantage, c'est sans doute à cause de sa vertu stimulante, et en diminuant l'irritation intérieure.

Potion contre la colique.

Du vin doux mêlé avec l'huile d'amandes douces.

Ephém., ann. 1730, *vol.* 2, *obs.* 195, *p.* 43.

Remarque. Cette potion est laxative ; elle peut donc convenir contre la colique accompagnée de constipation. Il y a néanmoins des individus à qui le vin doux donne la colique venteuse. C'est donc un remède qui n'est pas toujours sûr.

Poudre contre la faiblesse de la vue.

Prenez Racine de valériane, feuilles de tabac, de chaque deux gros. Réduisez le tout en poudre subtile, et ajoutez-y :

(447)

Huiles distillées de lavande et de marjolaine, de chaque
trois gouttes.

A prendre en guise de tabac.

Éphém., ann. 1733, *vol.* 3, *obs.* 125, *p.* 334.

Remarque. Cette poudre est stimulante ; elle excite
fortement la membrane muqueuse des narines, ainsi que
la conjonctive et l'œil. Elle peut donc être utile contre
la faiblesse de la vue qui ne tient point à la faiblesse
ni à aucun vice de l'organe.

Remède contre le larmoiement involontaire.

Prenez Feuilles récentes de bétoine, et en introduisez une dans
chaque narine, où vous les laisserez pendant une
demi-heure : ce qui sera répété de tems en tems.

Éphém., ann. 1737, *vol.* 4, *obs.* 110, *p.* 444.

Remarque. La bétoine est une plante stimulante,
sternutatoire ; elle augmente la secrétion de la mucosité
nasale, excite une secousse plus ou moins violente, et
agit ainsi comme révulsive sur la conjonctive et sur la
source des larmes. Peut-être aussi qu'elle rétablit sympathiquement le ton de ces organes ; ce qui peut être utile
pour remédier au larmoiement qui dépend d'un état de
faiblesse ou de relâchement, comme dans l'ophtalmie
chronique.

Décoction contre les fièvres intermittentes.

Faites bouillir de l'écorce de prunier sauvage ; et donnez-en
pour boisson ordinaire pendant plusieurs jours.

Éphém., vol. 5, *ann.* 1740, *obs.* 116, *p.* 395.

Remarque. L'écorce de prunier sauvage est astringente. La décoction peut donc en être fébrifuge, et on
pourrait l'employer faute de quinquina, quoiqu'elle lui
soit inférieure.

Poudre contre l'atrophie, ou maigreur des enfans.

Donnez pendant neuf jours, le matin, à jeun, dans le déclin

de la lune, de la poudre de lierre grimpant séchée
à l'ombre ; la dose en est de ce qu'il en peut tenir
deux ou trois fois sur la pointe du couteau.

On prend cette poudre, soit infusée en guise de
thé, soit dans un petit bouillon : si la maladie n'est
pas guérie dans les premiers neuf jours, on recommence le même remède au déclin de la lune suivante.

Ephém., vol. 5, ann. 1740, obs. 120, p. 400.

Remarque. Cette poudre est amère, et on l'a crue,
sous ce rapport, utile contre l'atrophie des enfans, qu'on
attribue à la faiblesse des premières voies ; mais il s'en
faut bien que cette vertu soit suffisamment constatée.
D'ailleurs, quel rapport y a-t-il entre l'action de cette
plante et le déclin de la lune ?

Amulette pour faire passer le lait.

Remplissez de vif-argent un tuyau de plume, que vous scellerez
avec de la cire d'Espagne, et portez-le suspendu entre
les mamelles, jusqu'à ce que le lait se soit dissipé
insensiblement.

Ephém., vol. 5, ann. 1740, obs. 149, p. 503.

Remarque. Tout ce qui porte le nom d'amulette,
n'a que des propriétés chimériques, uniquement fondées
sur la crédulité et la superstition du vulgaire.

Poudre contre la gangrène.

Donnez un demi-gros de quinquina en poudre, de trois en
trois heures, plusieurs jours de suite.

Ephém., vol. 5, ann. 1740, obs. 159, p. 520.

Remarque. Le quinquina est tonique et fortifiant ; il
est donc utile à l'intérieur et à l'extérieur pour arrêter
la gangrène qui tient à l'atonie ou faiblesse générale.

Remède contre l'hémorragie du nez.

Reniflez de l'esprit-de-vin à différentes reprises, et buvez de
l'eau commune, en y ajoutant de l'acide sulfurique
(esprit de vitriol) jusqu'à une agréable acidité.

Ephém., vol. 6, ann. 1742, obs. 20, p. 104.

Remarque. L'esprit-de-vin est excitant, et l'acide sulfurique étendu de beaucoup d'eau, est rafraîchissant et astringent. Ils peuvent donc convenir l'un et l'autre contre l'hémorragie passive du nez ; mais ils seraient dangereux, même nuisibles dans l'hémorragie active, sur-tout si elle était critique, et supplémentaire des hémorroïdes, des menstrues, etc. Le conseil d'un médecin éclairé est indispensable pour établir cette différence.

Remède contre l'empyème et les abcès du foie.

L'essence de myrrhe en injection.

Ephém., vol. 6, ann. 1742, *obs.* 29, *p.* 113.

Remarque. L'essence ou teinture alcoolique de myrrhe est stimulante. Elle peut donc être utile en injection contre l'empyème et les abcès du foie, lorsqu'il est nécessaire de ranimer le ton des ulcères. Mais il faut qu'elle soit suffisamment étendue, sans quoi elle causerait une trop forte irritation, et des accidens graves.

Remède contre la rage.

Prenez cinq Hannetons pour un adulte, et trois pour un enfant ; étouffez-les dans du miel ; ôtez-en la tête, et pilez le reste pour le faire prendre au malade, dans une cuillerée de miel, le matin, à jeun, pendant sept jours de suite, en donnant la première dose sur-le-champ.

Ephém., vol. 6, *ann.* 1742, *obs.* 92, *p.* 325.

Remarque. Ce remède est entièrement inerte ou sans vertu, principalement contre la rage. On peut le reléguer parmi les amulettes.

Mixture tonique contre les hémorragies.

Prenez Esprit de vitriol (acide sulfurique), deux gros.
Ajoutez-y de l'esprit volatil de corne de cerf (ammoniaque liquide), jusqu'à saturation ; mêlez vingt gouttes de cette mixture avec trois onces d'eau de plantain. Pour une dose qui sera répétée d'heure en heure jusqu'à la cessation de l'hémorragie.

Ephém., vol. 7, *ann.* 1744, *obs.* 15, *p.* 56.

29

Remarque. Cette mixture ne convient que pour arrêter ou modérer les hémorragies passives qui sont accompagnées d'atonie ou de faiblesse. Elle serait nuisible dans les hémorragies actives, critiques ou supplémentaires, à moins qu'elles ne fussent trop abondantes, et ne missent la vie en danger.

Bouillon contre la constipation invétérée.

Faites mourir une poule en lui tordant le cou, sans la saigner ni la vider ; faites-la cuire lentement avec ses plumes, dans une pinte d'eau, jusqu'à réduction de la moitié. Partagez en deux doses, à prendre tièdes, à quatre heures l'une de l'autre.

Ephém., *vol.* 7, *ann.* 1749, *obs.* 27, *p.* 75.

Remarque. Ce remède ne paraît avoir d'autres vertus que celle d'inspirer beaucoup de dégoût. Si l'on vidait la poule et qu'on en fît bouillir les intestins pour donner cette décoction en lavement, on combattrait peut-être la constipation avec plus de succès et sans rebuter le malade.

Remède contre l'hémorragie utérine.

Il faut mettre les bras jusqu'aux épaules dans du sel commun bien chaud, et les y laisser quelques heures.

Ephém., *vol.* 7, *ann.* 1744, *obs.* 65, *p.* 247.

Remarque. Ce bain de sel en échauffant et stimulant les membres supérieurs, peut y attirer les fluides, et produire une révulsion salutaire qui empêche le sang de se porter avec la même abondance vers la matrice.

Potion contre la folie et la manie.

Prenez du linge blanc trempé dans le sang d'ânon, et séché ensuite, telle quantité que vous voudrez.

Coupez un petit morceau de ce linge de la longueur d'un doigt et de la largeur de trois.

Mettez-le infuser avec demi-poignée de mouron à fleurs rouges, dans quatre ou cinq livres d'eau bouillante ; coulez ensuite par un linge, et donnez cette potion trois fois le jour, pendant quelque tems.

Ephém., *vol.* 8, *ann.* 1748, append., *p.* 11.

(451)

Remarque. Le sang d'ânon n'a aucune vertu contre la folie et la manie, qui sont des maladies de l'esprit.

Poudre contre les vers, et sur-tout les vers plats.

Prenez Graines de tilli, ou pignons d'Inde, quatre grains ;
  Sucre blanc, demi-gros.
        Pulvérisez le tout ; et après l'avoir mêlé dans un mortier, partagez-le en quatre prises.
        Le malade prendra chaque dose de deux jours l'un, le matin, à jeun, avalant par-dessus un petit bouillon au lait tiède, et quelques autres verres de lait de quart d'heure en quart d'heure, pendant la matinée.
Ephem., vol. 9, ann. 1752, *obs.* 13, *p.* 54.

Remarque. Les pignons d'Inde sont les fruits du tilli (*Croton tiglium*), qui croît dans l'île de Ceylan. Ils sont émétiques, drastiques, brûlans, narcotiques. Ils peuvent avoir réussi contre les *tania* ou vers plats ; mais comme ils sont très-énergiques et par conséquent dangereux, on ne doit les employer qu'avec beaucoup de réserve ; la prudence exige même qu'on les tienne toujours hors de la sphère de la médecine ordinaire.

Autre Poudre de même qualité.

Prenez Poudre de jalap, un scrupule ;
  Tartre vitriolé (sulfate de potasse) ;
  Assa fœtida, quatre grains.
        Mêlez le tout. Pour une dose à donner le matin, à jeun, et un bouillon par-dessus.
        Ce remède sera répété le lendemain ou surlendemain, s'il n'a pas purgé suffisamment la première fois.
Ephém., vol. 9, ann. 1752, *obs.* 14, *p.* 41.

Remarque. Cette poudre est anthelmintique ou contraire aux vers, soit qu'elle les tue, ou qu'elle les expulse, ou qu'elle débarrasse les premières voies des matières saburrales qui en favorisent la génération.

Poudre contre les rhumatismes.

Prenez Antimoine cru, sucre blanc pulvérisé, de chacun douze grains. Mêlez le tout. Pour prendre deux fois le jour, pendant quelque tems.
Ephém., vol. 9. ann. 1752. *obs.* 52, *p.* 213.

Remarque. Cette poudre est sudorifique ou propre à exciter la transpiration insensible. Elle peut donc convenir dans les rhumatismes chroniques où il s'agit de ranimer cette fonction de la peau; mais elle serait nuisible dans les rhumatismes aigus, à moins qu'on ne l'employât dans leur déclin, pour les empêcher de passer à l'état chronique.

Remède contre l'incontinence d'urine.

Prenez la partie naturelle d'une truie (*pudendum suillum*); faites-la cuire, et apprêtez-la de telle façon que vous voudrez, pour en faire manger plusieurs jours de suite à la personne incommodée.

Ephém., décur. 1, ann. 2, obs. 21, p. 36.

Remarque. Quelle vertu peut avoir un pareil remède contre l'incontinence d'urine qui reconnaît tant de causes différentes ?

Amulette contre les hémorroïdes.

Prenez de la racine d'orpin (*Telephium*); suspendez-la au cou, ayant soin qu'il y ait autant de nœuds à cette racine qu'il y a de boutons hémorroïdaux : à mesure que la racine se sèche, les hémorroïdes se flétrissent et cessent d'être douloureuses.

Ephém., décur. 1, ann. 2, obs. 295, p. 296.

Remarque. Cette amulette est comme toutes les autres, inerte ou sans vertu.

TABLE DES FORMULES

CONTENUES

DANS LE MANUEL DES DAMES DE CHARITÉ.

PREMIÈRE PARTIE.

REMÈDES INTERNES.

CHAPITRE III. BOUILLONS ET VINS MÉDICAMENTEUX.

CHAP. IV. LAVEMENS ET SUPPOSITOIRES.

SECONDE PARTIE.

REMÈDES EXTERNES.

CHAPITRE PREMIER. FOMENTATIONS, CATAPLASMES.

TRAITÉ DE LA SAIGNÉE.

Fin de la Table des Formules.

TABLE ALPHABÉTIQUE

DES MALADIES

Pour lesquelles on trouve des Remèdes dans ce Manuel.

I.

J.

L.

M.

N.

O.

P.

U.

V.

Fin de la Table alphabétique des Maladies.